儿科疾病诊疗与护理

主编 白晶晶 等

吉林科学技术出版社

图书在版编目（CIP）数据

儿科疾病诊疗与护理 / 白晶晶等主编. -- 长春：
吉林科学技术出版社，2023.3
ISBN 978-7-5744-0151-8

Ⅰ．①儿… Ⅱ．①白… Ⅲ．①小儿疾病－诊疗②小儿
疾病－护理 Ⅳ．①R72②R473.2

中国国家版本馆 CIP 数据核字(2023)第 060019 号

儿科疾病诊疗与护理

作　　者　白晶晶 等
出 版 人　宛　霞
责任编辑　隋云平
幅面尺寸　185 mm×260mm
开　　本　16
字　　数　484 千字
印　　张　21.25
版　　次　2023 年 3 月第 1 版
印　　次　2023 年 3 月第 1 次印刷

出　　版　吉林科学技术出版社
发　　行　吉林科学技术出版社
地　　址　长春市净月区福祉大路 5788 号
邮　　编　130118
发行部电话/传真　0431-81629529　81629530　81629531
　　　　　　　　　　81629532　81629533　81629534

储运部电话　0431-86059116

编辑部电话　0431-81629518

印　　刷　北京四海锦诚印刷技术有限公司

书　　号　ISBN 978-7-5744-0151-8
定　　价　168.00 元

版权所有 翻印必究 举报电话：0431-81629508

编委会

主　编：白晶晶　王建花　刘健英　张　兰　周俊霞　时建扬

副主编：韦兴蓉

前　言

　　儿童是每个父母的希望，每个父母都希望自己的孩子能够健康地成长。对于儿童而言，健康是第一位的，儿童正处于迅速生长发育的重要时期，他们虽然已经具有人体的基本结构，但是各器官、各系统尚未发育完善，而且儿童缺乏自卫能力，其健康易受营养、疾病、外界环境等各种因素影响，是最易受伤害的人群。小儿常见疾病若得不到及时、正确的诊断和治疗，将会错过最佳的治疗时机，导致严重的并发症或后遗症，重者或威胁患儿的生命。随着现代医学和生命科学的不断进步、新技术和新理论的不断涌现，儿科学在疾病诊疗方面也取得了跨越式的发展，越来越科学化、细致化、专业化。儿科作为一个特殊的科室，患者从小到呱呱坠地的新生儿，大到十五六岁的少年，儿科医生面对的大多是不能表达或表达不那么准确的一类特殊人群，这就要求儿科医生不仅要有过硬的临床技术，更要有人文关怀。孩童是天真无邪的，他们是祖国的未来、家庭的希望，因此，儿科医生身上的责任就会更重，他们需要不断学习新知识、掌握新技术，才能更好地为患者服务。

　　为适应临床需要，本书从儿科常见症状介绍入手，针对呼吸系统疾病诊疗、循环系统疾病诊疗以及消化系统疾病诊疗进行了分析研究；另外，对神经系统疾病诊疗、新生儿疾病及其护理做了一定的介绍；还对常见新生儿重症诊疗与护理、儿科常见病的护理及儿童营养支持做了简要分析；旨在摸索出一条适合儿科疾病诊疗与护理工作创新的科学道路，帮助其工作者在应用中少走弯路，运用科学方法，提高效率。

　　本书在撰写过程中，参阅了许多医学著作及文献，在此谨向原作者致以诚挚的谢意！限于作者水平，书中不足之处，请广大同人及读者批评指正。

目 录

第一章　儿科常见症状

第一节　发热

一、发热机制

（一）致热源性发热

1. 内源性致热源

又称白细胞致热源，如白介素 –1、肿瘤坏死因子和干扰素等，通过血—脑脊液屏障直接作用于体温调节中枢的体温调定点，使调定点上移，体温调节中枢重新发出冲动，一方面骨骼肌阵缩（表现为寒战）使产热增多，另一方面交感神经兴奋使散热减少。这一综合调节使产热大于散热，导致发热。

2. 外源性致热源

种类繁多，包括各种病原微生物病原体（如细菌、真菌、病毒及各种细菌毒素等）、炎性渗出物及无菌性坏死组织、抗原抗体复合物、某些类固醇物质、多糖体成分及多核苷酸、淋巴细胞激活因子等。外源性致热源常为大分子，不能通过血—脑脊液屏障，而是激活血液中的中性粒细胞、单核—巨噬细胞系统及嗜酸性粒细胞等，使其产生内源性致热源而发热。

（二）非致热源性发热

1. 体温调节中枢直接受损

颅脑外伤、出血和炎症等。

2. 产热过多的疾病

如癫痫持续状态和甲状腺功能亢进等。

3. 散热减少的疾病

汗腺缺乏、广泛性皮炎和心力衰竭等。

二、发热原因

（一）根据热度分类

通常以腋表测量为准。

低热（37.3 ～ 38℃）常见于夏季热等。

中度热（38.1 ～ 38.9℃）常见于结核等。

高热（39.0 ～ 41.0℃）常见于感染和败血症等。

超高热（≥ 41℃）常见于中枢调节障碍等。

（二）根据热型分类

小儿热型不如成人典型，常见热型有稽留热、弛张热、间歇热、波状热、回归热和不规则热 6 种。随着抗生素及肾上腺皮质激素治疗对热型干扰，目前已经很难见到典型热型。故其诊断与鉴别诊断价值较小。

（三）根据热程分类

1. 短期发热

发热持续时间在 2 周以内。在儿科常见，大多数属于感染性发热，多伴有局部症状及体征，结合实验室指标及影像学检查诊断不难。常见于病毒感染等。

2. 长期发热

持续时间 ≥ 2 周。主要由非感染性因素导致，非感染性疾病有免疫性疾病（川崎病、系统性红斑狼疮、药物热、皮肌炎、结节性多动脉炎、血清病和炎性肠病等）、恶性肿瘤（白血病、淋巴瘤等）、甲状腺功能亢进、风湿性疾病、尿崩症及夏季低热等。在诊断非感染性疾病之前必须排除感染性疾病，如结核病（包括肺外结核）、链球菌感染后综合征和感染后低热、慢性感染性病灶或小脓肿等。

3. 慢性发热

发热时间超过 1 个月。原因与长期发热相似。

（四）根据病因分类

1. 感染性发热

病毒、细菌、支原体、衣原体、立克次体、螺旋体、真菌和寄生虫等病原体引起的全身或局灶性感染。呼吸系统感染占首位（上呼吸道感染、扁桃体炎、咽喉炎、支气管炎和肺炎等），其次为肠道感染（病毒性、细菌性肠炎等）、泌尿系统感染（尿路感染、肾盂肾炎等）、中枢神经系统感染（脑炎及脑膜脑炎等）、心血管系统感染（感染性心内膜炎、心包炎等）、肝胆系统感染（病毒性肝炎、肝脓肿和胆管炎等）等。还可见于咽后壁脓肿、肛周脓肿等，传染性单核细胞增多症、脓毒症或败血症等也不少见，其他感染如结核、伤寒、风疹、麻疹、幼儿急疹、EB 病毒（EBV）感染和巨细胞病毒（CMV）感染等也可引起发热。近年来，手足口病、禽流感及甲型 H1N1 流感等传染病常须在发热门诊中加以鉴别，疫苗预防接种引起的发热也明显增加。

2. **非感染性发热**

（1）无菌性炎症。

组织细胞坏死吸收及组织蛋白分解导致吸收热。常见机械、物理或化学性损伤，血管栓塞所致缺血性坏死，恶性肿瘤（白血病、恶性淋巴瘤、神经母细胞瘤、恶性组织细胞疾病和朗格汉斯组织细胞增生症等）溶血反应和肌肉溶解综合征等。

（2）免疫性疾病。

有类风湿性关节炎、川崎病、系统性红斑狼疮、血清病、风湿热、白塞病、药物热、皮肌炎、结节性多动脉炎、血清病和炎症性肠病等。

（3）产热增加或散热减少相关疾病。

捂热综合征、广泛性皮肌炎、烧伤及无汗性外胚层发育不良等散热障碍，暑热症、严重脱水及心力衰竭所致血液循环障碍，惊厥、癫痫持续状态常因产热较多而散热滞后引起一过性体温升高，小婴儿长期摄入蛋白质过高、高热能饮食及甲亢。

（4）自主神经功能紊乱。

属于功能性低热范畴，自主神经功能紊乱可影响正常体温调节过程，使机体产热大于散热，体温升高，临床出现低热和其他自主神经功能紊乱的表现。①原发性低热：可持续数月至数年，体温波动多在 0.5℃以内。②感染后低热：体温调节中枢功能尚未完全恢复正常所致，常出现在病毒、细菌等感染性疾病痊愈后。③夏季低热：仅发生于夏季，秋凉后自行消退，每年反复，连续数年后可自行消失，多见于营养不良或大脑发育不全婴幼儿。④生理性低热：剧烈运动、精神紧张及月经前低热等。

（5）累及体温调节中枢。

特点是高热无汗及退热药无效，常见于重度安眠药中毒、颅脑损伤、大脑发育不全、中毒性脑病、脑炎后遗症、小婴儿脱水热、高钠血症（垂体性或肾性尿崩症等）和慢性间脑综合征。

（6）其他。

药物中毒（阿托品、阿司匹林、苯丙胺和咖啡因等）、输液反应及免疫缺陷病等。

三、诊断思路

发热可见于多种疾病，鉴别主要依靠病史采集、全面的体格检查及实验室辅助检查。

（一）了解流行病学资料

重视收集患儿年龄、患病季节、居住地、感染病接触史、预防接种史等流行病学资料和机体免疫情况。不同年龄感染性疾病发生率不同，年龄越小，发生细菌感染的危险性越大，新生儿 12% ~ 32% 为严重感染所致。对发热患儿应注意询问周围有无传染病或感染源接触史，如结核、肝炎、手足口病及麻疹患者接触史，有无死禽、鸽子接触史蚊虫叮咬，去过血吸虫疫源地等。对于一些机体免疫状态低下的患儿，如营养不良、慢性消耗性疾病、免疫缺陷病、长期服用免疫抑制剂、化疗及器官移植后等，发生细菌感染、严重感染和机会致病菌（真菌、卡氏肺孢子菌等）感染的风险越大。

（二）关注发热过程特点

发热的临床过程一般有三个阶段。

1. 体温上升期

①骤升型：体温在几小时内达 39℃以上，常伴有寒战，儿童易发生惊厥。常见于疟疾、大叶性肺炎、败血症、流行性感冒、急性肾盂肾炎、输液或某些药物反应。②缓升型：体温逐渐在数日内达高峰，多不伴寒战。如伤寒、结核和布氏杆菌病等。

2. 高热期

此期体温已达到或略高于上移的体温调定点水平，不再发生寒战，皮肤血管由收缩转为舒张，皮肤发红并灼热，呼吸加深变快，开始出汗。

3. 体温下降期

此期表现为出汗多、皮肤潮湿。①骤降型：体温在数小时内下降，如疟疾、急性肾盂肾炎、大叶性肺炎及输液反应等。②渐降型：在数天内恢复正常，如伤寒及风湿热等。

（三）注意伴随症状

1. 呼吸系统症状

呼吸系统感染是小儿发热最常见疾病，常有流涕、咽痛、声音嘶哑、咳嗽、喘息和咳痰等。

2. 消化系统症状

发热伴有恶心、呕吐、腹泻、腹痛等消化系统症状者须注意根据腹部及全身表现鉴别外科急诊（如阑尾炎、急性腹膜炎和急性胰腺炎等）。注意鉴别是否为全身性疾病（免疫缺陷病和恶性肿瘤等）或肠外感染（呼吸系统感染、其他感染抗生素使用后菌群失调及神经系统疾病等）在消化系统的表现。大便常规、轮状病毒抗原、大便培养、腹部彩超、腹部 X 线片、淀粉酶和脂肪酶等有助于进一步鉴别诊断。

3. 神经系统症状

发热伴抽搐、呕吐、头痛、昏迷、意识障碍等常提示中枢神经系统疾病感染（如脑炎、脑膜炎、重症手足口病脑炎和中毒性脑病等）。需要注意的是先发热后昏迷常见于流行性脑炎、脑膜炎及暑热症等，先昏迷后发热则多见于巴比妥类药物中毒或颅内出血、颅脑外伤等。发热伴硬瘫见于中枢神经系统感染，发热伴软瘫或周围性瘫见于脊髓灰质炎和急性感染性多发性神经根炎。脑电图、格拉斯评分、神经系统 MRI 及腰椎穿刺等有助于诊断。

4. 泌尿系统症状

发热伴尿频、尿急、尿痛或脓尿多为尿路感染。发热伴血尿、肾区叩痛应考虑尿路结石合并感染。发热伴剧烈腰痛、大量脓尿或肾衰竭表现须高度怀疑肾乳头坏死。肾功能、尿常规、尿培养、泌尿系彩超、泌尿系造影及 CT 等检查有助于诊断。

5. 血液系统症状

发热伴出血、贫血、肝脾淋巴结肿大常见于败血症、白血病、恶性组织细胞疾病及重症肝炎等。血常规、骨髓穿刺、肝功能、血脂全套、铁蛋白和血培养等有助于鉴别诊断。

6. 其他症状

发热伴皮疹见于手足口病、麻疹、幼儿急疹和川崎病等。关节红肿热痛者见于骨髓炎、类风湿性关节炎、关节炎和败血症等。

（四）辅助检查

1. 常规检查

①血常规：白细胞增高或降低提示感染，三系改变可提示重症感染和血液系统疾病如白血病、淋巴瘤、恶性组织细胞疾病等，尤其是细胞形态学检查中幼稚细胞的出现，对儿童急性白血病诊断很重要。异形淋巴细胞增高对诊断传染性单核细胞增多症十分重要。②大便常规及大便病原学、大便培养检查（肠炎、炎症性肠病和伤寒）。③尿常规（尿路感染和泌尿系肿瘤）。

2. 病原学

血培养（败血症）；各种病毒抗原、抗体及 DNA 检查（如麻疹、手足口病、EBV、CMV 和疱疹病毒等）。

3. 感染标志物

血沉（感染性疾病中血沉多为轻、中度加快，而风湿性疾病、肿瘤性疾病则为重度加快）；CRP（感染、炎症反应、结缔组织病和肿瘤等）；PCT（超过 2.5mg/mL 常提示细菌感染，某些应激状态如捂热综合征患儿可明显升高）。

4. 明确感染部位

肺炎（呼吸道病毒抗原抗体检查、胸部 X 线检查、痰培养、血气分析及纤维支气管镜检查）；结核病诊断（结核 T 细胞斑点试验、结核菌素实验、痰培养、胸片、胸部 CT 及纤维支气管镜检查）；结缔组织疾病（抗核抗体、类风湿因子、狼疮全套、各关节部位 X 线片及彩超）、血液系统疾病（骨髓穿刺：长期发热且血象异常者须做骨髓穿刺，必要时须做多次淋巴结活检。淋巴结肿大临床情况较好，外周血有一过性白细胞减少者尽早进行淋巴结活检，对亚急性坏死性淋巴结炎的诊断十分重要）。

第二节   呼吸困难

一、病因

（一）上呼吸道疾病

鼻后孔闭锁，鼻腔水肿，巨舌畸形，小颌畸形，先天性甲状腺肿，先天性颈部水囊肿，喉蹼，声门下狭窄，血管瘤，声带麻痹，喉软化，气管软化，气管食管瘘，气管狭窄，支气管狭窄。

（二）肺部疾病

这是引起新生儿呼吸困难最常见的原因，如胎粪吸入综合征、肺透明膜病、肺不张、气漏、感染性肺炎、肺出血、支气管肺发育不良。

（三）先天性疾病

如肺发育不良、膈疝、胸腔内囊肿或肿瘤、先天性大叶性肺气肿、乳糜胸、食管闭锁。

（四）其他疾病

如充血性心力衰竭、中枢神经系统损伤、酸中毒、低血糖、持续肺动脉高压、出生窒息等。

二、诊断

（一）详细询问病史

（1）胎龄、胎盘、脐带、羊水情况及是否有宫内窘迫史。

（2）呼吸困难出现的时间。

（3）母亲孕期健康情况（妊娠合并症、感染性疾病、糖尿病、血液病、慢性心肾疾患等）。

（二）呼吸困难出现的时间及伴随表现

（1）出生后立即出现严重呼吸困难和发绀，提示可能有严重心肺畸形或张力性气胸。

（2）出生后数小时内出现呼吸困难的最常见原因是吸入综合征、肺透明膜病或宫内肺炎，进行性加重的呼吸困难是肺透明膜病的最主要表现。

（3）在轻度或中度呼吸困难过程中突然出现用原发病不能解释的严重呼吸困难，应考虑并发气胸或大片肺不张。

（4）从喉部发出高调喘鸣音、声音嘶哑或失声，提示有先天喉部病变。

（5）吸气与呼气时均可在咽喉部听到湿性呼噜声，并可见大量泡沫自口内逸出，应考虑食管闭锁。

（三）体格检查

（1）皮肤有无被胎粪黄染和表皮剥脱，是判断过期产儿胎粪吸入的指标之一。

（2）发绀与呼吸困难是否一致，哭闹时减轻或加重，对鉴别肺部疾病和心脏病有帮助。

（3）观察胸廓是否隆起、是否对称，肺部听诊呼吸音强弱、有无啰音。

（4）辅助检查：遇到呼吸困难患儿，应及时摄 X 线胸片，了解肺部情况。怀疑气胸、膈疝及先天性心脏病者，最好摄立位胸片，明确诊断。怀疑食管闭锁，还可做碘油食管造影，以及做心脏彩超明确心脏情况等。

三、鉴别诊断

（一）吸入综合征

这是指围生儿在出生前后吸入羊水、胎粪污染的羊水、血液、产道黏液等物质，而出现缺氧及吸入物阻塞所引起的临床表现，其中最常见和最重要的是吸入胎粪污染的羊水，特点如下：

（1）多见于足月儿或过期产儿。

（2）有宫内窘迫或出生时严重窒息史。

（3）复苏后出现呼吸加快，吸气性三凹征，呼气性呻吟，胸廓明显隆起，肺部可听到啰音。

（4）X线胸片可见斑片状或大片状阴影，伴有肺气肿、膈肌低平。

（5）一般病例在 24 ～ 72h 内病情好转，重症可并发呼吸衰竭或缺氧性脑损。

（二）肺透明膜病

也称呼吸窘迫综合征（RDS），特点如下：

（1）早产儿多见，偶可见于足月的糖尿病母亲婴儿、剖宫产儿或重度窒息儿。

（2）多数在生后 6h 内出现呼吸困难并进行性加重，三凹征、呻吟及发绀严重，至 24 ～ 48h 发展至顶峰，随病情进展出现发绀甚至苍白。肺叩诊浊音，听诊呼吸音减弱。

（3）X线胸片可见典型的细颗粒网状阴影，常伴有支气管充气征，重症病例心脏及横隔轮廓不清，最严重者可呈"白肺"，无气肿表现。

（三）湿肺

因肺液吸收延迟、积聚，影响肺部气体交换而导致的暂时性呼吸困难，特点如下：

（1）多见于足月剖宫产儿。

（2）多无窒息史，于生后 2 ～ 5h 出现呼吸急促、口周发绀，反应尚好；重症发绀、三凹征、呻吟明显，肺部呼吸音降低或出现粗湿啰音，反应差。

（3）X线胸片可见肺泡积液征、间质积液、叶间胸膜和胸膜腔少量积液、肺气肿等。

（4）虽 X 线表现明显，但恢复迅速，症状多在 24h 左右消失，呈自限性。

（四）宫内肺炎

因宫内感染或产时感染所致，特点如下：

（1）有孕母患感染性疾病，羊膜早破，滞产，经产道反复检查等情况。

（2）生后多有窒息。

（3）复苏后即有呼吸浅促、呼吸困难，在生后 2 ～ 3 天内逐渐加重。

（4）X线胸片可见不对称的斑点状或小片状阴影，伴有代偿性肺气肿，此点可与肺透明膜病相鉴别。

（5）另外，可见末梢血白细胞增多（或减少），核左移，血小板数降低等感染征象。

（五）气漏

出于多种原因所致的气胸及纵隔气肿，特点如下：

（1）多见于经插管、复苏、胎粪吸入、肺炎或肺透明膜病应用呼吸器治疗过程中。

（2）气胸轻者可无症状，典型者可突发呼吸困难、发绀、心脏移位、患侧胸廓隆起、呼吸音减弱等。

（3）纵隔气肿轻者仅在透视下发现，重者可在颈部及上胸部出现皮下气肿，有心包内积气时心音明显减弱。

（4）直接穿刺放气，兼有诊断及治疗作用。

（5）胸部 X 线摄片可作为确诊依据。

（六）膈疝

特点如下：

（1）主要症状为呼吸困难及发绀，巨大膈疝在出生后即可出现呼吸困难。

（2）整个胸廓或一侧隆起，肺部呼吸运动减弱，呼吸音消失，腹部平坦或凹陷，如在胸部闻及肠鸣音则更有诊断意义。

（3）因左侧膈疝多见（80% 以上），纵隔右移，有时易误诊为右位心。

（4）诊断依据为 X 线胸腹平片，胸腔内可见充气的肠影或胃泡影，肺不张，腹部充气减少或缺如。

（七）食管闭锁及食管气管瘘

特点如下：

（1）孕母有羊水过多病史（超过 2000mL）。

（2）生后不久即出现呼吸困难，同时有大量泡沫及黏液从口鼻溢出，进食后频繁呕吐，呛咳，易并发吸入性肺炎。

（3）下胃管后拍立位胸片于食管盲端可见胃管折返即可诊断。或可用碘油食管造影明确诊断，禁用钡剂。

（八）肺出血

特点如下：

（1）多见于早产儿呼吸窘迫综合征、硬肿症、重症肺炎、败血症，常是临终时表现，病死率高。

（2）临床表现为呼吸困难，发绀，肺部啰音突然增多，口鼻流出血性分泌物。

（3）X 线胸片可见有弥散性斑片状或团块状阴影，与肺炎不易鉴别，但出血停止后，肺部阴影很快消退，吸收较快，故应做连续动态 X 线胸片观察。

四、处理原则

应尽早祛除病因，如清除呼吸道梗阻，治疗肺部病变，纠正各种代谢紊乱，保持正常的通气、换气功能，防止发生肺出血。一旦发生肺出血，应及早应用机械通气治疗。

第三节　呼吸暂停

一、病因及分类

呼吸暂停是指呼吸停止时间 ≥ 20s，并伴有发绀和心率减慢（≤ 100 次 / 分）。常见于早产儿，随胎龄的降低其发病率逐渐升高。随生后日龄增加，呼吸暂停次数逐渐减少，一般持续至纠正胎龄 35 ～ 36 周；凡胎龄 < 28 周出生者，则会一直持续到纠正胎龄 39 ～ 40 周。如呼吸暂停发生在近足月儿或足月儿，则提示有原发病史。

婴儿在呼吸停顿 5 ～ 10s 后又出现呼吸，并未出现发绀，称为周期性呼吸。周期性呼吸是良性的，不引起组织缺氧；而呼吸暂停是一种严重现象，如不及时处理，长期缺氧可引起脑损伤。1h 内反复发作 2 次以上呼吸暂停，称为反复发作性。

（一）原发性呼吸暂停

（1）见于早产儿，尤其是胎龄 < 33 周的小早产儿。原因是早产儿呼吸中枢发育不完善，常有呼吸调节障碍。

（2）常在生后 2 ～ 3 天内发病，如生后立即出现或既往情况良好而 2 周后出现呼吸暂停者提示其他严重疾病。

（3）分为三种类型：中枢性、阻塞性和混合性。①中枢性呼吸暂停占 10% ～ 25%，由化学感受器传入冲动减少、呼吸中枢对呼吸肌的刺激减弱所引起；②阻塞性呼吸暂停占 10% ～ 20%，梗阻部位常在上咽部，可由吸气时的气道负压造成咽腔塌陷、舌与上气道肌肉间运动不协调所致；③混合性呼吸暂停最常见，占 50% ～ 70%，既有脑干呼吸中枢发育不完善又有梗阻因素存在。

（4）任何细微外界干扰均可影响呼吸调节，导致呼吸暂停：①体温过高或过低；②颈部向前弯或气管受压；③胃食管反流甚至少量奶汁反流。

（二）继发性呼吸暂停

新生儿期许多疾病可引起继发性呼吸暂停。

（1）低氧血症：见于许多心肺疾病，如肺炎、肺透明膜病、胎粪吸入综合征、肺发育不良、气道梗阻、某些先天性心脏病、心力衰竭以及贫血、红细胞增多症等。

（2）感染性疾病：如败血症、化脓性脑膜炎、坏死性小肠结肠炎等。

（3）中枢神经系统疾病：缺氧缺血性脑病、颅内出血、脑发育异常及惊厥等，不必要的过度通气引起的呼吸性碱中毒，也可影响呼吸中枢敏感性。

（4）代谢紊乱：如低血糖、电解质紊乱、先天性代谢病、低体温、环境温度过高或过低。

（5）药物：母亲用大量麻醉止痛药，或婴儿用镇静止痉药过多。

（6）胃肠道疾病：腹胀、胃食管反流、肠梗阻、肠穿孔等。

（三）脑性呼吸暂停

通常见于中枢神经系统疾病，如颅内出血、缺氧缺血性脑病早期，此时呼吸暂停是惊厥的一种表现形式。脑性呼吸暂停常同时伴有其他轻微发作型惊厥的表现，或伴有肢体强直性惊厥。早产儿脑室内出血时，呼吸暂停往往是唯一症状。

二、处理原则

患儿发生呼吸暂停，均应监护呼吸频率和心率，有条件时使用有呼吸暂停报警的新生儿监护仪。

加强保温，使患儿体温维持在 36℃左右；保持颈部伸直位，避免任何物品压迫气管部位；及时清理呼吸道；小心喂养，防止胃内容物反流。

积极治疗原发病，祛除各种可能引起呼吸暂停的诱因如低血糖、低氧血症、酸中毒、贫血、感染等。

发生呼吸暂停时，可先用物理刺激促使呼吸恢复，如拍打足底、摇动胸部等。

若呼吸暂停仍不能控制，可用药物兴奋中枢。

（1）氨茶碱：首次剂量 5mg/kg，20min 内静脉滴入。12h 后给维持量，2.5mg/kg，每隔 12h 静脉滴注或灌肠一次。一般有效血药浓度为 7 ～ 12μg/mL，如血药浓度＞ 15μg/mL，常发生中毒反应，表现为心动过速、易激惹、腹胀、喂养不耐受等。血药浓度过高，甚至会发生惊厥。

（2）纳洛酮：在氨茶碱疗效欠佳时可试用纳洛酮，与葡萄糖溶液稀释后以 0.5μg/（kg·min）的速度持续静脉泵入，12 ～ 18h/d。

（3）多沙普仑：当上述药物无效时可试用，负荷量 2 ～ 3mg/kg，继之以 0.5 ～ 1.5mg/（kg·h）持续静脉泵入，最大量 2.5mg/（kg·h），当呼吸暂停得到控制后逐渐减量。不良反应包括高血压、心动过速、激惹、腹胀、呕吐、血糖升高和惊厥。

药物治疗一般延续到纠正胎龄 34 ~ 36 周、无呼吸暂停 5 ~ 7d 之后。

频繁反复发作呼吸暂停，或经上述药物治疗无效者，可使用鼻塞持续气道正压通气（CPAP）治疗，压力为 0.294 ~ 0.392kPa（3 ~ 4cmH$_2$O），氧浓度 21% ~ 40%。如鼻塞 CPAP 和药物治疗均无效，可气管内插管用呼吸器治疗。

第四节　发绀

一、发生机制

发绀是皮肤黏膜浅表毛细血管血液中还原血红蛋白增多（> 50g/L）或变性血红蛋白增多（高铁血红蛋白含量超过血红蛋白总量的 15%），导致皮肤和黏膜呈青紫色的一种表现。常发生在皮肤较薄、色素较少和毛细血管较丰富的部位，如唇、指（趾）、甲床等，也称为发绀。皮肤有异常色素沉着者可致假性青紫，青紫不会发生于黏膜，压之不褪色。

正常人血液含血红蛋白 15g/dL，能携带 20vol/dL 的氧，即 100mL 血液能带氧 20mL，即 100% 氧饱和度。正常情况下从肺毛细血管流经左心至体动脉的血液，氧饱和度为 96%（19vol/dL），而静脉血液的氧饱和度为 72% ~ 75%（14 ~ 15vol/dL），毛细血管内还原血红蛋白超过 50g/L（5g/dL）时（血氧未饱和度超过 6.5vol/dL），皮肤黏膜可出现发绀。血红蛋白浓度正常的患者，动脉氧饱和度（SaO$_2$）< 85% 时出现发绀。若患者吸入氧能满足 120g/L 血红蛋白氧合时，从病理生理角度认识机体并不会缺氧；但患者血红蛋白达 180g/L 时，虽然 SaO$_2$ > 85% 亦可出现发绀；而严重贫血（Hb < 60g/L）者虽然 SaO$_2$ 明显降低，但常不能显示发绀。因此，临床出现发绀与否并不能全部确切反映动脉血氧下降情况。

二、原因

（一）血液中还原血红蛋白增加（真性发绀）

1. 中心性发绀

表现为全身性，除四肢及颜面外，也累及躯干和黏膜的皮肤，但受累部位的皮肤是温暖的。发绀的原因多由心、肺疾病引起呼吸功能衰竭、通气与换气功能障碍、肺氧合作用不足导致 SaO$_2$ 降低所致。

（1）肺性发绀：因呼吸功能不全、肺氧合作用不足所致。常见于各种严重的呼吸系统疾病，如喉、气管、支气管的阻塞，肺炎，阻塞性肺气肿，弥漫性肺间质纤维化，肺淤血，肺水肿，急性呼吸窘迫综合征，肺栓塞及原发性肺动脉高压等。

（2）心性混合性发绀：由于异常通道分流，使部分静脉血未通过肺循环进行氧合作用而人体循环动脉，如分流量超过心输出量的 1/3，即可出现发绀。常见于发绀型先天性心脏病，如法洛四联症和 Eisenmenger 综合征等。

（3）大气氧分压低：如高原病和密闭缺氧等。

2. 周围性发绀

常因周围循环血流障碍所致。表现为肢体末端与下垂部位发绀和皮肤发冷，若给予按摩或加温，可使皮肤转暖，发绀可消退。

（1）淤血性周围性发绀：常见于引起体循环淤血、周围血流缓慢的疾病，如右心衰竭、渗出性心包炎、心脏压塞、缩窄性心包炎、血栓性静脉炎、上腔静脉阻塞综合征及下肢静脉曲张等。

（2）缺血性周围性发绀：常见于引起心排出量减少的疾病和局部血流障碍性疾病，如严重休克、暴露于寒冷中和血栓闭塞性脉管炎、雷诺病、肢端发绀症及冷球蛋白血症等。

（3）混合性发绀：中心性发绀与周围性发绀同时存在。可见于心力衰竭等。

（二）血液中存在异常血红蛋白衍生物

1. 高铁血红蛋白血症

由于各种化学物质或药物中毒引起血红蛋白分子中二价铁被三价铁所取代，使之失去与氧结合能力。当血中高铁血红蛋白量达到 30g/L（3g/dL）时可出现发绀。常由磺胺类、伯氨喹、亚硝酸盐、硝基苯、苯胺等药物或化学物质中毒所致，也可因大量进食含有亚硝酸盐的变质蔬菜引起（称"肠源性青紫症"）。临床特点是发绀急骤出现，氧疗青紫不退，抽出的静脉血呈深棕色，暴露于空气中也不能转变为鲜红色，只有静脉注射亚甲蓝或大剂量维生素 C 方可使发绀消退。分光镜检查可证实血中高铁血红蛋白存在。

2. 先天性高铁血红蛋白血症

自幼即有发绀，有家族史，身体状况较好。无心肺疾病及导致异常血红蛋白的其他原因：①遗传性 NADH 细胞色素 b5 还原酶缺乏症：该酶先天性缺乏时，不能将高铁血红蛋白转变为正常血红蛋白，血中高铁血红蛋白增多，可高达 50%，属于染色体隐性遗传疾病，发绀可于出生后即发生，也可迟至青少年时才出现。②血红蛋白 M 病：是常染色体显性遗传性疾病，属异常血红蛋白病，系构成血红蛋白的珠蛋白结构异常所致，这种异常血红蛋白不能将高铁血红蛋白还原为正常血红蛋白而引起发绀。

3. 硫化血红蛋白血症

为后天获得性，服用某些含硫药物或化学品后，血液中硫化血红蛋白达到 5g/L（0.5g/

dL）即可发生发绀。一般认为本病须同时有便秘或服用硫药物在肠内形成大量硫化氢为先决条件。发绀的特点是持续时间长，可达数月或更长时间，血液呈蓝褐色，用分光镜检查可证实血中存在硫化血红蛋白。

三、诊断思路

（一）病史询问

1. 发绀出现时间

发绀开始出现的时间与疾病存在一定关系。早期发绀（出生 1 周内）见于完全性大动脉错位、右心室发育不良、肺动脉瓣闭锁或严重狭窄、三尖瓣下移畸形或闭锁、单心室、完全性肺静脉畸形引流等，晚期发绀（出生 1 周后）常见于肺动脉瓣闭锁伴室间隔缺损、严重肺动脉瓣狭窄、左心室发育不良综合征、主动脉缩窄伴 VSD、主动脉瓣狭窄、法洛四联症或其他复杂畸形等。

2. 相关病史

有无心肺疾患及其他与发绀有关的疾病史；是否出生及幼年时期就发生发绀；有无家族史；有无相关药物、化学物品及变质蔬菜摄入史和在持久便秘情况下过食蛋类或硫化物病史等。

3. 伴随症状

急性发绀伴意识障碍见于某些药物或化学物质急性中毒、休克、急性肺部感染、急性肺水肿等；发绀伴杵状指（趾）提示病程较长，见于发绀型先天性心脏病及某些慢性肺部疾病；发绀伴呼吸困难见于重症心、肺疾病、气胸及大量胸腔积液等。

（二）体格检查

1. 发绀的程度

重度全身性发绀多见于血液中异常 Hb 增多所致的化学性发绀和早期发绀类 CHD；慢性肺心病急性加重期和晚期发绀类 CHD 患者因常伴有继发性红细胞增多症而表现为明显发绀；急性出现的发绀多不伴红细胞增多，发绀表现一般较轻；伴有休克或贫血的发绀可能症状更不明显；真性红细胞增多症患者的发绀常为紫红色或古铜色；肺性发绀吸氧后可减轻或消失，而心性混血性发绀则不受吸氧影响。

2. 发绀的分布

中心性发绀与周围性发绀不仅在发生机制上不同，而且在临床表现及发绀分布上也存在区别。中心性发绀常呈普遍性分布，累及全身皮肤和黏膜；周围性发绀仅出现于血液循环障碍的部位，尤其是肢体末端。痉挛性血管病变所导致的发绀一般呈两侧对称性分布，尤以双手手指明显，双足或足趾较轻；血管闭塞性疾病（如血栓闭塞性脉管炎、闭塞性动脉硬化症等）常呈非对称性分布，主要累及单侧下肢。另外，有一些疾病引起的发绀呈特殊分布形式，如风湿性心脏病二尖瓣狭窄时常以口唇和双颊部发绀明显（二尖瓣面容），PDA 并 pH 值引起的发绀以下肢或躯干明显（差异性发绀），完全性大血管错位伴 PDA 而有 pH 值时头部及上肢发绀明显。

（三）实验室检查

1. 动脉血气分析

对发绀原因鉴别、患者缺氧程度判断及治疗方法选择能提供较大帮助。

2. 心肺功能检查

肺功能检查可了解患者是阻塞性通气功能障碍还是限制性通气功能障碍；心功能检查（超声或单光子发射型计算机断层显像）可发现潜在的心功能不全；心脏 X 线、心电图、超声心动图（包括超声学造影、循环时间测定及心导管检查或选择性心血管造影）结合应用，可帮助判定患者心脏疾病的性质及其心功能损害程度。

3. 纯氧吸入试验

有助于鉴别肺性发绀与心性混血性发绀。

4. 血液检查

对发绀较重而一般情况尚好、心肺检查不能解释发绀原因者，应进行血液特殊检查，以确定有无异常血红蛋白存在。高铁血红蛋白血症患者的静脉血呈深棕色，暴露于空气中或轻微振荡后不转为鲜红色，加入氰化钾或维生素 C 后变为鲜红色。硫化血红蛋白血症患者的静脉血呈蓝褐色，在空气中振荡后不变为红色，且不能被氰化物所还原。低浓度亚甲蓝还原试验、分光镜检查是确定异常血红蛋白血症较特异的诊断方法。

第五节　呕吐

一、病因及临床特点

呕吐是新生儿时期常见症状，大部分由内科性疾病引起。外科性疾病引起的呕吐虽是一小部分，但必须及时诊断才不致延误手术时机。

（一）内科性疾病引起的呕吐

1. 溢乳

因新生儿食管的弹力组织及肌肉组织发育不全所致，不伴腹部肌肉强烈收缩，溢出时冲力不大，不属于真正的呕吐，不影响生长发育。见于喂养不当、食管闭锁、胃食管反流等。随着年龄的增长，于生后 4 ~ 6 个月内消失。

2. 喂养不当

约占新生儿呕吐的 1/4。主要有哺喂不定时、哺乳量过多或不足、配方奶配制浓度及温度不适宜、喂奶前剧哭吞入过多空气、奶头孔过小或奶头未充盈奶汁、哺喂后即平卧或过多、过早翻动新生儿等不良喂养史。母亲乳头下陷、乳头过大或过小均可引起呕吐。改进喂养方法即可防止呕吐。

3. 咽下综合征

约占新生儿呕吐的 1/6。主要由于分娩过程中，尤其有宫内窘迫时吞咽污染的羊水或母血刺激胃黏膜所致。特点为：①多有宫内窘迫或出生窒息史；②可在生后尚未进食即出现呕吐，开奶后加重；③呕吐物为泡沫样黏液或咖啡色液体；④经 1 ~ 2 天，将吞入液体吐净后呕吐即可终止，严重者可于洗胃后停止。

4. 感染性疾病

新生儿腹泻常伴呕吐，多为胃内容物，也可有胆汁。控制感染、补液后呕吐多先消失。消化道外感染如上呼吸道感染、肺炎、化脓性脑膜炎、先天性肾盂积水伴肾盂肾炎等也都可引起呕吐，呕吐轻重不等，呕吐物不含胆汁。治疗原发病后呕吐缓解。

5. 颅内压增高

如脑膜炎、脑积水、颅内出血（尤其是硬脑膜下出血）、缺氧缺血性脑病等所致的颅内压增高。呕吐呈喷射性，同时有神志改变、抽搐、尖叫、前囟张力增高、颅缝增宽或裂开、原始神经反射异常等神经系统症状体征。颅内高压缓解后呕吐停止。

6. 贲门—食管松弛症

与食管神经肌肉发育不全有关，有时与食管裂孔疝并存，或合并反流性食管炎和（或）食管溃疡。特点为：①常表现为溢乳，重者也可为喷射性呕吐；②呕吐物不带胆汁，如并发反流性食管炎，呕吐物可带有鲜血或咖啡样物；③ 24h 食管 pH 值监测是诊断为食管反流的最可靠、最敏感的方法，$pH < 4$ 所占时间超过总时间 10% 以上提示有病理性反流存在；碘油造影透视下可见碘油反流至食管；④采取半卧及右侧卧位后即停止呕吐，生后 1 ~ 2 个月可痊愈。

7. 幽门痉挛

由幽门括约肌阵发性痉挛所致。特点为：①呕吐多在生后 1 周内开始，常为间歇性，呈喷射性，呕吐物不含胆汁；②无明显腹胀，胃型及蠕动波均较少见；③试用阿托品治疗，症状缓解者支持本病诊断。

8. 胎粪性便秘

多与胎粪排出延迟有关。特点为：①常发生于早产儿、母亲产前用过麻醉剂或硫酸镁的新生儿，或有呼吸窘迫、颅脑损伤、败血症、甲状腺功能减退症、巨结肠等病的新生儿；②呕吐物呈褐绿色或褐黄色粪便状物，生后数日排便极少，或胎便排出时间延长，常伴有腹胀，并可触及粪块；③肛查或生理盐水灌肠排便后呕吐停止。

9. 遗传代谢病

多为顽固性呕吐，常伴其他症状，如氨基酸代谢障碍者可有精神症状、酸中毒、生长发育障碍、尿有特殊气味等；糖代谢障碍者可有腹胀、黄疸、肝大或白内障等；肾上腺皮质增生可有性征异常、色素沉着、失水等，并可有肾上腺危象。

（二）外科性疾病引起的呕吐

1. 食管闭锁

①出生时有羊水过多史；②出生后即出现过多的流涎吐沫，或唾液积聚在咽部滚滚作响，喂乳后即呕吐，甚至发生吸入性肺炎；③下胃管受阻而由口腔或鼻腔反出，应高度怀疑；④碘油造影可明确诊断。

2. 幽门肥厚性狭窄

①出生后 2 ~ 3 周方出现呕吐，呈喷射状，呕吐物不含胆汁，量多；②右上腹可能触及坚硬活动的橄榄样肿块；③稀钡餐检查可见胃扩大，胃排空时间延长，若见到鸟嘴状的幽门管入口及延长而狭窄的幽门管，即可确诊。

3. 胃旋转

因为新生儿胃韧带松弛，胃呈水平位，故易发生胃扭转而呕吐。特点为：①多于生后1 ~ 3 天发病；②进食后即刻发生呕吐，呕吐物为奶，可伴轻度腹胀，但无明显蠕动波；③钡餐造影见胃大弯位于胃小弯之上、有双胃泡双液面，可明确诊断。

4. 膈疝

食管裂孔疝以呕吐或呕血为主要症状，有呼吸困难、发绀表现，稀钡餐造影可明确诊断。

5. 肠梗阻

①梗阻部位越高，呕吐出现越早，呕吐物多含有胆汁；②多伴有腹胀，梗阻部位越低，

腹胀越明显；③立位腹平片有助于明确梗阻部位，并根据肠道有无气体决定梗阻类型。

6. 先天性巨结肠

①先有胎便排出延迟、腹胀，而后出现呕吐；②肛检或灌肠后有大量气体及胎便排出，腹胀减轻，呕吐缓解；③钡剂灌肠常能明确诊断。

二、诊断

根据下列几点做出初步诊断。

（一）详细询问病史

（1）生产史中羊水过多常提示消化道闭锁。

（2）从喂养史可了解喂养是否恰当。

（3）从呕吐开始时间可区别为肠道闭锁或幽门肥厚性狭窄。

（4）呕吐方式如喷射状可能为先天性消化道畸形，溢乳则可能为贲门松弛。

（5）从呕吐物性质可帮助诊断梗阻部位，如只有黏液和唾液提示梗阻在食管，有乳汁或乳块提示梗阻在幽门或在十二指肠壶腹以上，呕吐物含胆汁表明梗阻在壶腹以下，如含粪质说明梗阻在小肠下部或在结肠。

（6）了解伴发疾病和呕吐的关系，如肺炎、肾盂肾炎等都可发生呕吐。

（二）体格检查

（1）检查腹胀的部位、程度、胃型和肠型，对诊断梗阻的部位有帮助。幽门和十二指肠梗阻时腹胀仅限于上腹部，可看到胃型。梗阻部位越低腹胀越广泛，且可见肠型。

（2）幽门肥厚性狭窄时，在近脐部右上方可扪到橄榄大小硬块。肾盂积水可在一侧腰部扪及一软而大的块状物。

（3）身体其他部位的检查如有感染病灶，呕吐可能是感染性疾病时的一个症状。

（4）肛门指检查对诊断肛门狭窄、先天性巨结肠、胎粪性便秘有重要意义。

（5）诊断脱水、酸中毒程度对液体治疗有关。

（三）X 线检查

直立位腹部平片可提示完全性梗阻的部位。对不完全性梗阻则须进一步用碘剂或钡餐检查，早产儿和体弱儿则以用碘剂为妥，因此发生呕吐和吸入时影响较小。疑有幽门肥厚性狭窄可做稀释钡剂检查以证实，诊断巨结肠可做钡剂灌肠。

（四）特殊检查

如对肾上腺皮质增生症可做尿 17- 酮类固醇测定，硬脑膜下出血可做硬膜下穿刺等。

三、治疗

（一）明确诊断，治疗基本病因

喂养不当者，指导合理喂养；羊水吞入引起呕吐可用生理盐水或 1%NaHCO$_3$ 洗胃；幽门痉挛可在喂奶前 10 ~ 15min 服 1 ：1000 阿托品 1 滴，每天增加 1 滴至面红为止，持续一段时间；胃食管反流可体位治疗并用多潘立酮（吗丁啉）每次 0.2mg/kg，或西沙比利每次 0.2mg/kg，奶前 20min 口服，一天 2 ~ 3 次。胃肠道先天畸形应及早手术治疗。

（二）对症治疗

（1）内科性疾病引起呕吐者一般宜采取上半身抬高、右侧卧位，以防呕吐物呛入引起窒息或吸入性肺炎。

（2）外科性疾病引起呕吐者应禁食；腹胀明显应做胃肠减压。巨结肠患儿做结肠灌洗，一般不必禁食。

（3）纠正水电解质紊乱，供给适当热能。

第六节　黄疸

一、发生机制

（一）胆红素形成过多

各种原因引起的红细胞破坏过多、胆红素在体内形成过多和超过肝脏处理胆红素的能力、大量未结合胆红素在血中积聚而发生黄疸，包括溶血性与非溶血性两大类。大量溶血时，红细胞破坏释放的大量血红蛋白即成为胆红素的来源；非溶血性的胆红素形成过多则多见于无效造血而产生过多胆红素。造血功能紊乱时，较多的血红蛋白在骨髓内未成为成熟的红细胞时就发生分解，无效造血增强，旁路胆红素生成过多导致旁路高胆红素血症，包括同族免疫性溶血、红细胞形态异常、红细胞酶缺陷、血红蛋白病、红细胞增多症、体内出血、感染、肝肠循环增多、维生素 E 缺乏和低锌血症、药物所致溶血等。

（二）肝脏胆红素代谢障碍

1. 肝细胞对胆红素摄取障碍

肝细胞胞浆膜蛋白结合胆红素的作用较强，胆红素与白蛋白结合进入肝细胞，某种抗体削弱此膜蛋白的作用而使其发生摄取障碍，Y 蛋白和 Z 蛋白为胞浆载体蛋白，在胆红素进入肝细胞后，与之相连而运送至滑面内质网。当 Y 蛋白或 Z 蛋白含量和转运能力下降时，血中未结合胆红素即可增高。

2. 肝细胞对胆红素结合障碍

胆红素被肝细胞摄取后，在滑面内质网由葡萄糖醛酸转移酶（UDPGT）催化，与葡萄糖醛酸结合。当此酶含量减少或活性降低，未结合胆红素转化为结合胆红素减少，某些激素如孕酮、胰泌素、地塞米松等可增加 UDPGT 活性，而睾酮则使之减弱。某些药物如利福平、新霉素亦可抑制此酶活性，而巴比妥类药物可诱导此酶活性加强。

3. 胆红素排泄障碍

（1）肝内排泄障碍：肝细胞内结合胆红素与胆固醇、胆汁酸盐、卵磷脂、水及电解质组成胆汁，通过高尔基复合体和微绒毛，分泌到毛细胆管。由于先天性或获得性原因导致肝细胞胆汁排泄障碍，结合胆红素排入毛细胆管受阻。常见于各种类型肝炎（乙型肝炎病毒、巨细胞病毒、风疹病毒和 EB 病毒感染等病毒性肝炎等）先天性代谢障碍和先天性遗传病等。

（2）肝外排泄障碍：胆汁由胆管排入肠道受阻，导致阻塞上部的胆管内大量的胆汁淤积，胆管扩张，压力升高，胆汁通过破裂的小胆管和毛细胆管而流入组织间隙和血窦，引起血内胆红素增多，产生黄疸。见于先天性胆道闭锁、先天性胆总管囊肿等。

二、病因

按照发病机制可以分为溶血性黄疸、肝细胞性黄疸和胆汁淤积性黄疸；按解剖学可分为肝前性、肝性和肝后性黄疸；从治疗角度分为外科黄疸和内科黄疸；根据胆红素性质分为以非结合胆红素增高为主和以结合胆红素增高为主的黄疸。

三、诊断思路

（一）鉴别皮肤黄染

首先要确定是否有黄疸，应在充足的自然光线下进行检查。应注意皮肤、口唇和睑结膜的颜色，有无抓痕，有无瘀斑、瘀点、肝掌及蜘蛛痣等，有无淋巴结肿大，腹部有无压痛、反跳痛、腹肌紧张，有无肝脾肿大，有无水肿、腹水，有无意识障碍及肌张力改变。

由溶血引起的黄疸皮肤呈柠檬色，伴有睑结膜苍白；肝细胞损害所致黄疸呈浅黄色或金黄色，慢性肝病可见肝病面容、肝掌和蜘蛛痣等；胆汁淤积性黄疸呈暗黄、黄绿和绿褐色，有时可见眼睑黄瘤。

（二）明确黄疸类型

母乳性黄疸是指发生在健康足月的母乳喂养儿中的以未结合胆红素为主的非溶血性高胆红素血症，常紧接生理性黄疸而发生，亦可在减轻后又加重，即胆红素峰值常在生后7～14天出现，黄疸持续2～3周甚至2～3个月才消退。婴儿除黄疸（皮肤色黄而鲜亮）外完全健康，吃奶好，尿便正常，体重增长满意。停母乳3～5天，胆红素明显下降。其机制可能与母乳内含有抑制 UDP– 葡萄糖醛酸基转移酶活性或促使胆红素肝肠循环的物质有关。

不同类型黄疸其治疗方法及预后差异很大。感染所致胆汁淤积性黄疸，应积极抗感染治疗，祛除病菌，清除内毒素血症是最重要的措施；药物所致淤积性黄疸首先是立即停药，一般在停药后数周内清退，但有少数慢性病例需数月或一年以上黄疸才能消退，无需特殊治疗；而对于自身免疫性胆管疾病需要根据不同类型选择合理方法，如 PSC 糖皮质激素和青霉素胺效果不明显，需要外科手术、人工肝移植等。因此，黄疸类型的区分显得至关重要，临床常根据病史、体格检查结合辅助检查综合分析，明确黄疸类型，找出黄疸原因。

（三）重视病程过程

1. 询问详细病史

详细了解黄疸患儿发病急缓，黄疸是持续还是呈间歇性发作，是否进行性加重，有无肝炎接触史、输血史及毒物接触史，既往有无类似病史，是否有家族遗传病史。

2. 了解年龄特点

婴儿期黄疸常见有新生儿生理性黄疸、先天性胆管闭塞、先天性溶血性和非溶血性黄疸、新生儿肝炎等。儿童期考虑病毒性肝炎、先天性溶血性及非溶血性黄疸。

3. 观察起病方式和病程

一般急骤出现的黄疸常见于急性肝炎、胆囊炎、胆石症和大量溶血；黄疸缓慢或较隐匿发生时，多为癌性黄疸或溶血性黄疸和先天性非溶血性黄疸。急性病毒性肝炎的黄疸一般在1～2周达高峰，1～2个月内消退；胆石症的黄疸往往呈间歇发作，黄疸呈波动性；原发性胆汁性肝硬化、继发性胆汁性肝硬化及遗传性高胆红素血症的黄疸可持续数月至数年；慢性溶血性黄疸在急性溶血危象时可迅速出现深度黄疸。

4. 是否有发热

肝胆系统有急性化脓性感染时常有高热、寒战，而且常发生在上腹剧烈绞痛之后。病毒性肝炎在黄疸出现前常有低热，少数患者可发生高热，但持续时间一般不超过 2 周。肿瘤组织坏死或继发感染也可引起发热。溶血性黄疸多先有高热，随即出现黄疸。尿或粪颜色的改变：急性溶血时有酱油色尿，粪便颜色加深；肝细胞性黄疸时尿色加深，粪便颜色浅黄；胆汁淤积性黄疸时尿如浓茶，粪便为浅灰或陶土色。

5. 注意伴随症状

①皮肤瘙痒：胆汁淤积性黄疸常有明显皮肤瘙痒，且持续时间较长；肝细胞性黄疸可有皮肤瘙痒；溶血性黄疸一般无皮肤瘙痒。②腹痛：隐痛多见于病毒性肝炎；右上腹阵发性绞痛多见于胆结石或胆道蛔虫；病毒性肝炎常在黄疸出现前不久出现厌食、饱胀等消化不良表现，而肿瘤患者在黄疸出现前多有较长时间消化不良。

（四）依靠必要的辅助诊断

1. 胆红素与尿胆原检查

血清胆红素测定有助于判断有无黄疸、黄疸程度及鉴别黄疸的性质。溶血性黄疸尿液不含胆红素，肝细胞性和梗阻性黄疸尿中胆红素均呈阳性反应。急性大量溶血时尿液中尿胆原显著增加，慢性少量溶血时尿胆原含量变化不大，肝细胞性黄疸时尿液尿胆原可增加，肝内胆汁淤积时尿胆原则可减少甚至消失。粪中尿胆原：胆汁淤积性黄疸时可见下降，结石性梗阻常为不完全性，而癌性梗阻则可完全性。长期粪中尿胆原减少，提示癌性黄疸。

2. 血液检查

血常规、网织红细胞计数、外周血涂片、红细胞脆性试验及溶血实验等有助于诊断溶血性黄疸。血清酶学对黄疸的病因诊断可有一定的帮助，肝细胞坏死时主要是转氨酶升高，胆汁淤积时以碱性磷酸酶（ALP）和 γ–谷氨酰转肽酶等升高为主。血胆固醇、胆固醇酯反映肝细胞的脂质代谢功能以及胆系的排泄功能。维生素 K 在肝细胞内能促使凝血酶原形成，肝细胞性黄疸时凝血酶原的形成减少，凝血酶原时间延长，梗阻性黄疸时凝血酶原时间也可延长。正常人血清胆汁酸含量不超过 $10\mu mol/L$，肝胆疾病时胆汁酸代谢发生紊乱，肝细胞对胆汁酸与胆红素摄取和排泄机制不同，在非结合型高胆红素血症（如 Gilbert 综合征）及溶血性黄疸时，并不存在胆汁酸潴留，故有助于黄疸鉴别。

3. 免疫学相关检查

慢性活动性肝炎时 IgG 明显增高，原发性胆汁性肝硬化时 IgM 显著上升，肝外梗阻时免疫球蛋白则为正常。甲胎蛋白（AFP）检测有助于肝癌及遗传代谢性病的相关诊断。自身抗体测定（如抗线粒体抗体、抗平滑肌抗体、抗 Smith 抗体和抗脂蛋白抗体）有助于自身免疫性肝损伤的诊断。

4. 影像学检查

B超检查对肝脏的大小、形态，肝内有无占位性病变，胆囊大小及胆道系统有无结石及扩张，脾脏有无肿大，胰腺有无病变等有较大的帮助。腹部平片可发现胆道结石和胰腺钙化。胆道造影可发现胆管结石，并可判断胆囊收缩功能及胆管有无扩张。CT对显示肝、胆、胰等病变及鉴别引起黄疸的疾病较有帮助。MRI具有较高的软组织分辨率，能更清楚地显示病变的部位和性质。

5. 经十二指肠镜逆行胰胆管造影（ERCP）和经皮肝穿刺胆管造影（PTC）

两者都可以显示胆管梗阻的部位、梗阻程度以及病变性质、ERCP创伤小，可经造影区别肝外或肝内胆管阻塞的部位，也可了解胰腺有无病变。PTC能清楚显示整个胆道系统，可区分肝外胆管阻塞与肝内胆汁淤积性黄疸，并对胆管阻塞的部位、程度及范围有所了解。

6. 其他

放射性核素检查：通过注射放射性核素或其标志物，利用组织间放射性核素浓度差异提示病变部位，了解肝有无占位性病变。肝穿刺活检对疑难黄疸病例的诊断有重要的帮助，尤其对遗传性非溶血性黄疸的鉴别诊断更有价值，对肝内胆管扩张及凝血机制障碍者不宜进行。剖腹探查经多项检查不能明确诊断及怀疑恶性病变时可考虑剖腹探查。

第二章　呼吸系统疾病诊疗

第一节　急性感染性喉炎

一、临床表现

典型病例有短期（数天）咳嗽、鼻卡他症状和低热等症状。随后发展成典型的症候群：声音嘶哑、犬吠样咳嗽和吸气性喉鸣。症状常以夜间为重，并在第2～3天夜间达高峰。多继发于上呼吸道感染，也可为急性传染病的前驱症状或并发症。可有不用程度的发热，夜间突发声嘶、犬吠样咳嗽和吸气性喉鸣。咽喉部充血，声带肿胀，声门下黏膜呈梭状肿胀，以致喉腔狭小发生喉梗阻。呈吸气性呼吸困难，鼻翼扇动，吸气时出现三凹征。面色发绀，有不同程度的烦躁不安。白天症状较轻，夜间加剧（因入睡后喉部肌肉松弛，分泌物潴留阻塞喉部，刺激喉部发生喉痉挛）。少数患儿有呛食现象，哺乳或饮水即发呛，吃固体食物呛咳较轻。为了便于观察病情，掌握气管切开的时机，按吸气性呼吸困难的轻重将喉梗阻分为四度：①一度喉梗阻，患儿在安静时如常人，只是在活动后才出现吸气性喉鸣和呼吸困难。胸部听诊，呼吸音清楚。如下呼吸道有炎症及分泌物，可闻及啰音及捻发音，心率无改变。②二度喉梗阻，患儿在安静时也出现喉鸣及吸气性呼吸困难。胸部听诊可闻喉传导音或管状呼吸音。支气管远端呼吸音降低，听不清啰音。心音无改变，心率较快，120～140次/分。③三度喉梗阻，除二度梗阻的症状外，患儿因缺氧而出现阵发性烦躁不安，口唇及指（趾）发绀，口周发青或苍白。胸部听诊呼吸音明显降低或听不见，也听不到啰音。心音较钝，心率在140次/分以上。④四度喉梗阻，经过呼吸困难的挣扎后，渐呈衰竭，半昏睡或昏睡状态，由于无力呼吸，表现暂时安静，三凹征也不明显，但面色苍白或发灰。此时呼吸音几乎全消失，仅有气管传导音。心音微弱极钝，心率或快或慢，不规律。

二、诊断及鉴别诊断

小儿急性喉炎发作快，有其特殊症状，声嘶、喉鸣、犬吠样咳嗽、吸气性呼吸困难，一般诊断无困难，但应与白喉、急性膜性喉炎、喉水肿、喉痉挛、急性会厌炎、喉或气管异物等婴幼儿喉梗阻相鉴别。

三、治疗

小儿急性喉炎病情发展快，易并发喉梗阻，应及时治疗。使用抗生素及肾上腺皮质激素治疗，疗效迅速良好。

（一）给氧

缺氧或发绀患儿应给氧，以缓解缺氧。

（二）肾上腺皮质激素疗法

激素有抗炎、抗病毒及控制变态反应的作用，治疗喉炎效果良好，用量要大，否则不易生效。凡有二度以上喉梗阻均用激素治疗。常用泼尼松、地塞米松或氢化可的松；病情较轻者，可口服泼尼松 $1 \sim 2mg/kg$，每 $4 \sim 6h$ 1 次。一般服药 $6 \sim 8$ 次后，喉鸣及呼吸困难多可缓解或消失，呼吸困难缓解后即可停药。二度以上喉梗阻者可用地塞米松 $0.1 \sim 0.3mg/kg$ 或 $0.6mg/kg$，或氢化可的松 $5 \sim 10mg/kg$ 静脉滴注，共 $2 \sim 3$ 天，至症状缓解。

（三）镇静剂

急性喉炎患儿因呼吸困难缺氧，多烦躁不安，宜用镇静剂，如异丙嗪每次 $1 \sim 2mg/kg$ 有镇静和减轻喉头水肿的作用。氯丙嗪则使喉肌松弛，加重呼吸困难，不宜使用。

（四）雾化吸入

现多用雾化泵雾化吸入，将布地奈德吸入溶液 $1 \sim 2mg$ 加入雾化器中，雾化吸入后加速喉部炎症及水肿的消退，并稀释分泌物。另外，可用肾上腺素雾化吸入，可有效减轻呼吸道梗阻。剂量为 $0.5mg$，用 $2.5mL$ 生理盐水稀释，此种溶液可按需给予，严重病例甚至可持续给药。

（五）直接喉镜吸痰

三度呼吸困难患儿，由于咳嗽反射差，喉部或支气管内有分泌物潴留，可在直接喉镜下吸出，除去机械性梗阻，减轻因分泌物刺激所引起的喉痉挛，多可立即缓解呼吸困难。在进行直接喉镜检查吸痰的同时，还可喷雾 $1\% \sim 3\%$ 的麻黄碱和肾上腺皮质激素，以减轻喉部肿胀，缓解呼吸困难。吸痰后，应严密观察病情变化，必要时进行气管切开术。

（六）抗生素疗法

急性喉炎病情进展迅速，多有细菌感染，应及早选用适当足量的抗生素控制感染。常用者为青霉素、头孢菌素、红霉素和交沙霉素等。一般患儿，用一种抗生素即可。病情严重者可用两种以上抗生素。应取咽拭子做细菌培养及药物敏感试验，以选用适当抗生素。

（七）气管切开术

四度呼吸困难者，应立即行气管切开术抢救。三度呼吸困难经治疗无效者也应做气管切开。

（八）其他对症疗法

体温高者，应用物理或药物降温。进流质或半流质易消化食物，多饮水，必要时输液。中毒症状重者，可输全血或血浆。痰黏稠干燥者用雾化吸入。

第二节　肺炎

一、总论

肺炎是小儿的一种主要常见病，尤多见于婴幼儿，也是婴儿时期死亡的主要原因。婴幼儿时期容易发生肺炎是由于呼吸系统生理解剖上具有一些特点，如气管、支气管管腔狭窄，黏液分泌少，纤毛运动差，肺弹力组织发育差，血管丰富，易于充血，间质发育旺盛，肺泡数少，肺含气量少，易被黏液所阻塞等。在此年龄阶段免疫学上也有弱点，防御功能尚未充分发育，容易发生传染病、腹泻和营养不良、贫血、佝偻病等疾患。这些内在因素不但使婴幼儿容易发生肺炎，并且比较严重。1岁以下婴儿免疫力差，故肺炎易于扩散、融合并延及两肺。年龄较大及体质较强的小儿，机体反应性逐渐成熟，局限感染能力增强，肺炎往往出现较大的病灶，如局限于一叶，则为大叶性肺炎。

目前对于肺炎的临床诊断分类，主要是依据病理形态、病原体和病程等。现分述如下：

（一）病理分类

大叶性肺炎、支气管肺炎、间质性肺炎、毛细支气管炎以及其他不常见的肺炎，如吸入性肺炎等。其中以支气管肺炎最为多见。

（二）病原体分类

（1）细菌性肺炎：由肺炎链球菌、流感嗜血杆菌、葡萄球菌、大肠埃希菌、B 族和 A 族链球菌、肺炎杆菌、铜绿假单胞菌等引起。

（2）病毒性肺炎：由腺病毒、呼吸道合胞病毒、流感病毒、副流感病毒、巨细胞病毒、麻疹病毒等引起。

（3）真菌性肺炎：多由白色念珠菌、曲霉菌、球孢子菌、肺孢子菌等引起。

（4）肺炎支原体肺炎。

（5）衣原体肺炎。

（6）非感染因素引起的肺炎: 吸入性肺炎、过敏性肺炎、嗜酸细胞性肺炎、类脂性肺炎、脱屑性肺炎等。

（三）病程分类

发病 1 个月以内者称为急性肺炎；病程长达 1 ～ 3 个月者，称为迁延性肺炎；超过 3 个月者称为慢性肺炎。

（四）病情分类

根据是否有呼吸系统以外的系统受累及是否有胸壁吸气性凹陷，分为轻症肺炎和重症肺炎。

（五）感染的地点分类

社区获得性肺炎（CAP）和院内获得性肺炎（HAP），CAP 是指无明显免疫抑制的患儿在医院外或住院 48 小时内发生的肺炎，院内获得性肺炎是指住院 48 小时后发生的肺炎。

二、急性支气管肺炎

（一）概述

支气管肺炎又称小叶性肺炎，为小儿最常见的肺炎，是威胁我国儿童健康的严重疾病，无论是发病率还是病死率均高于发达国家。

（二）病因

国内小儿肺炎分离的病原菌主要是肺炎链球菌、流感嗜血杆菌、金黄色葡萄球菌、表皮葡萄球菌、克雷伯杆菌、不动杆菌、酸杆菌及肠道杆菌等。近年来，一些无致病性或致病性不强的细菌渐成为小儿肺炎的重要病原菌。肺炎链球菌、金黄色葡萄球菌和流感嗜血杆菌是重症肺炎的重要病因。在一些研究中人们还发现化脓性链球菌和肠道革兰阴性菌也能引起严重肺炎。国内认为各种病毒性肺炎的总发病数有增多趋势。

支气管肺炎的病理形态为一般性和间质性两大类。

1. 一般支气管肺炎

主要病变散布在支气管壁附近的肺泡，支气管壁仅黏膜发炎。肺泡毛细血管扩张充血，肺泡内水肿及炎性渗出，浆液性纤维素性渗出液内含大量中性粒细胞、红细胞及病菌。病变通过肺泡间通道和细支气管向周围邻近肺组织蔓延，呈小点片状的灶性炎症，而间质病变多不显著。后期肺泡内巨噬细胞增多，大量吞噬细菌和细胞碎屑，可致肺泡内纤维素性渗出物溶解吸收、炎症消散、肺泡重新充气。

2. 间质性肺炎

主要病变表现为支气管壁、细支气管壁及肺泡壁的充血、水肿与炎性细胞浸润，呈细支气管炎、细支气管周围炎及肺间质炎的改变。病毒性肺炎主要为间质性肺炎。

肺炎时，由于气体交换面积减少和病原微生物的作用，可发生不同程度的缺氧和感染中毒症状。中毒症状如高热、嗜睡、昏迷、惊厥以及循环衰竭和呼吸衰竭，可由毒素、缺氧及代谢异常（如代谢性酸中毒、稀释性低钠血症）引起。缺氧是由呼吸功能障碍引起，包括外呼吸及内呼吸功能障碍两方面。外呼吸功能障碍可使肺泡通气量下降，通气／血流比率失调及弥散功能障碍，结果导致低氧血症，甚至出现二氧化碳潴留。内呼吸功能障碍导致组织对氧的摄取和利用不全，以及电解质酸碱失衡，可引起多系统功能障碍。危重患者可发生心力衰竭和呼吸衰竭，微循环障碍甚至并发弥散性血管内凝血。

（三）临床表现

1. 一般症状

起病急骤或迟缓。骤发的有发热、拒食或呕吐、嗜睡或烦躁、喘憋等症状。发病前可先有轻度的上呼吸道感染数日。早期体温多在 38 ~ 39℃，亦可高达 40℃左右，大多为弛张型或不规则发热。

2. 呼吸系统症状及体征

咳嗽及咽部痰声，一般早期就很明显。呼吸加快，可达 40 ~ 80 次／分，呼吸和脉搏的比例由 1：4 上升为 1：2 左右。常见呼吸困难，严重者呼气时有呻吟声、鼻翼扇动、三凹征、口周或甲床发绀。有些患儿头向后仰，以使呼吸通畅。

胸部体征早期常不明显，或仅有呼吸音变粗或稍降低。以后可听到中、粗湿啰音，有轻微的叩诊浊音。数天后，可闻细湿啰音或捻发音。病灶融合扩大时，可听到管状呼吸音，并有叩诊浊音。

3. 其他系统的症状及体征

较多见于重症患者。

（1）消化道症状：婴幼儿患肺炎时，常伴发呕吐、腹泻、腹痛等消化道症状。有时下叶肺炎可引起急性腹痛，应与腹部外科疾病（急腹症）鉴别。

（2）循环系统症状：较重肺炎患儿可出现脉搏加速，心音低钝。可有充血性心力衰竭的征象。有时四肢发凉、口周灰白、脉搏微弱，则为末梢循环衰竭。

（3）神经系统症状：常见烦躁不安、嗜睡，或两者交替出现。婴幼儿易发生惊厥，多由高热或缺钙所致。如惊厥的同时有明显嗜睡或烦躁，意识障碍，甚至发生强直性肌痉挛、偏瘫或其他脑征，则可能并发中枢神经系统病变如脑膜脑炎、中毒性脑病等。

4. 并发症

早期正确治疗者并发症很少见。

支气管肺炎最多见的并发症为不同程度的肺气肿或肺不张，可随肺炎的治愈而逐渐消失。长期肺不张或反复发作的肺炎，可导致支气管扩张或肺源性心脏病。细菌性肺炎应注意脓胸、脓气胸、肺脓肿、心包炎及败血症等。有些肺炎还可并发中毒性脑病。少数重症肺炎患儿还可并发弥散性血管内凝血、胃肠出血或黄疸、噬血细胞综合征等。有些肺炎患儿迅速发展成呼吸衰竭而危及生命。有些严重肺炎患儿可致水电解质紊乱和酸碱失衡，尤须注意并发低钠血症、混合性酸中毒和乳酸酸中毒。

（四）辅助检查

1. X 线检查

可表现为非特异性小斑片状肺实质浸润阴影，以两肺下野、心膈角区及中内带较多。常见于婴幼儿。小斑片病灶可部分融合在一起成为大片状浸润影，甚至可类似节段或大叶性肺炎的形态。可产生肺不张或肺气肿。在小儿肺炎中肺气肿是早期常见征象之一。可出现肺间质 X 线征象，肺门周围局部的淋巴结大多数不肿大或仅呈现肺门阴影增深，甚至肺门周围浸润。胸膜改变较少。有时可出现一侧或双侧胸膜炎或胸腔积液的现象。

2. 血象

细菌性肺炎患儿白细胞总数大多增高，一般可达 $(15 \sim 30) \times 10^9/L$，偶可高达 $5 \times 10^9/L$。中性粒细胞达 $60\% \sim 90\%$。病毒性肺炎时，白细胞数多低下或正常。

3. C 反应蛋白

在细菌感染，C 反应蛋白（CRP）的阳性率可高达 96%，并随感染的加重而升高。同时，CRP 还有助于细菌、病毒感染的鉴别。一般来说，病毒感染的患儿 CRP 值较低。

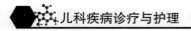

4. 血气分析、血乳酸盐和阴离子间隙（AG）测定

对重症肺炎有呼吸衰竭者，可以依此了解缺氧与否及严重程度、电解质与酸碱失衡的类型及程度，有助于诊断治疗和判断预后。

5. 病原学检查

（1）细菌直接涂片镜检和细菌分离鉴定：需要注意的是，咽拭子和鼻咽分泌物中分离到的菌株只能代表上呼吸道存在的细菌，并不能代表下呼吸道感染的病原。胸腔积液在化脓性胸膜炎患儿的培养阳性率较高。肺泡灌洗术所取标本采用防污、刷检等技术，能更好地反映下呼吸道病原。也可以使用细菌核酸的检测发现细菌。

（2）病毒病原：可使用鼻咽分泌物的 PCR 测定、免疫荧光测定法、固相免疫测定等。

6. 血清学检查

（1）双份血清：适用于抗原性较强，以及病程较长的细菌感染性疾病的诊断。通常采取双份血清，如果 $S_2/S_1 \geqslant 4$ 倍升高，则可确定为现症感染。

（2）单份血清：包括特异性 IgM 和特异性 IgG 检测。IgM 产生得较早，消失得快，所以能代表现症感染，临床使用较广泛。特异性 IgG 产生得较晚，不能作为早期诊断，但在疾病的某一时期单份血的 IgG 达到一定的水平，也可认为是现症感染。如肺炎衣原体特异性 IgG 效价 $\geqslant 1 : 512$，即可认为是现症感染。

（五）诊断

根据急性起病、呼吸道症状及体征，一般临床诊断不难。必要时可做 X 线检查。气管分泌物细菌培养、咽拭子病毒分离有助于病原学诊断。其他病原学检查包括抗原和抗体检测。

（六）鉴别诊断

在婴儿时期，常须与肺结核及其他引起呼吸困难的病症鉴别。

1. 肺结核

鉴别时应重视家庭结核病史、结核菌素试验以及长期的临床观察。肺结核 X 线大多见肺部病变明显而临床症状较少，两者往往不成比例。

2. 发生呼吸困难的其他疾病

如喉部梗阻，一般患儿有嘶哑、哮吼、吸气性呼吸困难等症状。如患儿呼吸加深，应考虑是否有酸中毒。支气管哮喘的呼吸困难以呼气相为主。婴儿阵发性心动过速虽有气促、发绀等症状，但有发作性心动过速的特点，可借助于心电图检查。

（七）治疗

1. 一般治疗

（1）护理：环境要安静、整洁。要保证患儿休息，避免过多治疗措施。室内要经常通风换气，使空气比较清新，并须保持一定温度（20℃左右）、湿度（相对湿度以60%为宜）。烦躁不安常可加重缺氧，可给镇静剂。但不可用过多的镇静剂，避免咳嗽受抑制反使痰液不易排出。避免使用呼吸兴奋剂，以免加重患儿的烦躁。

（2）饮食：应维持足够的入量，给以流食，并可补充维生素，应同时补充钙剂。对病程较长者，要注意加强营养，防止发生营养不良。

2. 抗生素疗法

细菌性肺炎应尽量查清病原菌后，至少要在取过体液标本做相应细菌培养后，开始选择敏感抗生素治疗。一般先用青霉素类治疗，不见效时，可改用其他抗生素，通常按照临床的病原体诊断或培养的阳性病菌选用适当抗生素。对原因不明的病例，可先联合应用两种抗生素。目前，抗生素，尤其是头孢菌素类药物发展很快，应根据病情、细菌敏感情况、患者的经济状况合理选用。

儿童轻症肺炎首先用青霉素、第一代头孢菌素、氨苄西林。以上无效时改用哌拉西林、舒他西林、阿莫西林克拉维酸钾等。对青霉素过敏者用大环内酯类。疑为支原体或衣原体肺炎，首先用大环内酯类。

院内获得性肺炎及重症肺炎常由耐药菌引起，选用抗生素如下：①第二代或第三代头孢菌素，必要时可选用碳青霉烯类；②阿莫西林克拉维酸钾或磷霉素；③金黄色葡萄球菌引起的肺炎，选用万古霉素、利福平，必要时可选用利奈唑胺；④肠杆菌肺炎宜用第三代头孢菌素或头孢哌酮舒巴坦，必要时可选用碳青霉烯类，或在知情同意后联合氨基糖苷类。

抗生素应使用到体温恢复正常后 5～7 天。停药过早不能完全控制感染；不可滥用抗生素，否则易引起体内菌群失调，造成致病菌耐药和真菌感染。

3. 抗病毒疗法

如临床考虑病毒性肺炎，可试用利巴韦林，利巴韦林为广谱抗病毒药物，可用于治疗流感、副流感病毒、腺病毒以及 RSV 感染。更昔洛韦目前是治疗 CMV 感染的首选药物。另外，干扰素、聚肌胞注射液及左旋咪唑也有抗病毒作用。

4. 免疫疗法

大剂量免疫球蛋白静脉注射对严重感染有良好治疗作用，可有封闭病毒抗原、激活巨噬细胞、增强机体的抗感染能力和调理功能。要注意的是，选择性 IgA 缺乏者禁用。但由于其价格昂贵，不宜做常规治疗。

5. 对症治疗

包括退热与镇静、止咳平喘的治疗、氧疗等。对于有心力衰竭者，应早用强心药物。部分患儿出现腹胀，多为感染所致的动力性肠梗阻（麻痹性肠梗阻），一般采用非手术疗法，如禁食、胃肠减压等。弥散性血管内凝血（DIC）的治疗包括治疗原发病、消除诱因、改善微循环、抗凝治疗、抗纤溶治疗、血小板及凝血因子补充、溶栓治疗等。在积极治疗肺炎时应注意纠正缺氧酸中毒、改善微循环、补充液量等。

6. 液体疗法

一般肺炎患儿可口服保持液体入量，不须输液。对不能进食者，可进行静脉滴注输液。总液量以 60 ~ 80mL/（kg·d）为宜，婴幼儿用量可偏大，较大儿童则应相对偏小。有明显脱水及代谢性酸中毒的患儿，可用 1/2 ~ 1/3 等渗的含钠液补足累积丢失量，然后用上述液体维持生理需要。有时，病程较长的严重患儿或在大量输液时可出现低钙血症，有手足搐搦或惊厥，应由静脉缓慢注射 10% 葡萄糖酸钙 10 ~ 20mL。

7. 激素治疗

一般肺炎不须用肾上腺皮质激素。严重的细菌性肺炎，用有效抗生素控制感染的同时，在下列情况下可加用激素：①中毒症状严重，如出现休克、中毒性脑病、超高热（体温在 40℃以上持续不退）等；②支气管痉挛明显，或分泌物多；③早期胸腔积液，为了防止胸膜粘连也可局部应用。以短期治疗不超过 3 ~ 5 天为宜。一般静脉滴注氢化可的松 5 ~ 10mg/（kg·d）、甲泼尼龙 1 ~ 2mg/（kg·d）或口服泼尼松 1 ~ 2mg/（kg·d）。用激素超过 5 ~ 7 天者，停药时宜逐渐减量。病毒性肺炎一般不用激素，毛细支气管炎喘憋严重时，也可考虑短期应用。

8. 物理疗法

对于啰音经久不消的患儿宜用光疗、电疗。

9. 并发症的治疗

肺炎常见的并发症为腹泻、呕吐、腹胀及肺气肿。较严重的并发症为脓胸、脓气胸、肺脓肿、心包炎及脑膜炎等。如出现上述并发症，应给予针对性的治疗。

（八）预防

1. 加强护理和体格锻炼

婴儿时期应注意营养，及时增添辅食，培养良好的饮食及卫生习惯，多晒太阳，防止佝偻病的发生。从小锻炼身体，室内要开窗通风，经常在户外活动。

2. 预防急性呼吸道感染及呼吸道传染病

对婴幼儿应尽可能避免接触呼吸道感染的患者，注意防治容易并发严重肺炎的呼吸道传染病，如百日咳、流感、腺病毒及麻疹等。对免疫缺陷性疾病或应用免疫抑制剂的患儿更要注意。

3. 疫苗接种

RSV 疫苗和腺病毒疫苗均处于研发阶段，流感疫苗较成功。流感嗜血杆菌和肺炎链球菌疫苗可有效预防上述两种细菌感染。

（九）预后

取决于患儿年龄、肺部炎症能否及时控制、感染细菌的数量、毒力强弱及对抗生素的敏感程度、患儿机体免疫状况以及有无严重并发症等。年龄越小，肺炎的发病率和病死率越高，尤其是新生儿和低体重儿。在营养不良、佝偻病、先天性心脏病、麻疹、百日咳或长期支气管炎的基础上并发肺炎，则预后较差。肺炎并发脓气胸、气道梗阻、中毒性脑病、心力衰竭和呼吸衰竭时，也使预后严重。

三、细菌性肺炎

（一）概述

肺炎是指终末气道、肺泡和肺间质的炎症，可由病原微生物、理化因素、免疫损伤、过敏及药物所致。细菌性肺炎是一种累及肺泡的炎症，出现肺泡水肿、渗出、灶性炎症，偶可累及肺间质和胸膜。

（二）病因

1. 病因

儿童肺炎的病原复杂，各国研究结果存在差异。这可能是由不同国家地理位置、经济水平、研究病例所选儿童年龄组及检测方法、判断标准不同引起的。一般认为，发展中国家小儿社区获得性肺炎（CAP）以细菌病原为主，由于细菌感染的检测受检测方法和获取标本的限制，其比例难以确定。目前多以发达国家小儿 CAP 细菌病原谱作为参考，常见细菌病原包括肺炎链球菌、流感嗜血杆菌（包括 b 型和未分型流感嗜血杆菌）、金黄色葡萄球菌、卡他莫拉菌。此外，还有表皮葡萄球菌、结核分枝杆菌、肠杆菌属细菌等。肺炎链球菌是各年龄段小儿 CAP 的首位病原菌，不受年龄的影响；流感嗜血杆菌好发于 3 个月 ~ 5 岁小儿；而肠杆菌属、B 族链球菌、金黄色葡萄球菌多见于 6 个月以内婴儿。

混合感染：儿童 CAP 混合感染率为 8% ~ 40%，年龄越小，混合感染的概率越高。< 2 岁婴幼儿混合感染病原主要是病毒与细菌，在肺炎初始阶段首先为病毒感染，这也是小儿 CAP 病原学有别于成人的一个重要特征。而年长儿则多是细菌与非典型微生物的混合感染。

2. 病理改变

（1）支气管肺炎：细菌性肺炎主要病理变化以一般性支气管炎肺炎表现为多见。炎性改变分布在支气管壁附近的肺泡，肺泡内充满炎性渗出物，经肺泡间通道和细支气管向邻近肺组织蔓延，形成点片状灶性病灶，病灶可融合成片，累及多个肺小叶。

（2）大叶性（肺泡性）肺炎：病原体先在肺泡引起炎症，经肺泡间孔向其他肺泡扩散，使部分肺段或整个肺段、肺叶发生炎症改变；表现为肺实质炎症，通常不累及支气管。致病菌多为肺炎链球菌。但由于抗生素的广泛使用，典型的大叶性肺炎病理改变已很少见。

（3）间质性肺炎：以肺间质为主的炎症，主要表现为支气管壁、细支气管壁和肺泡壁水肿、炎性细胞浸润及间质水肿。当细支气管管腔被渗出物及坏死细胞阻塞，可见局限性肺气肿或肺不张。因病变仅在肺间质，故呼吸道症状较轻，异常体征较少。间质性肺炎以病毒性肺炎为多见，在细菌性肺炎中少见。

（三）临床表现

不同细菌感染引起的肺炎临床表现差别较大，取决于病原体及宿主免疫状态。轻症仅表现为呼吸系统症状，重症累及神经、循环、消化及全身各系统。

1. 一般表现

起病或急或缓。非特异性的症状包括发热、寒战、头痛、易怒、烦躁不安。常有前驱上呼吸道感染史。新生儿及婴幼儿常缺乏典型症状或体征，不发热或发热不高，咳嗽及肺部体征均不明显，常表现为拒奶、呛奶、呕吐，呼吸急促或呼吸困难。

2. 呼吸系统表现

（1）症状：特异的肺部症状包括咳嗽、咳痰、脓性痰、伴或不伴胸痛；严重者有鼻翼扇动、三凹征、呼吸急促、呼吸困难，偶尔呼吸暂停等。早期为干咳，渐有咳痰，痰量多少不一。痰液多呈脓性，金葡菌肺炎较典型的痰为黄色脓性；肺炎链球菌肺炎为铁锈色痰；肺炎杆菌肺炎为砖红色黏冻样；铜绿假单胞菌肺炎呈淡绿色；厌氧菌感染常伴臭味。抗菌治疗后发展至上述典型的痰液表现已不多见。咯血少见。

（2）肺部体征：早期不明显，仅有呼吸音粗或稍降低，之后可听到中、粗湿啰音。肺实变时有典型的体征，如叩诊浊音、语颤增强、支气管呼吸音、湿啰音等；伴胸腔积液或脓胸时，根据量大小可有不同的表现，如胸痛、叩诊浊音、语颤减弱、呼吸音减弱等。部分有胸痛，累及胸膜时则呈针刺样痛。下叶肺炎刺激膈胸膜，疼痛可放射至肩部或腹部，后者易被误诊为急腹症。

（3）肺炎并发症：延误治疗或病原菌致病力强，可引起并发症。常见并发症有脓胸、脓气胸、肺脓肿、肺大疱、化脓性心包炎、败血症。任何细菌性肺炎均可能出现气胸和肺大疱，但最常见的还是金葡菌肺炎。肺脓肿在链球菌和流感嗜血杆菌肺炎中极少见，常见于金葡菌肺炎和厌氧菌败血症。

3. 肺外表现

（1）消化系统症状：个别患者尤其婴幼儿，可能有胃肠不适，包括恶心、呕吐、腹泻、腹胀或疼痛。重症出现胃肠功能衰竭的表现：腹胀症状显著者，称为中毒性肠麻痹；呕吐咖啡色样液体症状突出者，称为应激性溃疡。下叶肺炎引起急性腹痛，与急腹症鉴别。

（2）循环系统症状：重症肺炎患儿可心率加快，心音低钝。心力衰竭：患儿突然呼吸加快 > 60 次 / 分；心率加快达 180 次 / 分，与体温升高、缺氧不相称；骤发极度烦躁，明显发绀，面色发灰，指（趾）甲微血管充盈时间延长；心音低钝，奔马律，颈静脉怒张；肝脏迅速增大；少尿或无尿，颜面眼睑或双下肢水肿。

（3）重症革兰阴性杆菌肺炎可发生微循环衰竭：面色及全身皮肤苍白，四肢发凉、发花，足跟毛细血管充盈时间延长，眼底动脉痉挛，静脉迂曲扩张，尿量减少，多在休克前发生。

（4）神经系统症状：患儿突然异常安详、淡漠或嗜睡，出现意识障碍、昏睡，甚至昏迷、惊厥。呼吸不规则和瞳孔不等大提示脑疝。脑脊液除压力增高外，余无异常。

4. 肺外感染灶

细菌性肺炎患儿可同时合并肺外器官感染、皮肤软组织感染、脑膜炎、感染性心内膜炎、心包炎、骨髓炎等。

（四）辅助检查

1. 外周血检查

（1）白细胞：细菌性肺炎白细胞总数及中性粒细胞多增多，核左移，胞质可见中毒颗粒。重症患儿可见白细胞降低。

（2）C 反应蛋白（CRP）：细菌性肺炎时多明显升高。

（3）血沉（ESR）：重症肺炎加快。

2. 病原学检查

（1）细菌培养：血或胸腔积液、肺穿刺液、肺组织活检培养是确定肺炎病原菌的金标准。经纤维支气管镜或人工呼吸道吸引的下呼吸道标本、经防污染毛刷采集的下呼吸道标本由于污染少，培养结果参考价值高。

（2）痰标本的采集：尽量在抗生素治疗前采集标本；尽量采用吸痰管留取深部痰液；

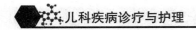

2 小时内送检；实验室镜检筛选合格标本（鳞状上皮细胞＜ 10 个 / 低倍视野，多核白细胞 ＞ 25 个 / 低倍视野，或两者比例＜ 1 ∶ 2.5）。

（3）有意义的痰培养：①合格痰标本培养优势菌中度以上生长（≥ +++）；②合格痰标本细菌少量生长，但与涂片镜检结果一致（肺炎链球菌、流感嗜血杆菌、卡他莫拉菌）；③ 3 天内多次培养到相同细菌。

（4）无意义痰培养：①痰培养有上呼吸道正常菌群的细菌（如草绿色链球菌、表皮葡萄球菌、非致病奈瑟菌、类白喉杆菌等）；②痰培养为多种病原菌少量（＜ +++）生长。痰标本由于存在污染或正常定植菌问题，须结合临床判断培养结果意义。

（5）病原体抗原、核酸检测：可采用免疫学和分子生物学方法，如对流免疫电泳、乳胶凝集试验、点状酶联免疫吸附试验等检测细菌的特异性抗原，对诊断有一定的参考价值。①病原体抗体检测适用于抗原性较强、病程较长的细菌性肺炎，如链球菌肺炎、支原体肺炎。恢复期血清抗体滴度较发病初期升高 4 倍以上具有诊断意义，用于回顾性诊断。②聚合酶链反应（PCR）或特异性基因探针检测病原体核酸。

3.X 线检查

细菌性肺炎特征性影像学改变是节段性或肺叶的不规则浸润影像、实变。大叶性肺炎是细菌性肺炎最具特点的改变，也可见多叶同时受累。出现胸腔积液、肺大疱或肺脓肿强烈提示细菌性肺炎。葡萄球菌肺炎特点是影像学短期内进展迅速，在婴幼儿身上尤其明显。A 组链球菌肺炎可能起初表现为弥漫性间质浸润，之后发展为肺叶或肺段实变。革兰阴性杆菌肺炎常呈下叶支气管肺炎型，易形成多发性小脓腔。厌氧菌肺炎也可出现肺脓肿或气液平。小婴儿由于免疫力低，感染无法局限于一叶肺，X 线常为支气管肺炎表现。

（五）诊断

根据典型的临床症状和体征诊断肺炎不难。诊断中注意以下问题：

1. 病原体诊断

病原体的分离及其药敏结果对治疗意义重大，临床上尽量提高病原体阳性分离率，包括应用抗生素前采样培养，首选无菌部位培养（血、胸腔积液、肺穿刺液等），或者支气管灌洗液送培养。痰标本取深部气管分泌物，同时考虑到痰标本可能高达 30% 存在正常定植菌及污染可能，必须结合培养结果和临床表现综合分析，必要时反复培养。咽拭子和鼻咽分泌物培养只能代表上呼吸道存在的细菌，并不代表下呼吸道病原。国内外报道最高大约只有 50% 的细菌性肺炎可以确诊病原体诊断，而血培养的阳性比例只有 10% ~ 15%，胸腔积液阳性比例只有大约 30%。

2. 肺炎的并发症诊断

细菌性肺炎可能的并发症及常见病原菌。

（1）肺部并发症：细菌性肺炎易合并脓胸、脓气胸、肺大疱等肺部并发症，治疗过程中一旦出现发热反复或突发的呼吸困难、胸痛、烦躁、发绀，要考虑并发症可能。

（2）重症肺炎常合并多个肺外器官受累。

肺炎相关性脑病的早识别：高血压伴脉搏减慢有重要的早期诊断价值。婴幼儿发生呕吐较早，多见于晨起时，可呈喷射状，须与平时易吐奶者相鉴别。因颅内压增高，年长患儿诉头痛重，但常因患儿迅速转入意识障碍使得医师无法获得该主诉。重症肺炎并发脑病症状患儿一般不宜做腰穿检查，以免形成脑疝。

注意机体内环境紊乱造成肺炎病情恶化，包括有效循环血量、酸碱平衡、水电解质、血糖等状态有无异常。肺炎患儿除可能发生呼吸性酸中毒、乳酸性酸中毒外，还可能发生低钠血症、呼吸性碱中毒、低钾血症、高血糖等。

注意休克和 DIC 的早识别：重症肺炎常存在代谢性酸中毒、电解质紊乱等，加之呕吐、腹泻，有效循环血量更加不足，血液高凝，可能发生休克和 DIC。小婴儿有效血容量不足时，需要从病史、体征和辅助检查等方面综合判断，对扩容治疗的反应是重要的验证手段。心率和呼吸加快机制的分析：应避免静止、简单地只用呼吸、心率绝对值作为判断呼吸衰竭和心力衰竭的主要指标，也要避免以单次的血气或床边多普勒超声心动测定数值作为呼吸衰竭、心力衰竭的唯一判断指标，应结合整体情况全面分析、动态评价。

（六）鉴别诊断

1. 病毒性肺炎

以婴幼儿多见，常有流行病学接触史，发病前常有上呼吸道症状，多数有喘息。胸片早期以肺纹理增粗为主，后期亦可出现片状浸润，外周血白细胞正常、稍升高（< 1500/mm^3）或降低。CRP 正常或稍升高。抗生素治疗无效。

2. 肺结核

肺结核多有全身中毒症状，如午后低热、盗汗、乏力等；胸片示病灶上叶尖后段和下叶背段，可有空洞或肺内播散；痰中找到结核分枝杆菌可确诊，血抗结核抗体、胸腔积液 γ–干扰素、血 T–SPOT 可协助诊断。

3. 急性肺脓肿

早期与肺炎链球菌肺炎症状相似。但后期肺脓肿患者咳大量脓臭痰，影像学可见脓腔及气液平。

4. 肺癌

多无急性感染症状。肺癌常伴阻塞性肺炎，抗感染治疗效果差。纤维支气管镜、肺穿刺活检病理、痰脱落细胞学检查可确诊。

5. 非感染性肺病

如哮喘、异物吸入、吸入性肺损伤、自发性气胸、肺间质纤维化、肺嗜酸性粒细胞浸润症、肺水肿、肺不张、肺血管炎等。

6. 肺外疾病

如白血病浸润、充血性心力衰竭、代谢性酸中毒、代偿性呼吸急促（如糖尿病酮症酸中毒）。

（七）治疗

1. 一般治疗

（1）保持室内安静，温度 20℃左右，湿度 60%。

（2）保持呼吸道通畅：及时清除上呼吸道分泌物，变换体位以利排痰。

（3）加强营养：易消化富含蛋白质、维生素饮食，不能进食者给予静脉营养。

2. 病原治疗

考虑到高达 50% 的患儿查不出病原菌，同时细菌培养及药敏试验存在滞后性。所以，对儿童肺炎的治疗仍多为经验性选择。

有效和安全是选择抗生素的首要原则，选择依据是感染严重度、病程、患儿年龄、原先抗生素使用情况和全身脏器（肝、肾）功能状况等。学龄前儿童社区获得性肺炎（CAP）以病毒感染多见，不建议常规给予抗生素。对怀疑细菌性肺炎的患儿，选择抗生素应覆盖最常见病原菌包括肺炎链球菌、流感嗜血杆菌和金黄色葡萄球菌及非典型微生物，轻症肺炎可在门诊给予口服抗生素，不强调抗生素联合使用。3 个月以下小儿有沙眼衣原体肺炎可能；而 5 岁以上者肺炎支原体肺炎、肺炎衣原体肺炎比率较高，故均可首选大环内酯类；4 个月 ~ 5 岁尤其是重症者，必须考虑肺炎链球菌肺炎，应该首选大剂量阿莫西林或阿莫西林克拉维酸钾，备选有头孢克洛、头孢羟氨苄、头孢丙烯、头孢呋辛、头孢地尼、头孢曲松、新一代大环内酯类抗生素等。如考虑金葡肺炎，应首选苯唑西林、氯唑西林，万古霉素应该保留为最后的选择而不宜一开始就无区分地选用。

重度 CAP 应该住院治疗，重度肺炎视具体情况可选用下列方案：①阿莫西林克拉维酸甲或氨苄西林舒巴坦；②头孢呋辛、头孢曲松或头孢噻肟；考虑细菌合并支原体或衣原体肺炎，可以联合使用大环内酯类 + 头孢曲松 / 头孢噻肟。

轻度院内感染性肺炎（HAP）伴有危险因素存在或重度 HAP，应考虑厌氧菌、产超广谱、内酰胺酶（ESBLs）革兰阴性肠杆菌、铜绿假单胞菌、真菌等可能，初始经验选用广谱抗生素，但同时必须注意个体化。肠杆菌科细菌（大肠埃希菌、肺炎克雷白杆菌、变形杆菌等），不产 ESBLs 菌者首选头孢他啶、头孢哌酮、替卡西林 + 克拉维酸、哌拉西林 + 三唑巴坦等，产 ESBLs 菌首选亚胺培南、美罗培南、帕尼培南。厌氧菌肺炎首选青霉素联用克林霉素或甲硝唑，或阿莫西林、氨苄西林。真菌性肺炎首选氟康唑（针对隐球菌、念珠菌、组织胞浆菌等）、伊曲康唑（针对曲霉菌、念珠菌、隐球菌），备选有两性霉素 B 及其脂质体、咪康唑等。伏立康唑、卡泊芬净等儿科尚无足够经验。

3. 肺部并发症的治疗

一旦引流液明显减少，应考虑尽早停止胸腔引流，对于金黄色葡萄球菌脓胸、肺炎链球菌肺炎或流感嗜血杆菌脓胸患儿，通常的引流时间为 3 ~ 7 天。脓胸患儿须延长抗生素疗程，并随诊，相对于成人，儿童脓胸需要手术行脓胸剥离术的比例低。肺大疱通常无须进行特殊治疗。

4. 对症治疗

（1）心力衰竭的治疗原则：镇静、吸氧、利尿、强心，应用血管活性药物。呋塞米（速尿）静脉用，减轻体内水钠潴留，减轻心脏前负荷。强心药可选用快速洋地黄制剂静脉缓注，但考虑到存在缺氧、心肌损害、离子紊乱等因素，洋地黄药物剂量应减少 1/3 ~ 1/2。血管活性药物可选用酚妥拉明、多巴胺、多巴酚丁胺等。静脉用酚妥拉明每次 0.3 ~ 0.5mg/kg（儿童最大剂量每次不超过 10mg），每天 2 ~ 3 次，有利于改善心肺循环，减轻肺水肿，有利于心力衰竭恢复。

（2）肺炎相关性脑病：早发现，主要是降颅压，选用甘露醇，剂量一般为每次 0.5 ~ 2.0g/kg，由于重症肺炎常合并心、肺功能不全，建议小剂量多次给予，可选用每次 0.5g/kg，每 3 ~ 4 小时一次，可配合静脉用地塞米松和呋塞米。此时补液原则是快脱慢补，以防脑水肿继续加重，待病情好转、尿量大增可选择快补慢脱。一般在症状改善或消失后，上述三药可酌情再用几天，然后于短期内分别撤除。

（3）胃肠功能衰竭的治疗：早发现，早干预。

中毒性肠麻痹：禁食、胃肠减压（胃管排气或肛管排气）。药物可选用：新斯的明，每次 0.045 ~ 0.060mg/kg，皮下注射；或酚妥拉明，每次 0.2 ~ 0.5mg/kg，肌内注射或静脉滴注，每 2 ~ 6 小时一次。亦可连用酚妥拉明，改善微循环。

消化道出血：1.4% 碳酸氢钠溶液洗胃，然后用甲氰咪胍 10 ~ 20mg/kg 注入胃内，保留 3 ~ 4 小时，一般可用 1 ~ 2 次。如有大出血时应及时输血，止血剂可选用云南白药、凝血酶、氨甲环酸等。

（4）维持体液平衡、内环境稳定：总液体量以 60 ~ 80mL/（kg·d）为宜，对高热、喘息重者可酌情增加。液体选择 4：1 或 5：1 液，热量供给至少 210 ~ 250J/（kg·d）。注意纠正低钾、低钠。

（5）肾上腺皮质激素：适用于中毒症状明显，严重喘息，胸膜有渗出，合并感染性休克、脑水肿、中毒性脑病、呼吸衰竭者。可选用氢化可的松 5 ~ 10mg/（kg·d）或地塞米松 0.1 ~ 0.3mg/kg·d），静脉滴注，疗程 3 ~ 5 天。

（八）预防

肺炎是可防可控疾病。WHO 于 21 世纪初期提出"肺炎预防和控制全球行动计划"（GAPP），指出免疫、充分的营养以及通过处理环境因素和病例管理可预防和控制肺炎。其中，疫苗接种是有效的预防肺炎方法，目前已证实多种疫苗包括 b 型流感嗜血杆菌、肺炎球菌、麻疹和百日咳疫苗是有效的预防肺炎的方法。病例管理可降低现症肺炎死亡率和传播概率。鼓励新生婴儿的最初 6 个月纯母乳喂养，适当补充锌剂有利于预防肺炎和缩短病程。以下环境因素增加儿童患肺炎风险：室内空气污染与生物质燃料做饭和加热（如木材或粪）；家庭生活环境拥挤；父母吸烟，应避免。

（九）预后

无败血症的肺炎患儿，死亡率低于 1%。死亡病例主要见于有严重基础疾病患儿或合并严重并发症者。

四、肺炎链球菌肺炎

（一）概述

肺炎链球菌肺炎是由肺炎链球菌所引起的肺段或肺叶急性炎性实变，占社区获得性肺炎的半数以上。患者有寒战、高热、胸痛、咳嗽、血痰等症状。近年来，由于抗菌药物的广泛应用，临床上症状轻或不典型病较为多见。

（二）病因

肺炎链球菌为革兰阳性球菌，因其在革兰染色液中呈双球状，1926 年被命名为肺炎双球菌。因其在液体培养基中呈链状生长，1974 年更名为肺炎链球菌。肺炎链球菌在干燥痰中能存活数月；但阳光直射 1 小时或加热到 52℃ 10 分钟即可灭菌，对石炭酸等消毒剂很敏感。在中国，5 岁以下健康或上呼吸道感染儿童中，鼻咽拭子肺炎链球菌分离率可达 20%～40%。它可通过飞沫、分泌物传播，或经接触遭受细菌飞沫污染的物品传播，也可以在呼吸道自体转移。在机体抵抗力降低时，局部浸润引起感染，引起普通感染如鼻窦炎、中耳炎、肺炎；或穿越黏膜屏障进入血流，引起菌血症、脑膜炎、菌血症性肺炎、化脓性关节炎、心内膜炎等侵袭性感染疾病。

（三）病理

肺炎链球菌一般经上呼吸道吸入到达肺部，停留在细支气管内增殖，首先引起肺泡壁水肿，迅速出现白细胞和红细胞渗出，典型的结果是导致大叶性肺炎，病理改变分为四期：①水肿期（病变早期），特点是有大量浆液性渗出物，血管扩张及支细菌迅速增殖；②红色肝变期（1~2天后），特点是肺泡壁毛细血管显著扩张充血，肺泡腔内充满纤维素、红细胞和少量中粒细胞，使肺组织实变，肉眼见质实如肝，查体示肺实变体征；③灰色肝变期（3~4天后），肺泡腔内炎性渗出物继续增多，肺泡壁毛细血管受压，肺组织贫血；④溶解消散期（经过5~10天），以渗出物吸收为特征，查体闻及湿啰音。因病变开始于肺的外周，故叶间分界清楚，且容易累及胸膜。事实上四个病理阶段并无绝对分界，在使用抗生素的情况下，这种典型的病理分期已不多见。病变消散后肺组织结构多无损坏，不留纤维瘢痕。极个别患者肺泡内纤维蛋白吸收不完全，甚至有成纤维细胞形成，形成机化性肺炎。肺炎球菌不产生毒素，不引起原发性组织坏死或形成空洞。年长儿可见大叶性肺炎，但近些年已少见。老人及婴幼儿感染可沿支气管分布，呈支气管肺炎表现。

（四）临床表现

发病以冬季和初春为多，与呼吸道病毒感染流行有一定的关系。年长儿童可见典型大叶性肺炎或节段性肺炎，婴幼儿以支气管肺炎多见。

1. 症状

少数患者有上呼吸道感染前驱症状。起病多急骤，高热，可伴寒战，体温在数小时内可以升到39~40℃，高峰在下午或傍晚，也可呈稽留热。呼吸急促、面色潮红或发绀、食欲缺乏、疲乏、精神不振，或全身肌肉酸痛。患侧胸部疼痛，可放射到肩部、腹部，咳嗽或深呼吸时加剧。病初咳嗽不重、痰少，后期痰可带血丝或呈铁锈色。偶有恶心、呕吐、腹痛或腹泻，有时易误诊为急腹症。较大儿童常见唇部疱疹。发病第5~10天时，发热可以自行骤降或逐渐减退。使用有效的抗菌药物可使体温在1~3天内恢复正常。

2. 体征

患儿呈急性病容，面色潮红或发绀，鼻翼扇动，三凹征阳性。有败血症者，皮肤和黏膜可有出血点。

（1）大叶性肺炎：早期肺部体征无明显异常，仅有胸廓呼吸运动幅度减小，轻度叩诊浊音或呼吸音降低。实变期叩诊呈浊音、触觉语颤增强和可闻及支气管呼吸音。消散期可闻及湿啰音。重症可伴肠胀气，炎症累及膈胸膜而表现上腹部压痛。胸部体征约1周消失。

（2）支气管肺炎：早期体征常不明显，仅有呼吸音粗或稍降低，以后可听到中、粗湿啰音，数天后闻及细湿啰音。

另外，少数患儿始终不见阳性体征。年长儿可表现为节段性肺炎，症状重、体征少，即发热、咳嗽重；体征仅肺部呼吸音低，叩诊浊音少见。

3. 并发症

肺炎链球菌肺炎的并发症近年来已较少见。常见并发胸膜炎，为浆液纤维蛋白性渗出液，偶有脓胸报道。重症病例可伴有感染性休克（有高热、体温不升、血压下降、四肢厥冷、多汗、口唇青紫），呼吸窘迫综合征或神经系统症状、体征，头痛，颈项强直，惊厥，昏迷，甚至脑水肿而引起脑疝，易误诊为神经系统疾病。并发心肌炎时出现心动过速，心律失常，如期前收缩、阵发性心动过速或心房纤颤。菌血症性肺炎可出现肺外的感染病灶，包括心内膜炎、化脓性关节炎、脑膜炎及腹膜炎等。

（五）辅助检查

1. 外周血检查血常规

白细胞计数多数在（$10 \sim 30$）$\times 10^9$/L，以中性粒细胞为主，白细胞甚至高达（$50 \sim 70$）$\times 10^9$/L。白细胞计数降低往往提示重症；CRP、前降钙素原（PCT）大多增高。

2. 病原学检查

（1）细菌培养：血、胸腔积液及肺组织穿刺培养是病原学诊断的金标准。合格的痰标本（参考细菌性肺炎总论）以及支气管镜下灌洗液培养，对病原学诊断有一定参考价值。典型病例痰涂片检查有大量中性粒细胞和革兰阳性成对或短链状球菌。

血培养应尽量在抗生素应用前采样，但存在阳性率低问题。国外报道儿童肺炎链球菌肺炎血培养结果阳性比例只有10%，我国由于抗生素应用指征宽泛，血培养阳性比例可能更低。

（2）细菌抗原、抗体检测：用对流免疫电泳（CIE）、乳胶凝集试验（LA）、斑点酶联吸附试验（dot-ELISA）检测肺炎链球菌荚膜抗原，聚合酶链反应（PCR）或反转录PCR检测病原菌DNA，有助于早期病原学诊断。用放射免疫、ELISA等方法检测肺炎链球菌特异性抗体，可用于疾病恢复期的回顾性诊断。

不建议儿童采用尿标本抗原检测诊断肺炎球菌性肺炎，因为假阳性率过高。

3.X 线检查

早期仅见肺纹理增粗或受累肺叶、肺段浅薄阴影，随病情进展出现肺叶或肺段的大片均匀致密影，少数合并胸腔积液。消散期可有片状区域吸收较快。在肺部体征出现前，X线即可见实变征。近年来，典型的大叶性肺炎X线片已较少见。婴幼儿常为支气管肺炎的斑片状阴影。多数起病3～4周后肺部阴影消失。

（六）诊断

由于肺炎链球菌肺炎占儿童社区获得性细菌性肺炎的半数左右，因而对怀疑细菌性肺炎的患儿要首先考虑此病原。诊断依据如下：

1. 发病季节

以冬季和初春为多。

2. 高危人群

年龄＜5岁不适用于儿童。基础病：糖尿病、充血性心脏病、镰刀状红细胞病、支气管扩张、免疫缺陷病、脾切除、使用免疫抑制剂、HIV感染、器官移植等。

3. 临床症状及体征

典型症状：高热、咳嗽、胸痛、咳铁锈样痰。早期肺部体征不明显，随病情发展出现肺实变征及湿啰音。

4. 胸部 X 线检查

典型者见肺叶或肺段实变，可见胸腔积液，甚至脓胸。肺脓肿少见。小年龄儿童以支气管肺炎表现为多。

5. 血、胸腔积液、深部气管分泌物培养

可确诊病原，抗原检测不受抗生素影响。由于高的定植率，鼻、咽拭子培养阳性不能作为病原学诊断的依据。细菌培养、抗原检测和聚合酶链反应等检测方法的联合使用可提高肺炎链球菌的检出率。

6. 诊断中注意以下问题

（1）肺炎链球菌性肺炎发病早期以高热为主，咳嗽不多，肺部体征少，可能与其他急性发热性疾病混淆，须做胸片检查早发现。

（2）由于广泛使用抗生素，近年来已很难见到真正的大叶性肺炎。临床上见到的大叶性肺炎大多是节段性肺炎，只有肺的1个或2个节段受累，而非整叶肺都受累。小儿节段性肺炎以上叶的二段和下叶的六段或十段肺炎为最多见，即肺部靠后的节段易受累。节段性肺炎的临床特点是多见于年长儿，症状重、体征少，使得早期较难发现，必须依靠胸部 X 线检查，并且必须正位与侧位结合，才能正确定位。胸部 X 线正位片中的中野不等于中叶，中野是指胸部正位片病变在中间视野，而常见的下叶六段肺炎正位片病变也在中野，只有在侧位片才能显示下叶病变。节段性肺炎病变吸收慢，必须彻底治疗，否则可能并发啼脓肿。

（七）鉴别诊断

与其他细菌性肺炎，特别是流感嗜血杆菌肺炎鉴别。

1. 流感嗜血杆菌肺炎

易并发于流感病毒或金黄色葡萄球菌感染的患者，起病相对较缓。临床及 X 线表现与肺炎链球菌肺炎非常相似。以下特点可供鉴别：全身中毒症状重，表现为高热或体温不升，神志改变；有时有痉挛性咳嗽；外周血白细胞升高明显，有时伴淋巴细胞相对或绝对增高；X 线可呈粟粒状阴影，肺底部融合。除细菌培养外，血、胸腔积液、尿特异性抗原检测有助鉴别。

2. 支原体肺炎

以婴幼儿和 5 岁以上儿童多见。起病一般缓慢，发热程度不定。咳嗽早期即较剧烈，类似百日咳，后期为黏痰，偶有血丝，可伴喘息。婴幼儿临床表现不典型。胸片表现间质性病变、肺泡浸润或两者混合。肺部体征少与临床和 X 线表现不一致。

3. 金黄色葡萄球菌肺炎

起病急，进展快，全身中毒症状。患儿面色苍白、高热、咳嗽、呼吸浅快，偶有皮下气肿。早期临床症状重于 X 线表现，但胸片在短期内迅速发展，可出现肺脓肿、脓胸或脓气胸，后期出现肺大疱。常见皮疹或皮肤感染灶。可出现肺外感染如败血症、骨髓炎、心内膜炎、脑膜炎。

4. 腺病毒肺炎

6 个月 ~ 2 岁儿童多见，轻重不一。重症稽留热、喘憋，易合并呼吸衰竭、中毒性脑病、DIC 等。肺部体征出现较迟，3 ~ 5 日后出现湿啰音、呼吸音降低，且病变范围渐扩大，喘憋第 2 周渐加重。

5. 肺结核

支气管结核合并肺段病变或干酪性肺炎，X 线与大叶性肺炎相似，但结核相对起病缓，结核菌素试验阳性，结核接触史，病灶吸收慢，有助鉴别。

6. 其他

肺炎链球菌如发生在右下叶，可能刺激膈肌引起右下腹痛，须与阑尾炎鉴别。合并神经系统症状者须与中枢神经系统感染性疾病鉴别。

（八）治疗

1. 一般治疗

保持室内空气流通，适宜的温度和湿度。加强营养，提供足够的液体和能量，保持呼吸道通畅。

2. 对症治疗

高热患者物理降温，适当给予退热剂。有发绀，明显缺氧，严重呼吸困难的患者应给氧，并跟踪查血气分析。胸膜疼痛可使用止痛剂。

3. 病原治疗

许多报道表明，β-内酰胺类抗生素包括青霉素、阿莫西林、广谱头孢菌素（头弛噻肟、头孢曲松）、碳青霉烯类（美罗培南、亚胺培南）以及万古霉素、利奈唑胺均对肺炎链球菌性肺炎有很好的疗效。

（九）预防

肺炎链球菌是 5 岁以下儿童社区获得性肺炎的主要病原。虽然目前有多种抗生素可选用，但由于肺炎链球菌可获得多重耐药基因，疫苗覆盖率的地域差别以及疫苗本身的特定性血清型保护，使得肺炎链球菌性肺炎的发病率和死亡率仍较高。

1. 初始规律接种

最初连续 3 次，每次间隔至少 4 周（6、10、14 周接种）；第 3 次后至少 6 个月须再加强 1 次，第一次最早可以在生后 6 周开始，加强针最好在 11 ~ 15 个月时进行（3p+1）。或 2、4、6 个月各 1 次（3p+0）。或者 2 个月后开始，给 2 次，间隔 2 个月，6 个月后加强 1 次（2p+1）。

2. 未接种过

未接种过本疫苗的大龄婴儿及儿童和 7 ~ 11 月龄婴儿接种 2 次，每次接种至少间隔 1 个月。12 月龄后接种第 3 次。> 12 月龄儿童：PCV10，12 月 ~ 5 岁接种 2 次，每次接种至少间隔 2 个月；PCV13，1 ~ 2 岁接种 2 次，2 ~ 5 岁接种 1 次，> 50 岁接种 1 次。

五、金黄色葡萄球菌肺炎

金黄色葡萄球菌肺炎（简称金葡肺炎）是金黄色葡萄球菌引起的急性肺部感染，其病情重，病死率高。多见于婴幼儿及新生儿。以冬、春两季上呼吸道感染发病率较高的季节多见。占社区获得性肺炎的 5% 以下；占院内获得性肺炎的 10% ~ 30%，仅次于铜绿假单胞菌，特别是在有气管插管和机械通气及近期胸腹部手术的患者。葡萄球菌能产生多种毒素和酶，如溶血素、葡萄球菌激酶、凝固酶等。儿童，尤其新生儿免疫功能不全是金黄色葡萄球菌感染的重要易感因素。国内外研究表明，体重过小及胎龄不足是败血症的两个高危因素。

（一）病因

金黄色葡萄球菌是可定植在人皮肤表面的革兰阳性菌，存在于 25% ~ 30% 健康人群的鼻前庭。作为条件致病菌，金葡菌可以引起广泛的感染，从轻微的皮肤感染到术后伤口感染、严重的肺炎和败血症等。

金葡菌经吸入或血行途径分别引起原发性支气管源性金葡肺炎和血源性金葡肺炎。支气管源性原发性支气管肺炎，以广泛的出血性坏死、多发性小脓肿为特点。炎症开始于支气管，向下蔓延到毛细支气管周围的腺泡形成按肺段分布的实变，4 天左右液化成脓肿，由于细支气管壁破坏引起活瓣作用，可发展而形成肺大疱。胸膜下小脓肿破裂，则形成脓胸或脓气胸。有时可侵蚀支气管形成支气管胸膜瘘。血源性金葡肺炎经常由静脉系统感染性血栓或三尖瓣感染性心内膜炎赘生物脱落引起肺部感染性栓塞以后形成多发性小脓肿而致，除肺脓肿外，其他器官如皮下组织，骨髓、心、肾、肾上腺及脑都可发生脓肿。

金葡菌致病的特点之一是引起化脓，造成组织坏死和脓肿。因此，无论是吸入或者血行性金葡肺炎均可并发肺脓肿和脓胸。

金葡菌含有血浆凝固酶，它是致病性的重要标志。该酶使血浆中纤维蛋白沉积于菌体表面，阻碍机体吞噬细胞的吞噬，即他被吞噬后细菌也不易被杀死，并有利于感染性血栓形成。金葡菌可以产生多种与感染相关的外毒素，包括超抗原毒素、溶细胞毒素以及抗吞噬的微生物表面组分等，这些毒素通过增强细菌的黏附力，干扰或逃避宿主的免疫功能，造成特定的组织损伤等机制共同发挥致病作用。

（二）临床表现

1. 症状

社区获得性金葡菌肺炎因感染途径而异，主要为吸入性和血源性。院内获得性金葡菌肺炎与气管插管或呼吸机辅助呼吸相关。金葡菌肺炎尤其社区获得性金葡菌肺炎多见于婴幼儿及新生儿，在出现上呼吸道感染后 1 ~ 2 天，突然寒战、高热、咳嗽，伴黏稠黄脓痰或脓血痰、呼吸困难、胸痛和发绀等。有时可出现猩红热样皮疹及消化道症状及呕吐、腹泻、腹胀（由中毒性肠麻痹引起）等明显感染中毒症状。患儿可有嗜睡或烦躁不安，严重者可惊厥，中毒症状常较明显，甚至呈休克状态。

2. 体征

肺部体征出现早，早期呼吸音降低，有散在湿性啰音，并发脓胸或脓气胸时，呼吸音减弱或消失。感染性栓子脱落引起肺栓塞可伴胸痛和咯血。由心内膜炎引起者体检可有三尖瓣区收缩期杂音、皮肤瘀点、脾大。

（三）辅助检查

1. 外周血检查

（1）血常规：周围血白细胞计数明显增高，可达（15 ~ 30）× 10^9/L，中性粒细胞增加，白细胞内可见中毒颗粒。白细胞总数降低甚至 < 1.0×10^9/L 提示预后严重。

（2）血沉加快，前降钙素、C 反应蛋白增高。

2. 病原学检查

合格痰涂片行革兰染色可见大量成堆的革兰阳性球菌和脓细胞。痰、胸腔穿刺液、支气管镜灌洗液培养，或血培养可获得金黄色葡萄球菌而确诊。

3.X 线检查

X 线表现与临床症状不同步，初期临床症状重，而胸片仅为肺纹理重，或一般支气管肺炎表现，症状好转时胸片却可出现肺脓肿或肺大疱。胸片另一特点是短时间内迅速变化，迅速融合成片，一叶或多叶，仅数小时就可发展成脓肿。与支气管相通后，出现气液面或呈厚壁环状阴影。病程 5 ~ 10 天，由于末梢支气管堵塞可形成肺大疱。早期出现胸膜病变是金葡菌肺炎的特点，病灶侧肺野透光均匀一致降低，迅速发展多个分房形成包裹性脓气胸。严重者可见纵隔气肿、皮下积气等。经长期随访金葡菌脓胸所致的胸廓狭窄、脊柱侧弯、胸膜增厚大多能恢复正常。血源性金葡菌肺炎胸片显示多发性肺部浸润灶，以两个肺野为著，经常有空洞形成。吸入或血行金葡菌肺炎均可并发脓胸。胸片上病灶阴影持续时间较一般细菌性肺炎为长，在 2 个月左右阴影仍不能完全消失。

（四）诊断

根据临床症状、体征和 X 线胸片或 CT 扫描检查可确立肺炎诊断。当肺炎进展迅速，很快出现肺大疱、肺脓肿和脓胸，有助于诊断。积极进行各种途径的病原学检测十分重要。

（五）鉴别诊断

应与其他细菌性肺炎（如肺炎链球菌、流感嗜血杆菌以及原发肺结核并空洞形成、干酪性肺炎）、气管异物继发肺脓肿等相鉴别。X 线表现的特点，如肺脓肿、大泡性肺气肿及脓胸或脓气胸等存在都可以作为金葡菌肺炎诊断的依据，但须与其他细菌性肺炎所引起的脓胸及脓气胸鉴别，因而病原学诊断十分重要。

（六）治疗

约 90% 的金葡菌株产 β - 内酰胺酶，对甲氧西林敏感的金葡菌（MSSA）治疗首选耐青霉素酶青霉素如苯唑西林，无并发症者疗程为 2 ~ 3 周，有肺脓肿或脓胸并发症者治疗 4 ~ 6 周，继发心内膜炎者疗程为 6 周以上。对耐甲氧西林金葡菌（MRSA）肺炎，首选糖肽类抗生素如万古霉素或去甲万古霉素治疗：前者 10mg/kg，6 小时静脉滴注一次，或 20mg/kg，每 12 小时一次；后者剂量为 16 ~ 32mg/kg，分 2 次静脉滴注。糖肽类抗生素存在潜在性耳肾毒性，据文献报道万古霉素引起的肾毒性的发生率在 5% ~ 25%，故疗程中应监测血药浓度，定期复查血肌酐、肌酐清除率，并注意平衡功能和听力监测。重症 MRSA 肺炎合并肾功能损害者，应根据肾功能调整糖肽类剂量。

（七）预防

除肺炎概述中所叙述的预防措施之外，必须重视幼托机构居室的卫生清洁，并应及时检查工作人员是否带菌，带菌者应及时适当处理。

（八）预后

并发肺脓肿、肺气胸者预后较好，经 3 ~ 6 个月可基本治愈。社区获得性致死性坏死性肺炎病情凶险，并发脑膜炎和心包炎或婴儿张力性气胸则预后严重，病死率高达 10% ~ 20%。

六、肺炎支原体肺炎

（一）概述

肺炎支原体肺炎是由肺炎支原体（MP）感染所致的肺部炎症，以咳嗽、发热为主要临床表现。MP 感染可表现出一系列的症状和体征，范围从无症状的感染到严重的潜在致命性肺炎或肺外表现。本病可在世界范围内发生，全年发病，以秋冬季多发，也可在人口密集区暴发流行。儿童及青少年是 MP 的易感人群，有国外资料研究表明，MP 感染与年龄和患者的免疫状态有一定关系，3 岁以下发病率较低，学龄期儿童发病率最高；MP 肺炎分别占 5 ~ 9 岁和 9 ~ 15 岁全部肺炎患儿的 33% 和 70%，在流行期尚可出现更高的发病率。然而，随着人群经历过更长周期的流行，易感组的年龄分布可能会有变化，比如，近年来呈现出越来越低龄化的趋势，年龄＜ 5 岁的儿童也有患 MP 感染的易感因素。由于 MPP 在治疗上的特殊性，延误治疗时机有可能造成多系统（器官）的受累，使病情迁延，严重者危及生命。近年来，MP 肺炎肺外并发症的增多已引起人们的高度重视，因此全面了解本病的特点，对早期诊断、及时治疗至关重要。

（二）病因

MP 为本病的病原。支原体是一群介于细菌与病毒之间，目前所知能独立生活的最小微生物。无细胞壁，能通过滤菌器。支原体在自然界分布广泛，种类很多。人类、家畜、家禽中皆可分离出，其中有些对特定宿主有致病性。迄今从人呼吸道中有 5 种支原体被分离出，肺炎支原体（MP）便是其中之一（其他4种无致病性）。MP对热和干燥非常敏感。4℃可活1天，56℃很快灭活。冻干时能长期保存。对脂溶剂、去垢剂、石炭酸、甲醛等常用消毒剂敏感。病理改变主要是支气管、毛细支气管和肺间质炎症。光镜下可见管壁间质水肿，充血，有淋巴细胞、单核细胞、浆细胞在细支气管周围的浸润和细支气管腔内以中性粒细胞为主的渗出（细胞性细支气管炎）。管腔内充满白细胞及脱落上皮细胞。电镜下可见纤毛上皮细胞的纤毛脱落，微纤毛缩短。肺泡腔内也可见渗出和水肿，肺泡壁增厚。胸膜可有点状纤维素性渗出，可伴胸腔积液。有报道尸检可见弥漫性肺泡坏死和透明膜变，DIC或多发性血管内血栓形成和栓塞。虽然通过肺外损伤的组织和经胸肺部排出物可得出阳性的PCR结果，但肺炎支原体感染在病理组织中的直接证据是有限的。在被感染的动物模型中，肺炎支原体在气道上皮细胞内和细胞下均不能被发现。

（三）临床表现

MP肺炎一般起病缓慢，潜伏期为2～3周，亦可见急性起病者。首发症状多为发热和咳嗽，较大儿童常伴有头痛、咽痛、肌痛、倦怠、食欲缺乏、全身不适等。热型不定，多数患儿起病时体温＞38℃，常持续1～3周；病后未得到正确治疗、有肺外并发症存在、合并混合感染时，发热持续时间明显延长。

早期为刺激性干咳，有时呈百日咳样咳嗽。其机制可能与MP释放的一种ADP核酸分解和形成空泡的毒素（社区获得性呼吸窘迫综合征毒素）有关；该毒素与百日咳毒素等其他细菌的毒素享有同源性，可使细胞发生变性，引起儿童百日咳样的慢性咳嗽等症状。

MP感染后的临床症状与宿主对入侵MP的免疫反应有关；拥有更成熟免疫系统的较大年龄组儿童其临床症状常比5岁以下儿童严重。近年来，MP所致的肺外并发症日益引起重视，涉及多个系统。比如，皮肤受累（各型皮疹）；心血管受累（心肌炎、心包炎等）；血液系统受累（血管内凝血、溶血性贫血、血小板减少性紫癜等）；神经系统受累（脑炎、脑膜炎、脑神经损害、瑞氏综合征、脑栓塞、Gullai-Barre综合征等）；肌肉关节损害（肌肉痛、关节炎等）；泌尿系统受累（一过性血尿、蛋白尿、尿少、水肿等）；胃肠系统受累（恶心、腹痛、呕吐等）。肺外表现常发生在起病后2天至数周，也有一些患者肺外并发症较明显而呼吸道症状却较轻微。肺外表现主要是由获得性免疫反应的紊乱引起。MP肺炎可合并混合感染，如其腺病毒、细菌、真菌、结核等，此时病情将加重，病程延长，严重者可危及生命。

（四）辅助检查

1. 实验室常规检查

（1）外周白细胞计数多为正常或偏高，以中性粒细胞为主；极个别者也有减少或呈类白血病反应。重症病例中可出现淋巴细胞减少。

（2）CRP 增高，ESR 明显加快，PCT 多正常。C 反应蛋白可能与检查时肺损伤的严重程度相关。

（3）血气分析与临床表现及胸片改变不平行，即使有大片实变，血气分析也可正常。

2.MP 特异性检查

（1）MP–IgM 检测：是目前临床最常用的特异诊断方法，一般认为 MP–IgM > 1 ∶ 160 有较高的诊断价值。但是，MP 感染早期、6 个月以下的婴儿、重复感染、抗菌药物早期应用及体液免疫缺陷或受抑制可影响 IgM 的检测阳性率。

（2）MP–IgG 检测：需要检测急性期和恢复期双份血清，如有 4 倍以上的升高或下降到原来的 1/4 可作为 MP 感染的确诊依据。但是，检测 MP–IgG 无早期诊断价值，可供回顾性诊断，是病原学追踪的较好手段。

由于双份血清检查可行性差且不能早期诊断，因而单份血清特异性 IgM 抗体的明显升高是目前临床诊断 MP 感染的主要实验室依据。近年来，临床上较多采用颗粒凝集法测定 IgM 抗体。

（3）MP–PCR 检测：PCR 的快速检测技术已经在临床开展，为早期诊断提供了新的手段。采用 PCR 技术可对鼻咽标本、痰、肺泡灌洗液、胸腔积液中的 MP 进行检测，敏感性和特异性均佳，尤其是荧光定量实时 PCR，可对 MP 感染做出早期诊断。

不过，由于 MP 可在健康携带者中存在，样本采集的部位和检测条件、技术等都会对 PCR 结果有一定的影响，因此该方法也有一定的局限性。PCR 及 MP–IgM 检测同时阳性时，诊断最为可靠。

3. 影像学检查

MP 肺炎的早期肺部体征往往和肺部 X 线征象不相平行，常常表现为肺部闻不到啰音而胸片改变已很明显。因此临床上如怀疑 MP 肺炎，应及早行胸部 X 线检查。MP 肺炎的影像学改变呈多样性。可表现为常见的支气管肺炎性改变、与病毒性肺炎类似的间质性改变及与细菌性肺炎相似的节段性或大叶性肺炎类型。支气管肺炎性改变：常见于右肺中、下野；间质性肺炎改变：两肺呈弥漫性网状结节样阴影；大叶性肺炎改变：呈大片密度增高影，以右下肺多见；合并胸膜炎时可见胸腔积液改变。此外，还有单纯的肺门淋巴结肿大型；少数还可见支气管壁增厚和马赛克征改变。近年来，坏死性肺炎也可在少部分 MP 肺炎患儿发生，肺 CT 可见坏死空洞形成。胸部 X 线异常持续的时间与病变性质有关，肺叶实变较间质病变吸收慢，合并混合感染时吸收慢。

4. 支气管镜检查

病变支气管黏膜充血、肿胀，严重者可见糜烂甚至坏死；有的患者可见大量黏液分泌物阻塞气道；病变时间长者可出现气道腔变窄。

（五）诊断

1. 抓住本病临床特点

（1）好发年龄及症状：学龄期儿童发病率最高，首发症状多为发热和咳嗽；早期为刺激性干咳，有时呈百日咳样咳嗽。一般无明显中毒症状，呼吸困难少见。

（2）注意临床症状和体征的不平衡：①"症状重，体征轻"，表现为高热持续不退，咳嗽剧烈，精神不振等，但胸片示肺内炎变不重，听诊啰音不明显；②"症状轻，体征重"，表现为高热消退较快，咳嗽不剧烈或仅轻咳，精神状况良好，无呼吸困难，但胸片示肺内炎变重，可见大片实变影，听诊可闻及管状呼吸音或明显啰音。该特点可与细菌性肺炎相鉴别，细菌性肺炎的症状与体征通常是平行的。

（3）胸腔积液特点：MP 肺炎合并胸腔积液者较多见，一般右侧明显多于左侧，积液外观淡黄，非脓性；胸腔积液气体分析显示，pH 值、PaO_2、$PaCO_2$、HCO_2 基本正常；而细菌感染则呈脓性外观，气体分析呈明显的代谢性酸中毒改变，pH 值、PaO_2、HCO_2 均明显降低，$PaCO_2$ 明显升高。

2. 注意分析特异性检查

MP-IgM 的阳性率在病初 1 ~ 2 周内很低，有报道，病程在 1 ~ 6 天 IgM 的阳性率为 7% ~ 25%，病程在 7 ~ 15 天时，其阳性率为 31% ~ 69%，超过 16 天时阳性率为 33% ~ 87%。此外，还受机体免疫状态、病情、应用激素等影响而呈假阴性，因此临床上应该进行动态监测。不少经临床及实时定量 PCR 确诊的 MP 肺炎患儿，仅在出院前的最后一次 MP-IgM 检测才出现阳性，推测可能与机体免疫状态的影响有关。有资料显示，大约 30% 的 MP 肺炎患儿出现由 IgM 阴性转为 IgM 阳性的血清转换，他们与入院后两份血清的抗体滴度逐渐升高的患儿相比，肺部损伤更严重；在一些患者中血清转换的时间常发生在 1 周以后。如果研究者只选择 IgM 阳性的患者，那么他们可能漏掉了即将进展为重症临床表现的患者。因此，对疑有 MP 感染的肺炎儿童，尤其是对于重症病例，必须对 MP-IgM 进行动态检测。

3. 高度关注 MP 与哮喘的关系

MP 感染可诱发哮喘、使哮喘恶化或使哮喘难以控制。在 MP 急性感染期间，可引起哮喘和非哮喘患者的肺功能降低；21% 的哮喘患者在哮喘恶化期间有 MP 感染的证据。现认为，MP 的慢性感染对哮喘患者的恶化可能起着重要的作用。MP 感染后，可通过对气道纤毛上皮细胞的黏附，引起上皮细胞破坏和纤毛功能损伤。此外，MP 在破坏的呼吸道黏膜上皮吸附，也能作为一种特异性抗原，造成气道的变态反应炎症；MP 感染还可增加哮喘气道的炎症反应，激发气道变态反应的敏感性。因此，对有哮喘病史的 MP 肺炎患儿，要注意联合抗哮喘治疗，以免诱发哮喘发作。对无哮喘病史患儿，如果 MP 肺炎期间出现了首次喘息，要日后密切随访，因为 MP 可作为诱发因素诱发具有哮喘潜质的患儿喘息发作。

（六）治疗策略

1. 治疗原则

采取综合治疗措施。保持气道通畅、积极控制感染、加强支持疗法、及时对症处理、预防和治疗并发症。

2. 一般治疗

经常通风换气，保持室内空气流通。充分休息，给予热量丰富、富含维生素并易于消化吸收的食物，保证营养及水分摄入。保持呼吸道通畅。防止交叉感染，注意隔离。

3. 抗生素治疗

MP 对大环内酯类、四环素类及喹诺酮类抗生素高度敏感。由于应用四环素类药物可引起四环素牙，喹诺酮类药物可损伤软骨生长等，因此在 MP 感染的儿童中只推荐应用大环内酯类药物，包括红霉素、克拉霉素、罗红霉素和阿奇霉素等。感染 MP 的儿童，体外 MP 菌株对大环内酯类药物耐药者，其发热持续时间较对大环内酯类药物敏感者显著延长。

红霉素静脉输入为首选，剂量 30mg/（kg·d）；疗程为 2～3 周（包括后期口服），如临床症状未消失还须继续用药。对怀疑细菌和肺炎支原体等不典型微生物混合感染者，需青霉素类 / 头孢菌素类抗生素和大环内酯类抗生素联合应用。

4. 对症治疗

（1）吸氧：有缺氧症状或 $SaO_2 \leqslant 92\%$ 时须吸氧。轻者鼻导管低流量吸氧，0.5～1 L/min；重者须面罩给氧，2～4L/min，吸入氧浓度不要过高，以 50%～60% 为宜。

（2）退热与镇静：高热时予以药物或物理降温，以防惊厥发生并能减慢心率及呼吸频率。

（3）保持气道通畅：口腔分泌物或痰液应随时吸出，尤其是小婴儿；痰液黏稠者可予以盐酸氨溴索药物治疗，静脉或雾化吸入均可。对有喘憋或有明显支气管痉挛者，治疗上同支气管哮喘急性发作的处理。

（4）合并 MP 脑炎时须积极控制惊厥、降低颅内压，防治脑水肿，保护脑细胞。合并心力衰竭、呼吸衰竭、休克、DIC 的治疗详见该章节。及时纠正水、电解质及酸碱平衡紊乱。

（5）并发症治疗：胸腔积液明显者，须予以胸腔穿刺排液，既有利于减轻呼吸困难，更有助于明确积液性质，以便正确指导治疗。少量胸腔积液时，如不影响呼吸可不必常规穿刺排液，除非病情需要明确积液性质。如果合并细菌感染，积液为脓性，脓汁量多、增长快或黏稠患儿，应采用胸腔闭式引流方法治疗。

（6）支气管镜治疗：对肺部实变重或合并肺不张，常规抗炎对症治疗无效且病情已经超过 10 天时，可采用支气管镜直视下吸痰及灌洗治疗。气道狭窄者可据病情及条件酌情试用球囊扩张术治疗（操作者须具备该方面的成熟经验）。

5. 肾上腺糖皮质激素的应用

目前，对于激素在重症 MP 感染时的应用，多数学者持肯定意见：MP 感染引起的重症肺炎及肺外临床表现的致病机制均为免疫介导的，应用激素治疗有免疫调节和抗炎的作用，因此对于某些 MP 感染的患者应用免疫抑制剂进行治疗可能会有一定的疗效。不少研究显示，激素治疗儿童重症 MP 肺炎可以迅速改善其临床症状及肺部损伤，治疗反应良好。

（1）应用指征：在重症肺炎的基础上，出现以下临床表现时可考虑使用全身性糖皮质激素：①高热或超高热；②合并严重脓毒症（脓毒症伴有器官功能障碍，如脓毒性脑病、心肌炎、呼吸衰竭等）；③脓毒性休克；④伴有气道痉挛、严重喘憋；⑤合并大量胸腔积液；⑥肺部病变持续恶化。

（2）考虑应用前要注意的问题：鉴于全身性糖皮质激素在小儿重症肺炎应用的有效性目前尚缺乏大样本的循证医学依据，以及全身性糖皮质激素可能给患儿带来的风险，因此，在考虑应用前，一定要注意下列问题：①严格把握适应证，不能应用扩大化；②要对有效性和安全性进行系统评估，权衡利弊；③患儿当时的病情有无应用全身性激素的禁忌证；④应在有效的抗生素应用基础上使用。

（3）应用药物、剂量及疗程选择：目前临床上常用的全身性糖皮质激素的种类包括氢化可的松、甲泼尼龙、泼尼松龙及地塞米松等。以上药物在抗炎活性及其副作用等方面各有不同，因此在选择具体药物前要充分考虑到药效学、药代学特点，患儿病情，基础疾病的影响及对药物的耐受性。剂量及疗程由患儿的基础情况及病情进展而定。

（4）药物的风险及预防：理论上糖皮质激素的应用会存在胃肠道出血倾向、增加多重感染机会、导致糖代谢紊乱等风险。糖皮质激素应在有效抗生素使用的同时应用，较长时间使用易继发真菌感染及其他激素并发症。不主张大量及长期使用；如病情特殊需要，则必须在认真评估利弊的基础上考虑是否应用，同时要对可能发生的相关并发症进行动态监测。

6. 支持疗法

免疫力弱、营养不良及病情较重的患儿，可酌情进行丙种球蛋白注射治疗，亦可输血浆；贫血患儿可根据病情少量输血。给予热量丰富、富含维生素并易于消化吸收的食物；进食差者补充维生素 B、维生素 C 等多种维生素；有佝偻病或营养性贫血者及时补充维生素 D_2 及铁剂。

7. 物理疗法

病情迁延、肺部啰音不易吸收者，可辅以超短波、红外线等肺部理疗，但疗效尚缺乏足够的循证医学证据。理论上，肺部理疗可使胸背皮肤受到刺激后充血，从而消减肺部淤血，并能促进肺部渗出物的吸收和啰音的消失。

（七）预防

轻症患者预后良好。重症、早期未及时恰当治疗、有肺外并发症发生、对 MP 耐药、合并混合感染时的 MP 肺炎患儿，肺部炎症吸收慢。一般患者在 4 周时大部分吸收，8 周时完全吸收。也有报道症状消失 1 年后胸片才完全恢复。合并坏死性肺炎时，肺部预后差。少数 MP 肺炎患儿日后可发展成闭塞性细支气管炎，预后不良。

七、衣原体肺炎

（一）概述

衣原体肺炎是指由衣原体引起的急性肺部炎症。引起人类肺炎的衣原体有沙眼衣原体（CT）、肺炎衣原体（CP）和鹦鹉热衣原体（CPs）三种，其中沙眼衣原体感染可导致沙眼、关节炎和泌尿生殖系统感染等多种疾病，其引起的肺炎多由受感染的母亲在分娩时传染，约 20% 受感染的婴儿发生肺炎，为 6 个月以内婴儿肺炎的主要病原之一。鹦鹉热是由鹦鹉热衣原体引起的人畜共患性疾病，受感染主要是吸入含有鹦鹉热衣原体的鸟粪、粉尘或与病鸟接触而致病，一般可导致肺炎，少数病例可导致全身感染。肺炎衣原体是近十余年得到证实的一种新的病原体，是 5 岁以上儿童及成人支气管炎和肺炎的常见病原之一，占 5 岁以上社区肺炎的 5% ~ 20%，是仅次于肺炎支原体的非典型病原体。近年来的流行病学和病原学研究显示，肺炎衣原体感染与心血管疾病相关，已引起各国学者的高度重视。

血清流行病学调查显示，肺炎衣原体在人群中的感染非常普遍，在世界范围内有 40% ~ 90% 的人群肺炎衣原体抗体阳性。研究发现，肺炎衣原体感染率随着年龄的增加迅速上升，且没有性别差异，儿童感染率在 20% 左右，青壮年可达 50% ~ 60%，老年人则高达 70% ~ 80%，考虑到人群中肺炎衣原体阳性率很高，感染后抗体逐渐下降，估计所有的人一生某个时期都有可能感染肺炎衣原体，且再感染也很常见。肺炎衣原体感染具有散发和流行交替出现的周期性，散发通常持续 3 ~ 4 年，有 2 ~ 3 年的流行期，在流行期间可有数月的短暂暴发。患者之间传播间隔期平均为 30 天，在密集人群中流行可持续 6 个月。无症状的感染者在本病的传播上比患者更为重要。

（二）病因

衣原体是一种介于病毒和细菌之间的微生物，既具有细菌又具有病毒的特点，与细菌相同的是其具有细胞壁，以二次分裂方式繁殖，有 DNA、RNA 和核糖体；与病毒相同的是其只在细胞内生长。衣原体属于严格细胞内寄生菌，因其不能合成三磷酸腺苷（ATP）或三磷酸鸟苷（GTP），必须依赖宿主细胞的 ATP，与其他细菌不同的是衣原体具有独特的两阶段生活周期，即具有感染性的原体（EB）和具有代谢活性的网状体（RB）两种形式。EB 是一种直径为 200 ~ 400nm 的圆形成小体，具高度传染性，与宿主细胞黏附以后，以内吞的方式进入宿主细胞，8 ~ 18 小时以后，EB 经过分化形成直径为 700 ~ 1000nm 的 RB，EB 和 RB 能够利用宿主细胞的能量，合成自己的 DNA、RNA 和蛋白质，以二次分裂方式进行繁殖，36 ~ 72 小时以后，RB 经过第 2 次分化，形成 EB。RB 和 EB 在宿主细胞囊泡内聚集形成胞质内包涵体，新增殖的 EB 以下面三种方式排出宿主细胞外：①受感染细胞裂解，释放新的 EB；②宿主细胞吐 EB；③宿主细胞外排完整包涵体，其中后两种排出方式可以保留受感染细胞的完整，这是衣原体形成无症状感染和亚临床感染的主要原因。新排出的 EB 具有强的感染性，可以再次感染其他细胞，进入下一个感染周期。在经过抗菌药物、干扰素 – γ 的治疗或营养物质缺乏的情况下，衣原体的代谢降低，可以长期在细胞内存在。以上衣原体的特殊的二阶段、较长时间的生活周期有利于病原体的生存，同时也是衣原体感染容易长期持续、亚临床感染多的基础，这也是针对衣原体治疗需要长疗程的原因。

由于衣原体肺炎很少引起死亡，其病理学变化所知甚少。活检显示衣原体肺炎主要为小叶性和间质性肺炎，肺泡和细支气管有单核细胞、嗜酸细胞浸润，局部可有中性粒细胞聚集，可以伴有胸膜炎反应。严重的鹦鹉热肺炎可以出现细支气管及支气管上皮脱屑和坏死，肺组织坏死和肺门淋巴结肿大。

沙眼衣原体感染是发达国家最常见的性病之一，亦可引起非淋菌尿道炎或宫颈炎、盆腔炎，婴儿可以通过母亲产道时直接感染或眼部感染衣原体后通过鼻泪管侵入呼吸道引起肺炎。宫颈沙眼衣原体感染者其阴道产儿中，60% ~ 70% 的新生儿可以受累，其中 20% ~ 50% 发生包涵体结膜炎，10% ~ 20% 发生沙眼衣原体肺炎。国外报道 6 个月以下因下呼吸道感染住院婴儿 1/4 为沙眼衣原体感染，国内研究证实沙眼衣原体肺炎占婴儿肺炎的 18.4%，成为婴儿肺炎的重要病原。

肺炎衣原体是 1986 年发现的病原体，主要感染人类，通过呼吸道分泌物在人与人之间传播，可以引起上、下呼吸道感染，包括咽炎、喉炎、鼻窦炎、支气管炎和肺炎等。在人群聚集场所如学校、军营和家庭可以引起暴发流行，但 3 岁以下儿童患病较少，年老体弱、营养不良和免疫抑制人群易被感染，且感染后免疫力较弱，易于复发。

鹦鹉热衣原体主要寄生于鹦鹉及禽类等动物体内，病原体自分泌物及排泄物排出，可带菌很久。人通过与禽类接触或吸入鸟粪或被分泌物污染的羽毛而得病，罕见人与人之间传播。鹦鹉热衣原体侵入呼吸道后经血液侵入肝脾等网状内皮细胞。在单核—吞噬细胞内繁殖并释放毒素后，由血行播散到肺及其他组织器官，在肺内引起间质肺炎及肺门淋巴结肿大，在肝脏可引起局部坏死，脾常肿大，心、肾、神经系统和消化系统等均可受累。

（三）临床表现

1. 沙眼衣原体肺炎

多见于 3 个月内婴儿，通常在出生后 8 周内发病，也可以引起新生儿期肺炎。起病隐匿，病初只有轻度的呼吸道症状，如流涕、鼻塞、口吐白沫和咳嗽，咳嗽可持续且逐渐加重，出现断续性阵咳，类似百日咳，但无吸气回声。呼吸加快为典型症状，重症患儿可有呼吸暂停。一般无发热或仅有低热，如有明显的发热提示非衣原体或合并其他感染，一般情况较好，无明显感染中毒症状。有资料显示 3 个月内婴儿无热肺炎中 3/4 由沙眼衣原体引起。查体双肺听诊呼吸音粗，或可闻及湿啰音或捻发音，很少有呼气性喘鸣音。外周血白细胞计数一般正常或轻度升高，约 75% 的患儿出现嗜酸细胞增多。血液 IgM、IgG 和 IgA 均增高，以 IgM 增高显著。PaO_2 轻度降低但 $PaCO_2$ 正常。沙眼衣原体肺炎一般病情不严重，经过合理治疗，预后多良好。但可以合并心肌炎、胸膜炎、胸腔积液、脑炎、贫血、DIC 等，还可出现肝大、黄疸、肝功能损害等，出现并发症者病程迁延，常达数周，多可自愈。早产儿和支气管肺发育不良患儿如果同时感染沙眼衣原体肺炎病情较严重。

伴随或有结膜炎病史有助于诊断，约 50% 的沙眼衣原体感染者在出生 5～14 天出现结膜炎症状，2/3 的患儿单侧发病，大多再波及另一眼，主要侵犯下眼睑，急性期有滤泡和黏液性分泌物，很快发展成脓性，常见眼睑水肿，结膜明显充血，偶见角膜血管翳及瘢痕形成。此外，分泌性中耳炎也较常见，但比较轻。

2. 肺炎衣原体肺炎

多见于 5 岁以上年长儿，起病多隐袭，潜伏期为 15～23 天。初期有上呼吸道感染症状，表现为流涕、咽痛、声音嘶哑、发热，发热以低热为主，偶有中等度发热。继之咳嗽加重，以干咳为主，且持续时间长，多可持续 3 周以上，少数可伴有肌痛、胸痛等。肺部体征常不明显，可闻及干、湿性啰音。常伴淋巴结肿大，还可合并中耳炎和鼻窦炎。外周血白细胞计数和 C 反应蛋白一般正常或轻度升高。肺炎衣原体肺炎的临床表现与其他非典型病原体如支原体、呼吸道病毒肺炎相比无明显特异性，一般病情较轻，有自限性。但在肺功能欠佳、粒细胞缺乏、急性白血病、镰状细胞病和囊性纤维化患儿，肺炎衣原体感染可能会引起重症肺炎，甚至威胁生命。

少数患儿可合并心肌炎、川崎病、脑炎、脑膜炎、吉兰—巴雷综合征、反应性关节炎、甲状腺炎等肺外疾病。最近发现肺炎衣原体感染与支气管哮喘的急性发作、加重、较难控制有关。

3. 鹦鹉热衣原体肺炎

常见于成年人，儿童以年长儿多见。通常有鸟类密切接触史，人与人之间感染少见。潜伏期 1 ~ 2 周，起病多隐袭，病情轻时表现为一过性流感样症状。亦可急性起病，常有高热，体温高达 40℃，寒战、头痛、咽痛、肌痛、乏力、咳嗽明显、咳少量黏痰或血痰，呼吸困难或轻或重，可伴有食欲缺乏、恶心、呕吐、腹痛等消化道症状。肺部常无明显体征，可闻及少许湿啰音，严重者可有肺实变体征。肺部体征较少而影像学表现较重是其特点。外周血白细胞计数正常或降低，C 反应蛋白一般正常或轻度升高，血沉早期稍加快。可以并发贫血、反应性肝炎、肝脾大、蛋白尿、结节性红斑、心肌炎、心内膜炎、DIC 等肺外表现。轻症患儿 3 ~ 7 天发热渐退，中症 8 ~ 14 天，重症者发热可持续 20 ~ 25 天。病后免疫力减弱，可复发，有报道复发率达 21%，再感染率在 10% 左右。

（四）辅助检查

1. 衣原体分离培养及抗原检测

分离培养是公认的诊断衣原体感染的金标准，其敏感性为 80% ~ 90%，特异性为 100%。此外，培养法能检出患儿是否存在活的病原体，可作为疗效判定的标准，为所有非培养方法所不及。检测的标本包括鼻咽拭子、鼻咽抽吸液、痰、支气管肺泡灌洗液和胸腔积液等，其中鼻咽拭子最不敏感。对沙眼衣原体肺炎合并结膜炎或直肠炎的患儿，还可采用眼部分泌物或眼拭子和直肠拭子检测。由于衣原体是严格的胞内菌，需要使用细胞培养法做病原体分离培养，一般实验室难以常规进行，并且采取的标本应该含有上皮细胞，对标本的转运、储存和处理有较高的要求，培养需要 48 ~ 72 小时，因此依赖于非培养技术的检测方法如血清学检测及 PCR 检测越来越受到重视。

采用酶免疫试验（EIA）或直接荧光抗体试验（DFA）检测呼吸道各种标本中的衣原体抗原是一种快速的检测技术，但采取的标本中一定要有受感染的上皮细胞，这些方法的敏感性较低，为 60% ~ 70%。

2. 血清学检查

血清学检测衣原体特异性抗体是目前诊断衣原体肺炎应用最广泛的快速诊断方法，包括应用补体结合试验、微量免疫荧光试验（MIF）和酶联免疫吸附试验（ELISA）检测衣原体特异性 IgM、IgG 和 IgA 抗体，其中 IgA 抗体对诊断的价值尚没有确定。补体结合试验只能检测衣原体属特异性抗体，不能区分 3 种衣原体，并且敏感性不高，对诊断帮助不大。对于鹦鹉热衣原体感染，MIF 法单份血清 IgM ≥ 1 ∶ 16，或双份血清抗体滴度有 4 倍增加，结合接触史和临床过程即可诊断。

3. 核酸扩增实验

核酸扩增实验（NAATs）是近年来发展最快的检测衣原体感染的方法，包括聚合酶链反应（PCR）、转录介导的扩增方法和链置换扩增。核酸扩增实验无须培养，有很高的敏感性和特异性，对早期快速诊断有重要意义，其中 PCR 方法简便快速，应用最多，但目前此方法尚未标准化，各个实验室的技术方法不同导致实验室之间结果存在一定的差异，有待进一步确定。

4. 影像学检查

（1）沙眼衣原体肺炎：以双肺过度充气和弥漫性结节状或网织颗粒影为主要表现。结节影分布广泛、不均匀、大小不等，可呈粟粒肺样弥漫分布，也可呈多发或散在分布，很少有胸膜渗出，无纵隔淋巴结肿大。

（2）肺炎衣原体肺炎：表现多样化，无特异性，多为单侧节段性或肺叶浸润、实变，以下叶及周边多见；少数严重者为广泛双侧肺炎表现，可呈网状、云雾状、粟粒状或间质浸润；胸膜渗出可有少到中量积液。影像学所见往往经过 1 个多月才消失。

（3）鹦鹉热衣原体肺炎：表现为由肺门向外放射的浸润病灶，常侵及两肺下叶，可见毛玻璃样阴影中间有点状影，呈弥漫性间质性肺炎或支气管肺炎改变，偶见粟粒样结节或实变灶，或有胸腔积液征象。

（五）诊断

沙眼衣原体、鹦鹉热衣原体和肺炎衣原体引起的肺炎尽管在发病年龄、高发人群、临床表现和影像学改变方面有一定的特点，但是与其他病原体引起的肺炎相比较，缺乏特异性，确切诊断依赖于病原学检查，关键是在进行肺炎的诊断和治疗过程中，始终把衣原体纳入肺炎的病原学鉴别中考虑。

对于 3 个月以内的小婴儿无热肺炎，应该首先考虑沙眼衣原体感染，如果同时伴有结膜炎或有结膜炎病史，则需要高度考虑沙眼衣原体感染，其他有意义的临床特点包括患儿一般情况好而影像学表现比较重和外周血嗜酸细胞增加。对于 5 岁以上年长儿肺炎，如果外周血白细胞没有明显增高，使用 β - 内酰胺类抗生素治疗无效，需要考虑肺炎衣原体、肺炎支原体、嗜肺军团菌、流感病毒、腺病毒等非典型病原体肺炎，与流感病毒和腺病毒肺炎相比较，肺炎衣原体肺炎中毒症状轻，一般情况比较好，但无法与肺炎支原体肺炎区别。近年来的资料显示，肺炎衣原体在 5 岁以下儿童中也并不少见。病史中有鸟类、禽类密切接触史者，要考虑鹦鹉热衣原体感染。此外，观察对大环内酯类抗菌药物的治疗反应有助于衣原体肺炎的诊断，由于这一治疗比较安全有效，如果受制于条件无法进行病原学检查，可以进行经验性治疗。

病原学检测是确诊衣原体肺炎的唯一手段，方法有分离培养、特异性抗体检测和 PCR 检测。作为临床医师，在诊断衣原体感染时，应该熟悉这些检测方法本身的优点和局限性，特别是各种方法对诊断的敏感性、特异性和适用性，以便更好地选择恰当的检测方法和对检查结果进行合理的解释。虽然分离培养到衣原体是诊断的金标准，但由于衣原体属严格细胞内寄生菌，其培养需要细胞培养和荧光抗体鉴定，其敏感性受采集标本的影响，对技术要求高，并且费时，应用于临床常规诊断受到限制。特异性抗体检测对取材和检测技术要求不高，简便易行，是目前应用最广泛的方法，但最常用的 ELISA 技术敏感性和特异性并不理想，MIF 技术是目前公认和推荐的诊断方法。在选择特异性抗体进行诊断时应该理解原发性和再次感染中各种抗体的产生时间及其变化，衣原体原发性感染以后，特异性 IgM 抗体在 2～3 周出现，特异性 IgG 抗体在 6～8 周出现，再次感染时 IgG 出现早（1～2 周），不出现 IgM。此外，还要考虑到母亲感染以后衣原体特异性 IgG 抗体可以通过胎盘传给婴儿，母传抗体一般在 6 个月时消失。因此在选择特异性抗体进行诊断评价时，需要考虑采血时机（病程）和年龄的影响，必要时应该重复检测。双份血清检测，恢复期抗体滴度上升 24 倍可以明确为急性感染，但属于回顾性诊断，对早期治疗意义不大。PCR 检测具有简便、敏感、特异性高的优势，是值得推广和常规应用的诊断方法。

（六）鉴别诊断

衣原体肺炎主要需要与其他病原体引起的肺炎鉴别，由于沙眼衣原体和肺炎衣原体引起的肺炎临床特点不同，鉴别诊断的侧重点有一定的不同，同时应该注意衣原体肺炎也可能合并其他病原体感染，如肺炎链球菌、肺炎支原体和呼吸道合胞病毒。

1. 沙眼衣原体肺炎

（1）巨细胞病毒肺炎：影像学表现为间质性肺炎，病变分布和特征与衣原体肺炎相似，有时单纯依靠影像表现鉴别较为困难，但巨细胞病毒肺炎通常伴有其他器官受累的症状和体征，而衣原体肺炎肺部体征轻，影像表现相对重。

（2）腺病毒和副流感病毒肺炎：也可为间质性肺炎，但没有特征性断续咳嗽和嗜酸细胞增多。

（3）呼吸道合胞病毒肺炎：病初有发热，表现以呼气性喘息为主。

（4）细菌性肺炎：患儿病情通常比较重，多有发热和全身中毒症状，影像学以肺实变为主。

（5）百日咳：特征为阵发性痉挛性咳嗽伴有深长的"鸡鸣"样吸气性吼声，外周血象以淋巴细胞增多为特点，影像学一般无明显异常。

（6）急性血行播散性肺结核（粟粒性肺结核）：一般发病时间在新生儿期后，多有密切接触史，常有结核感染中毒症状，临床结核菌素试验为阳性。影像特征为弥漫粟粒样结节影，其大小、密度及分布均匀，纵隔淋巴结肿大常见。

（7）新生儿吸入性肺炎：大量吸入时双肺可见广泛分布的粗结节和小斑片影，以中内带为主，伴广泛性或局灶性过度充气，可与衣原体肺炎表现类似。但吸入性肺炎有较明确的吸入病史，且主要为胎粪吸入，发病多在出生后，而衣原体肺炎发病时间为出生后 2～4 周，根据发病时间和临床特征可鉴别。

其他尚需要鉴别的疾病还有真菌性肺炎、卡氏肺孢子菌肺炎。

（8）肺炎衣原体肺炎：肺炎衣原体肺炎与肺炎支原体肺炎、军团菌肺炎及某些病毒性肺炎均属非典型性肺炎，临床表现及影像学相似，鉴别诊断基本上依赖病原学检查及对治疗的反应。

2. 鹦鹉热衣原体肺炎

如为单纯肺炎，须与其他病原体引起的肺炎鉴别。如为全身感染，可有中枢神经系统感染症状或心肌炎表现，多有肝、脾大，须与伤寒、败血症、结核等鉴别。

（七）治疗

病情轻的患儿可以在门诊治疗，有明显呼吸困难、咳嗽严重或咳嗽后呼吸暂停者应住院治疗。

1. 一般治疗

注意加强护理和休息，保持室内空气新鲜并保持适当室温及湿度，保持呼吸道通畅；经常翻身更换体位；烦躁不安可加重缺氧，故可以给适量的镇静药物。有缺氧表现者，酌情给予吸氧及其他对症治疗。

2. 抗菌药物治疗

β–内酰胺类抗生素对衣原体无效，有效的抗菌药物主要包括大环内酯类、四环素类和氟喹诺酮类。由于四环素类和氟喹诺酮类不推荐在儿童中使用，治疗衣原体感染的药物主要为阿奇霉素、红霉素或克拉霉素。根据其药动学特征，临床使用方法为：红霉素 20～30mg/（kg·d），分3～4次口服，连用2周，重症或不能口服者，可静脉给药；阿奇霉素 10mg/（kg·d），每天口服1次，首剂可以加倍，疗程3～5天；克拉霉素 15mg/（kg·d），分2次口服，疗程10～14天（12岁以下儿童不推荐）。有研究显示，阿奇霉素、克拉霉素对衣原体肺炎的效果与红霉素相当或甚至更好，但它们在细胞内及组织浓度较高，且胃肠道反应较红霉素轻，所以常常作为首选治疗。临床上衣原体耐药并不多见，但考虑到在常规疗程治疗后衣原体肺炎的症状容易复发，建议延长疗程至少2周。

肺炎衣原体感染可以合并肺炎链球菌感染，此种情况下，应该联合使用片内酰胺类抗菌药物。此外，在社区获得性肺炎的治疗过程中，对于病情相对较轻且有提示为非典型病原体感染病史者，如果不能排除肺炎衣原体感染的可能性，经验治疗的方案中应包括大环内酯类抗生素。

（八）预防

对新生儿和婴儿沙眼衣原体感染的预防，关键在于对母亲妊娠后3个月进行衣原体感染的筛查和治疗，推荐对沙眼衣原体感染的母亲，在产前使用阿奇霉素治疗 1 周，也可使用红霉素治疗 14 天。对鹦鹉热衣原体感染的预防，一方面要提高饲养和从事鸟类或禽类加工和运输的人员的意识，加强个人防护措施，避免与病鸟或死鸟接触；另一方面加强对观赏和食用鸟类或禽类的管理，特别是其粪便或排泄物、分泌物、羽毛等的处理，定期对鸟笼等设施进行清洁和消毒，衣原体对常用的消毒剂和加热敏感，但耐酸碱。人是肺炎衣原体的自然宿主，其传播方式主要是人—人通过飞沫传播，也可从环境中接触后通过手自体接种，其预防措施与其他呼吸道传染性疾病相同，如流行期不要在人群密集的地方停留时间过长，经常洗手等。

沙眼衣原体肺炎和肺炎衣原体肺炎预后比较好，但病程迁延，咳嗽可能长达数周。鹦鹉热衣原体肺炎重症病例死率高，未经治疗者可达 15% ~ 20%，合理治疗以后死亡率降低至 1% 以下。衣原体感染后，机体虽然能产生特异性细胞免疫和体液免疫，但通常免疫力不强，且为时短暂，因此容易造成持续性感染、隐性感染和反复感染。

第三节　急性呼吸衰竭

一、概述

急性呼吸衰竭指各种原因引起呼吸中枢、呼吸器官病变，使机体通气和换气障碍，导致缺氧二氧化碳潴留，从而出现的一系列临床表现。

二、病因

小儿急性呼吸衰竭常见病因可见于以下五类。上气道梗阻：感染（哮吼、会厌炎、细菌性气管炎）、喉气管软化、气管异物和过敏。下气道梗阻：哮喘、毛细支气管炎和囊性纤维化。限制性肺疾病：急性呼吸窘迫综合征、胸膜渗出、肺炎、肺水肿和腹腔间隔综合征。中枢神经系统紊乱：颅内损伤（出血、缺血）、药物（镇静药）和代谢性脑病。周围神经系统与肌肉疾患：格林—巴利综合征、肌营养不良、脊柱侧弯、脊髓损伤、肉毒杆菌中毒和有机磷中毒。

三、临床表现

均因低氧血症和高碳酸血症所致，可累及各个系统。此外，还有原发病的临床特征。

（一）呼吸系统

呼吸困难、鼻扇、呻吟、三凹征和发绀最多见，呼吸频率或节律改变、深浅不一或浅慢呼吸亦颇常见。中枢性呼吸衰竭早期可呈潮式呼吸，晚期常有呼吸暂停、双吸气及抽泣样呼吸。听诊肺部呼吸音降低。此外，还可有原发病相应体征。

（二）循环系统

早期缺氧心动过速、血压亦可增高。重者心率减慢、心律失常、血压下降、休克和心搏骤停。高碳酸血症时周围毛细血管和静脉扩张，使皮肤潮红、四肢暖、脉大、多汗和球结膜水肿。此外，还可发生肺水肿、右心衰竭。

（三）神经系统

轻者注意力不集中，定向障碍。随缺氧加重出现烦躁不安、易激惹、嗜睡、表情淡漠、神志恍惚、昏迷和惊厥等。年长儿可诉头痛。有时瞳孔大小不等、光反应迟钝，肌张力及反射减弱或增强。

（四）胃肠道

可有应激性溃疡，引起消化道出血。

（五）其他

尚可有黄疸、血清转氨酶升高；少尿、无尿、尿素氮增高；水、电解质、酸碱失衡和DIC。

（六）血气分析

这是诊断的重要依据之一。应在静息状态、海平面、吸入室内空气时动脉取血送检。

四、诊断要点

有引起呼吸衰竭的原发病。

发绀、呼吸频率或节律异常、烦躁不安或嗜睡等症状经湿化气道、吸痰、吸氧仍不能改善。

存在前述临床表现中的各系统症状。

血气分析。无发绀型先天性心脏病者测得血气结果参考值如下：Ⅰ型呼吸衰竭，PaO_2 < 8.0kPa（60mmHg），$PaCO_2$ 正常或稍低；Ⅱ型呼吸衰竭，PaO_2 < 8.0kPa（60mmHg），

$PaCO_2 > 6.67kPa$（50mmHg）。

五、治疗

治疗须采取综合措施，重点在于纠正低氧血症和二氧化碳潴留，与此同时积极治疗原发病。有条件应入重症监护室。

（一）治疗原发疾病病因

明确者对病因治疗，病因一时不明确者对症治疗。

（二）氧疗

常用鼻导管、面罩和头罩给氧，必要时气管插管使用人工呼吸机。根据病情调节氧浓度，以提高血氧分压、氧饱和度和氧含量，纠正缺氧。

（三）呼吸道护理

（1）及时清洁鼻腔，防止分泌物结痂堵塞。

（2）呼吸道湿化：可用超声雾化器雾化吸入，应用人工呼吸机的患儿可直接调节呼吸机的恒温湿化装置进行湿化。

（3）吸痰：湿化或雾化后应勤吸痰。气管插管患儿吸痰前，可先滴入湿化液 2 ~ 5mL，湿化液总量 100 ~ 150mL/d。

（4）拍背：可配合湿化同时进行，湿化拍背后再吸痰。肺不张患儿按患病部位取不同体位进行。

（四）人工呼吸机的使用

（1）适应证：①各种病因引起的中枢性或周围性呼吸衰竭出现严重通气或换气不良；②急性呼吸窘迫综合征（包括新生儿呼吸窘迫综合征）、肺水肿、肺出血出现严重换气不良；③窒息、心跳呼吸骤停；④心脏手术或其他手术后呼吸功能不全；⑤神经肌肉疾病致呼吸功能不全；⑥经积极正确治疗，仍有明显低氧血症和二氧化碳潴留。

（2）呼吸机参数选择：人工呼吸机种类很多，可根据病情和医疗机构条件选择呼吸机及合适通气方式。呼吸机基本参数：①潮气量 6 ~ 10mL/kg。②频率大致接近同龄儿生理呼吸频率。③气道峰压：原则上逐步调整压力以达到目标潮气量，最大不超过 $30cmH_2O$。婴幼儿或肺部病变轻者一般 10 ~ $20cmH_2O$；病变中度者加 20 ~ $25cmH_2O$；肺部病变严重者一般不超过 $30cmH_2O$。④吸呼比值（吸／呼时间比）：1：1.5，但在同步间歇指令通气时应注意调节吸呼比值以确保实际吸气时间不大于呼气时间，以保证不出现反比通气（有意设定为反比通气者例外）。⑤初始吸氧浓度：以肺部疾患为主者，初始吸氧浓度为 0.6 ~ 1.0；以肺外疾病为主者，初吸氧浓度为 0.3 ~ 0.6；上机后再依据血气状况调整吸氧浓度到血氧分压维持在正常范围。⑥呼气末正压：对肺部炎症疾病有肺不张、肺水肿倾向患儿，呼气末正压选择在 5 ~ 16cmH$_2$O，对存在肺气肿倾向的肺部或气管疾患，如哮喘、毛细支气管炎等，呼气末正压尽量偏低或不选，在 0 ~ 4cmH$_2$O。以上基本参数要根据患儿原发病、生命体征和血气分析结果设定和调节。呼吸机其他参数亦须根据个体情况设定。

（五）维持水、电解质、酸碱平衡

（1）液体入量一般控制在 60 ~ 80mL/kg，高热、呼吸急促，吐、泻或应用脱水剂者酌情增量。监测 24 小时出入量，总原则是量出为入。

（2）一般先用生理维持液，再根据血电解质调整输液种类。

（3）呼吸性酸中毒改善通气后可好转，合并代谢性酸中毒酌情补碱。

（六）脏器功能不全的治疗

（1）心力衰竭或肺水肿可用快速强心苷制剂，如地高辛、毛花苷丙（西地兰）等。因缺氧常导致回心血量不足，肾灌注量不良，使用强心苷药物应适当减少剂量和延长时间。小动脉痉挛和循环障碍，可用酚妥拉明，也可酌情应用多巴胺和多巴酚丁胺。适当加用利尿剂。

（2）脑水肿：多用甘露醇或加用甘油果糖，必要时使用镇静和止惊剂。

（3）消化道出血：应用西咪替丁和奥美拉唑，并可静脉注射或口服止血剂。

（七）其他药物治疗

（1）黏液溶解剂：稀化痰液，可选择氨溴索（沐舒坦）、糜蛋白酶等。

（2）糖皮质激素：非常规应用，支气管痉挛、脑水肿及中毒症状严重者酌情选用。

（3）镇静止惊剂：用于患儿烦躁不安和惊厥，根据相关指南将患儿进行适度镇静，减少人机对抗。

（4）呼吸兴奋剂：对已应用呼吸机者不建议用。对非机械通气患儿，是否使用该类药物，亦存在争议，因为使用后将增加呼吸功、加重缺氧。目前仅用于缺乏机械通气条件的基层医院。可用于呼吸道通畅但呼吸浅表的早期呼吸衰竭患儿。

第四节 支气管哮喘

一、概述

支气管哮喘（简称哮喘）是儿童期最常见的非感染性慢性呼吸道疾病。近几十年来，我国儿童哮喘的患病率呈逐渐上升趋势，最近完成的全国儿童哮喘流行病学调查结果显示，我国城市城区 0 ~ 14 岁儿童支气管哮喘的累计患病率在 20 年间上升了约 1.5 倍，达到了 3.02%，部分地区儿童哮喘累计患病率则高达 7% 以上，接近发达国家的水平。哮喘对儿童睡眠的影响可以高达 34%，是导致儿童因病误学（23% ~ 51%）和活动受限（47%），以及家长误工的主要原因之一。儿童因哮喘急诊治疗的费用占哮喘总治疗费用的 45% ~ 47%，有 7% 的哮喘儿童至少有 1 次因哮喘而住院治疗。哮喘直接影响儿童肺功能的发育，儿童期的肺功能决定了成年以后的肺功能状态，因此儿童期哮喘的优化治疗将直接影响哮喘的远期预后。

哮喘的主要特征是可逆性气道阻塞和气道高反应性，在哮喘的发病机制中气道慢性炎症起着关键作用。哮喘是由多种细胞，包括炎性细胞（嗜酸性粒细胞、肥大细胞、T淋巴细胞、中性粒细胞等）、气道结构细胞（气道平滑肌细胞和上皮细胞等）和细胞组分参与的气道慢性炎症性疾病。这种慢性炎症导致易感个体的气道反应性增高，当接触物理、化学、生物等刺激因素时，发生广泛多变的可逆性气流受限，从而引起反复发作的喘息、咳嗽、气促、胸闷等症状，常在夜间和（或）清晨发作或加剧，多数患儿可经治疗缓解或自行缓解。哮喘的治疗目标是用尽可能少的药物负担达到并维持疾病的临床控制和降低疾病的远期影响。

二、病因

儿童哮喘是环境暴露、固有生物学特性和遗传易感性相互作用的结果。环境暴露包括呼吸道病毒感染、吸入变应原和环境烟雾等生物学和化学因子。易感个体对这些普通暴露物刺激产生免疫反应，导致气道持续的病理性炎症变化，同时伴有受损气道组织的异常修复。

（一）支气管收缩

导致哮喘临床表现的主要病理生理学变化是气道狭窄及其伴随的气流受限。在哮喘急性发作时，不同刺激因素可以迅速导致支气管平滑肌收缩。变应原导致的支气管收缩主要是通过 IgE 介导的肥大细胞释放组胺、类胰蛋白酶和白三烯等介质，直接收缩支气管平滑肌。

（二）气道肿胀和分泌物增加

哮喘持续气道炎症时存在明显的黏膜和黏膜下组织的肿胀，部分上皮细胞发生脱落。同时气道黏膜上的分泌细胞分泌过多的黏液，进一步加重气道腔的狭窄和气流受限。此病理变化在幼龄儿童喘息中更常见，因黏液分泌过多导致的气道阻塞对支气管舒张剂的治疗反应较差，这就可以解释为何婴幼儿喘息时单用支气管舒张剂的疗效往往不如年长儿那样明显。

（三）气道高反应性

气道对不同刺激因素的反应性增高是哮喘的主要特征之一。临床上可以通过支气管激发试验了解气道反应性的强弱，气道反应性的强度与临床哮喘严重度密切相关。气道反应性增高与多重因素有关，包括炎症、神经调节功能异常和结构改变等。其中气道炎症起着关键作用，直接针对气道炎症的治疗可以降低气道的高反应性。

（四）气道重构

部分哮喘患者，气流受限可能仅表现为部分可逆。哮喘作为一种慢性疾病，随着病程的进展，气道可发生不可逆性组织结构变化，肺功能进行性下降。气道重构涉及众多结构细胞，这些细胞的活化和增生加剧了气流受限和气道高反应性，此时患者对常规哮喘治疗的反应性明显降低。气道重构的结构变化包括基底膜增厚、上皮下纤维化、气道平滑肌肥厚和增生、血管增生、扩张和黏液腺的增生和高分泌状态。

哮喘是涉及多种活性细胞的免疫异常性疾病，哮喘的气流受限是众多病理过程的结果。在小气道，气流通过环绕气道的平滑肌调节，当这些气道平滑肌收缩时即可导致气流受限，同时主要与嗜酸性细胞有关的气道炎性细胞浸润和渗出亦可导致气道阻塞，并引起上皮损伤及脱落至气道腔，加重气流受限。其他炎性细胞，如中性粒细胞、单核细胞、淋巴细胞、巨噬细胞和嗜碱性细胞也参与此病理过程。T 辅助细胞和其他免疫细胞产生的促炎性细胞因子（如 IL-4、IL-5、IL-13 等）和趋化因子（如 eotaxin 等）介导了此炎症过程。病理性免疫反应和炎症与机体异常免疫调节过程密切相关，其中产生 IL-10 和肿瘤坏死因子 -a（TNF-a）的 T 调节细胞可能起着重要的作用。具有遗传易感特性的儿童在各种过敏性物质，如动物皮毛、真菌和花粉等，以及非过敏性因素，如感染、烟草、冷空气和运动等因素的触发下产生一系列免疫介导的级联反应，导致慢性气道炎症性改变。气道炎症与气道高反应性密切相关，在众多刺激因素的促发下发生过激反应，引发气道肿胀，基底膜增厚，上皮下胶原沉积，平滑肌和黏液腺增生，黏液分泌过多，最终导致气流阻塞。

哮喘气道免疫反应包括速发相和迟发相，触发因素导致的速发相免疫反应产生的细胞因子和介质可以激发更广泛的炎症反应，即所谓的迟发相反应，进一步加重气道炎症和气道高反应性。当变应原与抗原递呈细胞（APC）表面 IgE 高亲和力受体（FceRI）结合，就会启动过敏反应，通过抗原递呈细胞将变应原递呈给 T 淋巴细胞，激活的 T 淋巴细胞合成和释放一系列细胞因子，促进炎症反应过程。IgE 的合成须有白介素（IL）如其他细胞因子的参与，如 IL-4 和 IL-13 等。过敏性炎症的特征主要由 2 型 T 辅助细胞（Th2）参与，涉及 Th2 细胞因子和其他免疫介质。目前认为在诱导原始 T 细胞向 Th1 或 Th2 细胞趋化过程中，T 调节细胞起着重要作用，其直接影响到机体对过敏性炎症抑制和对变应原发生耐受的过程。同时气道上皮的树突状细胞有利于摄取变应原并与 IgE 的 FceRI 结合。此机制与最近发现的哮喘个体上皮屏障功能缺陷有关，后者使得过敏性炎症过程得以扩展和加重。

病毒感染是导致儿童哮喘症状复发和急性发作的主要触发因素，最近的研究提示，以 C 型鼻病毒为代表的病毒感染可能参与了机体免疫系统的激发。其具体机制未明，可能涉及哮喘发展过程中的免疫循环，即初始反复的气源性刺激物（如变应原或病毒）刺激后引起气道炎症反复，并导致症状发作。随着病情进展，炎症过程不能恢复完全，出现组织修复和再生，并可能引发长期的慢性病理变化。此过程可使患者的呼吸功能恶化，进而可发生气道重构。

变应原致敏与病毒感染的因果关系是目前研究的热点，一般认为，变应原致敏早于鼻病毒诱发性喘息的发生。导致哮喘时上皮损伤的另一个问题是哮喘患者的上皮细胞对于入侵病毒的处理能力减弱，由于支气管上皮细胞产生 γ-干扰素的能力下降，感染病毒后不能有效地启动上皮细胞防御性凋亡程序，限制病毒的复制，结果导致受累上皮细胞坏死，使病毒得以复制、扩散，症状持续。

气道高反应性在儿童哮喘中很常见，但是并不是儿童哮喘所必有的特征，在儿童运动诱发性哮喘中的表现更明显。支气管高反应性的确切机制并不十分清楚，可能涉及与上皮温度和液体交换的气道屏障功能异常和副交感神经机制。

哮喘患儿因气道阻塞或气道重塑，可有肺功能可逆或不可逆性下降，但是肺功能下降在儿童哮喘发病机制中的意义尚不十分清楚。有出生队列研究显示，相对于肺功能正常的健康儿童，早期即有肺功能下降者，将来更易发生哮喘。但并非所有早期有肺功能异常的儿童，将来均会发展成为哮喘。

气道重构是成人哮喘的一个常见特征，其在儿童哮喘中的意义相对不十分明了，特别是对于究竟气道重构始于何时及重构过程如何启动等并未得出一个明确的解释。但是无论如何，年长儿哮喘中肺功能的下降可能反映了气道结构的变化，如上皮下网状基底膜的增厚，上皮细胞的破坏，蛋白酶和抗蛋白酶平衡失调和新血管的形成，提示在儿童哮喘中确实存在气道重构的可能。

现有证据表明，遗传易感性是哮喘发生的一个重要原因，目前研究已证实至少在15条染色体上发现了至少数十个与哮喘易感性相关的区域，其与 IgE 产生、气道高反应性和炎症介质产生密切相关。

三、临床表现

儿童哮喘的主要临床表现是间歇性干咳和（或）呼气性喘息，年长儿常会诉说气短和胸闷，而幼龄儿童则常常诉说间歇性非局限性胸部"疼痛"感。呼吸道症状可以在夜间加重，在呼吸道感染和吸入变应原触发下也可以使症状加重。日间症状往往与剧烈运动和玩耍有关。儿童哮喘的其他症状可以表现轻微，无特异性，包括保护性自我限制运动、可能与夜间睡眠异常有关的疲倦和体育运动能力低下等。病史询问中仔细了解以往使用抗哮喘药物（支气管舒张剂）的情况有利于哮喘的诊断。如使用支气管舒张剂可使症状得以改善，提示有哮喘的可能。如果症状，尤其是喘息经支气管舒张剂和糖皮质激素治疗无效，多不支持哮喘的诊断，要考虑其他诊断的可能。

许多因素可以触发哮喘症状，如剧烈运动、过度通气、冷或干燥气体及气道刺激物等，当有呼吸道感染和吸入变应原时，可以增加刺激物暴露的气道高反应性。有些儿童因为长期暴露于环境刺激物，导致症状持续存在，因此环境评估是哮喘诊断和管理的基本要素之一。

如存在危险因素，包括有其他过敏性疾病史，如变应性鼻炎、变应性结膜炎、变应性皮炎，多种变应原致敏、食物过敏和父母有哮喘史等，对哮喘的诊断有一定的提示作用，但不是诊断哮喘的必备条件。由于在日常临床就诊时哮喘患者往往无明显的异常征象，因此病史在哮喘的诊断中十分重要。有些患者仅表现为持续的干咳，胸片检查正常，但有时可以通过深呼吸在呼吸末闻及哮鸣音。临床上经过速效吸入固体激动剂后哮喘症状和体征在短时（10～15分钟）内有明显改善，高度提示哮喘诊断的可能。

哮喘急性发作时听诊通常可以闻及呼气相哮鸣音和呼吸相延长，偶尔在部分区域有呼吸音下降，部位通常位于前胸右下侧。由于气道阻塞，可有局限性过度通气（气肿）的征象。因气道内有过度的黏液分泌和炎症渗出，哮喘发作时可以闻及湿啰音和干啰音，容易与支气管肺炎相混淆。但是哮喘湿啰音并非广泛肺泡炎症所致，因此其变化快于支气管肺炎时的啰音，随着有效治疗后气道痉挛得到改善，分泌物排出后啰音可以在短时间内得到明显的改善。如果有固定的局限性湿啰音和呼吸音降低，提示有局部肺不张，此时难以与支气管肺炎相鉴别。在严重哮喘急性发作时，广泛的气道阻塞时患者可出现呼吸困难和呼吸窘迫，此时可能闻及双相哮鸣音，即在吸气相也可出现哮鸣音，伴有呼气延长和吸气受限。同时表现为胸骨上和肋骨间隙凹，辅助呼吸机运动。极少部分患者，由于有严重的气流受限，呼吸音明显下降，甚至不能闻及哮鸣音，即所谓的"闭锁肺"，此为哮喘发作时的危重征象，须采取紧急救治措施。

四、辅助检查

（一）肺通气功能测定

这是哮喘诊治过程中最主要的检测手段，通过肺通气功能测定可以客观了解和评估可逆性气流受限的状况，也是确定哮喘诊断的主要客观指标。对于所有 5 岁以上可以行肺通气功能检查的哮喘儿童都应该定期检测。肺通气功能测定有一定的技术规范要求，一般应该由专职人员操作，并经儿科呼吸专科医师评估后得出检测结论。

如无条件进行肺通气功能检测，可以使用简易峰流速仪监测通气功能，通过连续的峰流速测定可以了解肺通气状况，有利于哮喘控制的评估和对治疗的反应性。一般要求每天早晚各测一次，正常情况下，变异率应该 < 20%。实际应用时建议在患者无哮喘症状时连续测定 2 周，首先建立个人最佳值，以后根据此个人最佳值评估疾病状况。

脉冲震荡（IOS）肺功能检测技术对儿童的配合要求较低，可用于 3 岁以上儿童哮喘的肺功能测定。国际上已有相关 IOS 检测和评判标准，认可其在儿童哮喘评价中的地位，并纳入了部分哮喘防治指南。但是在具体应用时应该注意到目前国内尚无统一的正常预计值标准，评估时还须慎重。

幼龄儿童也可以采用潮气通气肺功能检测，但是除了缺乏国人的正常预计值标准参数外，还由于其采用非用力呼吸方法获得检测参数，对于哮喘气流受限程度评估的价值有限，目前尚未被任何哮喘指南作为检测指标纳入其中。

（二）激发试验

当临床症状提示为哮喘而肺通气功能正常时，测定气道反应性的激发试验有助于疾病的诊断。激发试验的方法包括通过吸入乙酰甲胆碱或组胺等支气管收缩剂刺激的直接激发，和吸入甘露醇或通过一定强度运动刺激的间接激发。常用的激发试验是通过逐级递增吸入刺激物的浓度或增加运动强度直至达到支气管收缩（以 FEV 下降 20% 为准），或者达到最大累积吸入激发物浓度或最大运动强度来评估气道的反应性。但是激发试验阳性并非哮喘所特有，激发试验阳性也可能发生在其他疾病如变应性鼻炎等，因此激发试验的价值更可能在于排除哮喘诊断，如果未接受抗炎治疗的有症状的儿童，激发试验阴性基本可以排除哮喘诊断。

激发试验有可能导致严重哮喘急性发作，因此必须严格按操作规范进行，并须配备即刻处理急性支气管收缩所需的医疗设备和急救药物。

（三）无创气道炎症标志物测定

气道炎症标志物测定是近些年逐渐在临床中开展的无创检测手段，目前临床常用的方法如下：

1. 诱导痰液检测

通过超声雾化吸入高渗盐水（一般选 3% 浓度）诱导获得痰液进行分析。对诱导痰液的细胞学分析和炎症相关因子的测定可以了解气道炎症的性质和严重度。在哮喘患者中进行高渗盐水诱导痰液时有可能导致支气管痉挛，在诱导前必须预防性使用吸入 β_2 受体激动剂。学龄儿童中诱导痰液的成功率约为 80%，而在幼龄儿童中成功率较低，由于不能有效地将痰液咳出，幼龄儿童往往需要通过吸引管获取痰液。

由于痰液诱导过程较复杂且费时，虽然目前已有痰液诱导方法的质控标准，但是在实际操作中往往难以掌控，而且诱导痰液分析在儿童哮喘诊断和监测中的价值尚未确立，因此目前此技术尚未在儿科临床中普遍开展，主要应用于哮喘等疾病的临床研究。

2. 呼出气一氧化氮分数

呼出气一氧化氮分数（FeNO）是迄今为止非创伤性气道炎症评估中研究最深入的一种炎症标志物监测方法，也是目前临床应用较广的儿童哮喘检测手段。通过标准化的检测方法，可以在呼气相经口测得稳定的 FeNO，测得的水平以十亿分之一颗粒（ppb）的单位表示。该项检测技术要求高，需要十分精准的评估，因此使用不同仪器和不同检测单位所获得的结果往往不具有可比性。

FeNO 检测主要通过在线的方法进行，受试者通过口器以 50mL/s 的流速恒定地呼出气体，儿童检测时呼出气须持续 6 秒钟。要避免经鼻呼出气对检测结果的影响，因鼻和鼻窦产生的 NO 远高于下呼吸道。对于幼龄儿童也可以采用离线方法，即通过将呼出气体集于密闭容器后再分析测定，但是此方法可能会受到不同因素的影响，精确度不如在线检测。

在进行 FeNO 评估时要注意可能的影响因素，如过度用力呼吸可以导致 FeNO 水平下降，并维持数分钟，如果需要同时进行肺通气功能检测，一定是先检测 FeNO 后检测肺通气功能。吸烟可以降低 FeNO，而富含硝酸盐或精氨酸的食物可以明显提高 FeNO 的水平。感染对 FeNO 的影响也是不可小觑的一个问题，检测时都应该注意。通过对不同流速时 FeNO 水平的评估，有可能计算出支气管或肺泡来源的 FeNO，但其精确度尚待确认，目前仅限于研究所用。

根据我国最近完成的全国性研究结果显示，我国儿童的 FeNO 略高于国外报道的资料，平均值在 12ppb（95% 可信区间，5～24ppb），男女性别差别并不大。如果 FeNO 水平明显增高，达 40ppb 以上或高于正常上限 20%，高度提示气道存在嗜酸性细胞性炎症。

FeNO 检测有助于变应性哮喘的诊断，尤其是哮喘的症状不明显时。与儿童哮喘时肺功能检测多显示正常不同，在无症状的哮喘儿童中 FeNO 水平往往可以持续升高。FeNO

检测反映的是嗜酸细胞性炎症，在中性粒细胞性炎症其水平并不升高，因此必须强调不能仅依据 FeNO 水平做出哮喘的诊断或排除哮喘诊断。吸入糖皮质激素（ICS）可有效降低 FeNO 水平，此效应可以发生在 ICS 治疗后的数天内。在实践中对于已接受 ICS 治疗个体，FeNO 对于疾病诊断的临床价值有限，临床上也不推荐仅依据 FeNO 水平调整 ICS 的剂量。但是在另一方面，可以通过检测 FeNO 了解患者对 ICS 治疗的依从性和疾病状态。经过 ICS 治疗后 FeNO 下降的个体中，如 FeNO 再度上升预示着可能由于停用或减量 ICS 而使得哮喘控制不良。如果 FeNO 持续升高提示发生急性发作的危险可能性增高。FeNO 反复检测的临床价值高于单次检测，有利于动态评估。

（四）过敏状态检测

虽然不能根据变应原检测结果诊断哮喘，但是变应原检测有助于了解哮喘儿童的过敏状态和预测疾病的远期转归，同时可以识别与哮喘相关的可能触发因素，为环境控制提供客观依据，并有利于异性免疫治疗方案的制订。

常用变应原检测方法有皮肤点刺试验和血清特异性 IgE 测定，前者为体内试验，后者为体外试验，两者临床意义相近，可以互补。而目前部分单位采用的所谓变应原特异性 IgG 测定，检测的阳性结果仅表明机体对某一种物质的接触，并非评价过敏状态的标准检测手段，对哮喘儿童过敏状态的评估不具有实际临床意义。

（五）血气分析

血气分析有助于判断哮喘急性发作时的严重程度，建议对于中、重度哮喘急性发作者都应该进行血气分析。哮喘急性发作时存在不同程度的低氧血症，病初作为代偿，机体试图通过增加每分通气量来改善低氧血症，用力深呼吸。因此哮喘急性发作初期由于代偿性过度通气，可出现一过性低碳酸血症，pH 值可以维持接近正常，甚至高于正常水平。当疾病进一步恶化，低氧血症加重，酸性代谢产物增加，呼吸肌疲劳，有效通气量下降，逐渐出现 CO_2 潴留甚至出现严重的高碳酸血症，血气分析显示混合性酸中毒。因此当血气分析结果显示 CO_2 水平由低向正常水平过渡时，表明疾病正在进行性恶化，应该采取紧急医疗措施。

（六）放射学检查

哮喘是可逆性气流受限性疾病，大多情况下无须进行放射学检查。但是对于诊断不明，或临床治疗效果不佳的年幼喘息儿童，胸部放射学检查有助于排除其他原因所致喘息病变。当哮喘急性发作时病情难以控制，或发生急剧恶化时，须考虑发生并发症的可能，如气胸和纵隔气肿，或右肺中叶综合征等，此时可能须通过放射学检查得以确诊。

（七）支气管镜检查

近年来，国内儿科临床支气管镜的应用逐渐普及，部分儿童喘息诊断不明或临床控制不佳的喘息儿童可能需要进行此项检查，但须严格掌握指征。

气道内镜检查可以直接了解气道的解剖结构，此外异物吸入，有助于了解黏膜炎症和黏膜下组织增生的程度，并可通过支气管肺泡灌洗液分析，获取气道炎症相关信息。具体操作时要根据病情特点考虑分别进行硬质喉气管镜和纤维支气管镜检查。硬质喉气管镜视野大，有利于更好地观察喉后方的部位及气管上端，并可以较方便地直接移除异物。而纤维支气管镜在评估气道的动力学方面更佳，通过观察呼吸和咳嗽时气道的稳定性可以发现气管／支气管软化等病变。检查时应该对整个气道进行观察，即使在喉部发现了可以解释喘鸣的原因，仍有 15% 的患者可以同时存在下气道病变。对于迁延性喘息患者，早期进行支气管镜评估可以提供快速准确的诊断，并预防不必要的检查和过度治疗。

五、诊断

（一）儿童哮喘诊断标准

（1）反复发作喘息、咳嗽、气促、胸闷，多与接触变应原、冷空气、物理、化学性刺激、呼吸道感染以及运动等有关，常在夜间和（或）清晨发作或加剧。

（2）发作时在双肺可闻及散在或弥漫性，以呼气相为主的哮鸣音，呼气相延长。

（3）上述症状和体征经抗哮喘治疗有效或自行缓解。

（4）此外，其他疾病所引起的喘息、咳嗽、气促和胸闷。

（二）咳嗽变异性哮喘的诊断

部分儿童临床以咳嗽为唯一或主要表现，不伴有明显喘息，须考虑咳嗽变异性哮喘（CVA）的可能。CVA 诊断依据：

（1）咳嗽持续＞4 周，常在夜间和（或）清晨发作或加重，以干咳为主。

（2）临床上无感染征象，或经较长时间抗生素治疗无效。

（3）抗哮喘药物诊断性治疗有效。

（4）排除其他原因引起的慢性咳嗽。

（5）支气管激发试验阳性和（或）PEF 每天变异率（连续监测 1 ~ 2 周）220%。

（6）个人或一、二级亲属特应性疾病史，或变应原检测阳性。

符合以上（1）~（4）项为诊断基本条件。如不进行适当的干预约有 30% 的 CVA 患者将发展为典型哮喘。

我国研究显示，CVA 是儿童慢性咳嗽的首位病因。由于缺乏客观指标，目前临床上存在 CVA 诊断不足和诊断过度两方面的问题，应引起临床医师的重视。CVA 诊断标准中强调了诊断性治疗的重要性，如果经规范抗哮喘治疗，临床症状改善不明显，不应一味提高治疗强度，而是应该重新审核 CVA 诊断的准确性，以避免临床误诊。

（三）幼龄儿童哮喘的诊断

有 40% ~ 50% 的儿童在 3 岁前出现过至少 1 次喘息和呼吸困难等哮喘样症状，但是仅有约 30% 反复喘息的学龄前儿童到 6 岁时仍有哮喘症状。事实上，发生喘息的幼龄儿童中大约半数仅发生过 1 次喘息。80% 儿童持续哮喘患者的喘息症状出现在 6 岁以前，半数以上的喘息症状发生在 3 岁以前。而且幼龄儿童喘息的疾病负担远高于年长儿，与学龄儿童相比，< 3 岁儿童的哮喘控制情况逊于学龄期儿童，临床上有更多的睡眠障碍和活动受限，以及更高的门急诊就诊率和住院率。

由于年龄特点和疾病特征，幼龄儿童的哮喘诊断缺乏明确的客观指标，基本上是依据临床特征和对药物的治疗反应而定。虽然临床上可以根据导致喘息发生的触发因素和临床表现，将婴幼儿喘息进行临床分型，如根据喘息发生和持续的时间分成早期一过性喘息、早期持续性喘息和迟发性喘息 / 哮喘；或者根据触发喘息的原因分成发作（病毒）性喘息和多因性喘息等不同表型。但是这些分型都有一定的局限性，如根据症状出现和持续的时间分型，前两种表型的确定只能是回顾性分析。而根据触发原因的分型虽然对现症喘息有一定帮助，但是两种表型间常有交叉，也可能随时间迁延而发生相互转变。

如我们将哮喘视为一种临床综合征，在幼龄儿童中诊断哮喘就不会感到困难。只要临床上符合反复喘息的特点，抗哮喘治疗有效，排除其他疾病临床上即可诊断为哮喘。我国儿童哮喘诊治指南中提出了幼龄儿童喘息患者中可能提示哮喘诊断的临床特征：①多于每月 1 次的频繁发作性喘息；②活动诱发的咳嗽或喘息；③非病毒感染导致的间歇性夜间咳嗽；④喘息症状持续至 3 岁以后。在临床实践中更重要的是如何能在幼龄儿童中早期识别发生持续哮喘危险因素，以利于制订合理的治疗方案。

目前，临床常用的儿童哮喘预测指数（API），对于预测幼龄儿童喘息的远期预后有一定的帮助。经过多年实践，目前推出了修订版 API（mAPI），具体内容包括 3 项主要指标（父母有哮喘史、医师诊断的湿疹和吸入变应原致敏）和 3 项次要指标（食物变应原致敏、外周血中嗜酸性粒细胞 24% 和非感冒性喘息）。如果儿童在生后 3 年内发生反复喘息（24 次），同时有 3 项主要指标中的 1 项，或 3 项次要指标中的 2 项，即为 mAPI 阳性。mAPI 预测学龄期儿童持续哮喘的特异性较高但是灵敏度较低，阴性预测值的实际临床意义强于阳性预测值。即如果 mAPI 阴性，虽然在 3 岁内有频繁喘息，但是其学龄期发生持续哮喘的机会仅为 5%，与我国部分大城市普通人群中学龄儿童的哮喘患病率相似。必须指出，mAPI 是预测幼龄喘息儿童发生持续性哮喘的指标，并非幼龄儿童哮喘的诊断标准，不能据此诊断哮喘。近年来又陆续推出一些类似的儿童哮喘预测参数，分析这些参数可以得出，生命早期过敏状态、喘息严重度、触发因素和性别等与儿童持续喘息的关联度较大。如幼龄儿童早期发生特应症，特别是对气源性吸入变应原致敏是儿童发生持续性喘息的一个重要危险因素，因此建议对所有年幼喘息儿童进行过敏状态检测，但是不能将变应原检测结果作为哮喘诊断的必备条件。就性别而言，虽然发生早期喘息的儿童中，男童占优，但是女童发生持续喘息的可能性远高于男童，危险度是男童的 2 倍。

（四）疾病分期与分级

（1）分期：根据临床表现哮喘可分为急性发作期、慢性持续期和临床缓解期。急性发作期是指突然发生喘息、咳嗽、气促、胸闷等症状，或原有症状急剧加重；慢性持续期是指近 3 个月内不同频度和（或）不同程度地出现过喘息、咳嗽、气促、胸闷等症状；临床缓解期系指经过治疗或未经治疗症状、体征消失，肺功能恢复到急性发作前水平，并维持 3 个月以上。

（2）分级：包括病情严重程度分级、哮喘控制水平分级和急性发作严重度分级。

严重程度分级：主要用于初次诊断和尚未按哮喘规范治疗的患儿，作为制订起始治疗方案级别的依据。

控制水平的分级：用于评估哮喘患儿是否达到哮喘治疗目标及指导治疗方案的调整以达到并维持哮喘控制，是儿童哮喘的主要评估指标。

哮喘急性发作严重度分级：儿童哮喘急性发作时起病缓急和病情轻重不一，可在数小时或数天内出现，偶尔可在数分钟内即危及生命，故应即刻对病情做出正确评估，以便给予及时有效的紧急治疗。

六、鉴别诊断

哮喘的症状并非疾病特异性，也可由许多其他疾病所致，并非所有喘息都是哮喘，因此鉴别诊断十分重要。尤其对于幼龄儿童，由于缺乏客观诊断依据，常会出现误诊和诊断不足，对抗哮喘治疗后的临床疗效判断是诊断儿童哮喘的主要手段。

喘息是哮喘的主要体征，是一种连续性、通常为高音调的笛音性呼吸音，伴有呼气相延长，是气流通过部分受阻的胸腔内气道导致的湍流状气流震动气道壁所产生的异常呼吸音。但是在儿科临床实际工作中往往会将不同异常呼吸音相混淆，最常见的是将喘息与喘鸣相混淆，后者是一种具有音乐声性质的单音调尖锐声音，通常不用听诊器就可以闻及，主要是胸腔外大气道阻塞所致，多见于吸气相。出现喘鸣多提示喉和近端气管的气道阻塞和气流受限。一般通过仔细的病史询问和体格检查可以明确区分两者的不同原因。

哮喘时由于存在广泛的气道阻塞，因此可闻及汇集了因不同大小气道内气流受限导致的复音调喘息，此特点是有别于具有单音调性质喘鸣音的主要不同之处。儿童期常见的间歇性复音调喘息可见于哮喘等广泛气道狭窄性疾病，如果使用支气管舒张剂试验性治疗可以快速缓解喘息，高度提示哮喘的诊断。急性的单音调喘息提示有异物吸入的可能，至少有约 15% 异物吸入的儿童可无明显的呛入史。进行性局限性喘息则提示局限性损伤，包括支气管内损伤，如支气管内膜结核和腺瘤；以及中央气道的管腔外压迫，如肿大的淋巴结或其他肿块，对于后者须及时做进一步的检查。总之，临床上如果遇见单音调喘息的儿童都应该进行相关的辅助检查，包括胸片、纤维支气管镜和（或）CT 检查等。

婴儿中最常见的慢性喘鸣原因是喉软化，喘鸣症状可以出现在出生后数天至数月，一般在生后 12 ~ 18 个月症状可以自然缓解。喉软化的喘鸣可以因患儿体位的变化而有所不同。

学龄期或青少年期发生的间歇性突发日间喘鸣可能提示声带功能异常（VCD），因声带处于反常的内收状态，患者在吸气时觉得气短、咳嗽、喉发紧，表现为明显的吸气性喘鸣和呼吸窘迫，常可听到喉部喘鸣，部分患者可伴有喘息。症状通常出现在运动时，尤其多见于高强度竞争的年轻运动员。部分患者并无明显的诱因。偶尔也可见同时患有 VCD 与哮喘的病例。如在肺功能检查中发现流速容量环中出现吸气相切迹，要考虑此病的可能，可以进行喉镜检查，直视下见到声带异常运动可确定诊断。VCD 与哮喘的另一个不同点是呼出气一氧化氮水平正常。此病对传统的抗哮喘治疗无效，部分患者可以通过语言训练改善症状。

儿童期少见的慢性喘鸣原因还包括：声带麻痹（先天性或获得性）、喉裂、声门下狭窄（先天性或获得性）、血管瘤、喉囊肿等。因此对于反复或持续性喘鸣患者应该考虑进行气道内镜检查。

儿童持续喘息而对 ICS 治疗效应不明显者往往与病毒或细菌感染有关。主要病原体涉及肺炎支原体、肺炎衣原体、流感嗜血杆菌、卡他莫拉菌和肺炎球菌等。持续喘息可能与感染引致的慢性炎症反应有关，对于这些患者须使用抗生素治疗。在幼龄儿童，迁延性细菌性支气管炎（PBB）是另一种尚未被充分认识的迁延性呼吸道疾病，因喘息也是 PBB 的主要临床表现之一，常被误诊为哮喘而久治不愈。PBB 的主要症状是湿性咳嗽，伴或不伴有痰，而且持续存在（＞4 周）。通常湿性咳嗽声音提示支气管内有过多的分泌物，由于夜间痰液的积聚，常常在清晨咳嗽明显，运动可以加重咳嗽。因过多的黏液阻塞，近半数 PBB 患者可以出现喘息症状。其特点是一过性多样性喘息，咳嗽后喘息症状可有明显变化是其特征之一。支气管镜检查是诊断本病的重要手段，不但可以直观地了解气道腔内的变化，并可以直接获取黏膜标本。通过支气管肺泡灌洗方法，获取灌洗液进行病原学和细胞学检查，同时还可以通过祛除黏液栓和分泌物改善气道的通畅性。与 PBB 相关的病原菌以不定型流感嗜血杆菌为主，经适当疗程的敏感抗生素治疗 PBB 可以完全恢复。

有基础疾病儿童的临床喘息表现多不典型，大多数情况下通过仔细询问病史和详尽的体格检查可以排除不典型喘息。在幼龄儿童中慢性咳嗽和喘息提示反复吸入、气管 / 支气管软化、先天性气道畸形、异物吸入或支气管肺发育不良的可能性较大。

如果病史和体格检查提示为不典型喘息的可能，应立即进行相关进一步检查。通过 X

线胸片和（或）CT 检查，可以大致了解胸腔和肺部病变的范围和性质。年龄合适者都应该进行肺通气功能检查。

七、检疗

（一）治疗目标

哮喘是一种慢性炎症性疾病，迄今为止尚无任何一种药物可以治愈或改善儿童哮喘的进程，目前的治疗目标是达到和维持哮喘控制，减少疾病的远期风险。具体目标为：①达到并维持症状的控制；②维持正常活动，包括运动能力；③维持肺功能水平尽量接近正常；④预防哮喘急性发作；⑤避免因哮喘药物治疗导致的不良反应；⑥预防哮喘导致的死亡。

（二）防治原则

儿童哮喘控制治疗应越早越好，要坚持长期、持续、规范、个体化治疗原则。具体治疗包括：①急性发作期：快速缓解症状，如平喘、抗炎治疗；②慢性持续期和临床缓解期：防止症状加重和预防复发，如避免触发因素、抗炎、降低气道高反应性、防止气道重塑，并做好自我管理。注重药物治疗和非药物治疗相结合，不可忽视非药物治疗如哮喘防治教育、变应原回避、患儿心理问题的处理、生命质量的提高、药物经济学等诸方面在哮喘长期管理中的作用。

（三）长期治疗方案

对于儿童持续哮喘不论年龄都应考虑进行一定时间的控制治疗，具体根据年龄分为 5 岁以上和不到 5 岁哮喘的长期治疗方案。ICS 是儿童哮喘首选长期控制药物，对于无法使用 ICS 或对使用 1CS 有顾虑者可以使用白三烯受体拮抗剂，ICS 治疗的量效关系相对比较平坦，使用低中剂量 ICS 时即可达到显著的临床疗效，对于大多数患儿而言，加大 ICS 剂量并不能进一步获益。而且长期规律使用 ICS 可能会对儿童的生长发育造成一定的不良影响，目前趋向于使用小剂量 ICS 作为儿童哮喘控制治疗的起始推荐剂量，如无效可考虑联合治疗或 ICS 剂量加倍。

初始控制治疗方案根据哮喘病情严重程度分级而定，可以选择第 2 级、第 3 级或第 4 级治疗方案，体现了在初始治疗时"强化"治疗的概念。在开始控制后的 2 ～ 4 周必须随访评估疗效，如果病情控制不佳，及时调整控制治疗方案。以后每 1 ～ 3 个月审核一次治疗方案，如哮喘控制良好，并维持至少 3 个月，可考虑治疗方案降级，直至确定维持哮喘控制的最小剂量。如部分控制，可考虑升级治疗以达到控制。但考虑升级治疗之前首先要检查患儿吸药技术、遵循用药方案的情况、变应原和其他触发因素回避等情况。如未控制，升级或越级治疗直至达到控制。

在儿童哮喘的长期治疗方案中，除每天规则地使用控制治疗药物外，根据病情按需使用缓解药物。吸入型速效 β_2 受体激动剂是目前最有效的缓解药物，是所有年龄儿童哮喘急性发作的首选治疗药物，通常情况下 1 天内不应超过 3 ~ 4 次。亦可以选择联合吸入抗胆碱能药物作为缓解治疗药物。

第三章　循环系统疾病诊疗

第一节　感染性心内膜炎

一、概述

感染性心内膜炎（IE）是由致病微生物直接侵袭心内膜而引起的炎症性疾病，在心瓣膜表面形成的赘生物中含有病原微生物。引起心内膜感染的因素有：①病原菌侵入血流，引起菌血症、败血症或脓毒血症，并侵袭心内膜。②先天性或后天性心脏病患儿，尤其在心脏手术后，有人工瓣膜和心内膜补片者，有利于病原菌的寄居繁殖。③免疫功能低下如应用免疫抑制剂、器官移植应用细胞毒性药物者易发病。致病微生物主要为细菌，偶见霉菌、病毒、立克次体。近20年来，本病在小儿有显著增多的趋势。根据起病缓急和病情程度，本病可分两类。①急性感染性心内膜炎：原无心脏病，发生于败血症时，细菌毒力强，病程＜6周。②亚急性感染性心内膜炎：在原有心脏病的基础上感染毒力较弱的细菌，病程＞6周。随着抗生素的广泛应用和病原微生物的变化，前者已大为减少。

二、诊断思路

（一）病史要点

1. 现病史

询问患儿有无发热、乏力、食欲低下、全身不适、盗汗、关节痛、肌痛、皮肤瘀点、腹痛、恶心、呕吐、腰痛、血尿、便血、头痛、偏瘫、失语、抽搐、昏迷等。发病前有无扁桃体炎、龋齿、皮肤感染、败血症、拔牙等小手术，静脉插管、心内手术等。

2. 过去史

询问有无室间隔缺损、动脉导管未闭等先天性心脏病及后天性心脏病病史，有无心脏手术、人工瓣膜或心内膜补片等病史，询问患儿有无外伤史。

3. 个人史

询问出生时喂养及生长发育情况。

4. 家族史

询问家属中有无心脏病患者。

（二）查体要点

1. 一般表现

注意有无体温升高、苍白、精神不振。寻找各器官有无栓塞表现，如指、趾尖有无红色疼痛性 Osler 结，手、脚掌有无出血性红斑（Janeway 斑），有无指甲下条纹状出血、眼结膜出血，有无脾肿大及压痛等，有无杵状指、趾，有无肾区叩击痛、脑膜刺激征、偏瘫，视网膜有无卵圆形出血红斑，有无心力衰竭表现如肝大、水肿等。

2. 心脏检查

对原有先天性心脏病或风湿性心脏病等患者，听诊时注意心脏有无出现新杂音或心脏杂音性质改变。原有杂音可变响变粗，原无杂音者可出现乐鸣性杂音且易多变。

（三）辅助检查

1. 常规检查

（1）外周血常规表现为白细胞增多、中性粒细胞升高、进行性贫血，可有血小板减少。
（2）血沉加快，CRP 升高。
（3）血培养阳性。
（4）特殊检查：原有心脏病者心电图、X 线胸片等有相应异常。超声心动图检查可确定赘生物的大小、数量、位置及心瓣膜损坏情况。

2. 其他检查

尿常规中可出现蛋白及红细胞。血清球蛋白、γ 球蛋白可升高，循环免疫复合物、类风湿因子、抗心内膜抗体、抗核抗体可升高。

三、治疗措施

（一）一般治疗

卧床休息，加强营养，维持水、电解质平衡，补充维生素及铁剂，对病情严重或一般情况较差者可输血、血浆及静脉滴注免疫球蛋白等支持治疗。

（二）药物治疗

应尽早、足量、足疗程、联合、静脉应用具有杀菌作用的抗生素，然后再根据血培养结果及药物敏感情况改用敏感而有效的抗生素，最好选用药物敏感试验阳性的两种抗生素，疗程至少 4 周。对伴有严重并发症或病情顽固者疗程可达 8 周。

（1）致病菌不明者：青霉素与苯唑西林及奈替米星三者联用，前二者剂量、疗程见下述，奈替米星每日 6 ～ 7.5mg/kg，每日静脉滴注 1 次，疗程为 6 ～ 8 周。< 6 岁不用氨基糖苷类抗生素，≥ 6 岁者应用时须监测听力或测定血药浓度。

（2）草绿色链球菌：青霉素与氨基糖苷类抗生素如奈替米星等联用，青霉素每日 30 万 U/kg，每 4 小时静脉推注或静脉滴注 1 次，疗程 4 ～ 6 周。也可选用头孢菌素如头孢呋辛、头孢曲松。对青霉素耐药者应用万古霉素（或去甲万古霉素），但有较大不良反应，万古霉素剂量为每日 40mg/kg，分 2 ～ 4 次静脉滴注。替考拉宁（壁霉素）不良反应少，每次 12mg/kg，第 1 日每 12 小时 1 次，以后每次 6mg/kg，每日 1 次。

（3）葡萄球菌：对青霉素敏感者用青霉素与利福平联用，青霉素剂量、疗程同前，利福平每日 10mg/kg，分 2 次口服，疗程 6 ～ 8 周。对青霉素耐药者选用苯唑西林（新青霉素Ⅱ）或奈夫西林（新青霉素 m），均为每日 200mg/kg，分 4 ～ 6 次静脉推注或静脉滴注，疗程 4 ～ 6 周。耐甲氧西林金葡菌（MRSA）感染者可用万古霉素或去甲万古霉素、替考拉宁，与利福平联用。

（4）肠球菌：可应用青霉素、氨苄西林 + 舒巴坦，对青霉素耐药者选用头孢匹罗、亚胺培南、万古霉素，可与氨基糖苷类抗生素如奈替米星等联用。疗程 4 ～ 6 周。耐万古霉素肠球菌（VRE）感染者可用替考拉宁。

（5）真菌：两性霉素 B 每日 1mg/kg 静脉滴注，并用 5- 氟胞嘧啶每日 150mg/kg，分 4 次口服，疗程 6 ～ 8 周。

（三）其他治疗

手术治疗指征：①瓣膜功能不全导致难治性心力衰竭；②主动脉瓣或二尖瓣人造瓣膜置换术后感染性心内膜炎，经内科治疗不能控制感染者，应手术切除感染的人造组织或瓣膜；③先天性心脏病患者，如动脉导管未闭、室间隔缺损等并发感染性心内膜炎经内科治疗无效者，应进行导管结扎或缺损修补术；④反复发生的严重或多发性栓塞，或巨大赘生物（直径 1cm 以上），或赘生物阻塞瓣口；⑤内科疗法不能控制的心力衰竭，或最佳抗生素治疗无效，或霉菌感染；⑥新发生的心脏传导阻滞。

第二节　病毒性心肌炎

一、流行病学

儿童期病毒性心肌炎的发病率尚不确切，由于到目前为止没有统一的病毒性心肌炎临床诊断标准，而病理组织学检查敏感性又有不同，病毒性心肌炎的发病率的统计差异很大。并且由于心肌炎临床表现差异很大，许多患者隐匿起病，甚至临床没有表现，故临床检出的心肌炎和病理诊断的心肌炎发病率差异很大。国外资料显示，对因意外事故死亡的年轻人进行尸检心肌炎的检出率为 4% ~ 5%，6% ~ 21% 的猝死儿童尸检有心肌炎表现。有研究者认为临床诊断的心肌炎发病率约 0.012%。柯萨奇病毒感染后心肌炎在男性比女性更常见。

二、病因

许多病毒都可以引起病毒性心肌炎，其中肠道病毒是最常见的病毒，尤其是柯萨奇病毒 B1 ~ B6 型多见。最近研究资料表明，腺病毒也是病毒性心肌炎的主要病因之一。其他还包括细小病毒 B19、人类疱疹病毒 6、呼吸道流感病毒、巨细胞病毒、EB 病毒、轮状病毒、丙型肝炎病毒、HIV 等。感染在心肌炎中也起重要作用，此外的感染与心肌疾病的发生也有关联。

三、发病机制

病毒性心肌炎的发病机制尚未完全阐明。目前认为病毒性心肌炎的发病机制主要包括病毒直接损伤心肌、病毒触发机体免疫反应损伤心肌细胞，其发病可能与遗传有关。

（一）病毒心肌的直接损伤作用

病毒与心肌细胞膜上的病毒受体结合，进入心肌细胞进行复制，通过损伤心肌细胞膜功能、干扰心肌代谢等导致心肌细胞溶解。此外，柯萨奇病毒还能够产生蛋白酶溶解细胞－细胞间或者细胞—基质间连接，导致心肌细胞完整性破坏，促进病毒进入宿主心肌细胞进行复制，也促进病毒从心肌细胞释放，并导致心肌细胞损伤。

（二）病毒对心肌的间接免疫损伤作用

病毒感染后触发的自身免疫反应是把"双刃剑"。一方面，免疫系统的适当激活可增强机体清除病毒的能力，病毒感染后 NK 细胞和巨噬细胞被激活，清除病毒感染的心肌细胞并且抑制病毒复制；另一方面，免疫系统过度激活能够导致炎症浸润，反而破坏心肌细胞。

1. 体液免疫

目前，研究已从病毒性心肌炎患者和动物体内检测出多种抗心肌成分的自身抗体，包括抗肌球蛋白抗体、抗心磷脂抗体、抗肌凝蛋白抗体等。一般认为抗心肌肌凝蛋白等自身抗体的产生可能主要通过抗原模拟机制，即病毒与心肌肌凝蛋白等有相同的抗原表位，病毒感染刺激产生的抗病毒抗体也可作用于肌凝蛋白等自身抗原，从而造成心肌损伤。

2. 细胞免疫

在病毒性心肌炎发病中具有重要作用。T 细胞过度激活，CD_4/CD_8 T 细胞比例失调、Th1/Th2 细胞比例失调。细胞毒性 T 细胞通过穿孔素—颗粒酶介导的细胞毒作用和 Fas/FasL 途径介导的细胞毒作用损伤心肌细胞。

3. 细胞因子

由巨噬细胞、NK 细胞和 T 细胞等分泌的细胞因子是体液免疫和细胞免疫的介质，研究证实，肿瘤坏死因子、白介素和干扰素等多种细胞因子在病毒诱发的炎症和感染后免疫反应的产生及进展过程中起重要作用。此外，激活的免疫细胞产生细胞因子，引起诱导型 NO 合成酶产生 NO 增加，促进心肌损伤。

（三）遗传因素

具有遗传易感性的患者容易发生心肌炎。不同研究发现 HLA–DR4、DR12、DR15 和 DQ8 阳性可能与心肌炎发生相关。此外，具有特殊遗传背景的心肌炎患者易发生 DCM，如 CD45 和编码心肌蛋白的基因可能也与慢性心肌炎、扩张型心肌病的发生有关。

四、病理

心脏可显示不同程度的扩大，心肌苍白松弛。心肌纤维之间和血管周围的结缔组织中有单核细胞、淋巴细胞等炎性细胞浸润。心肌纤维不同程度变性、横纹消失、肌浆溶解，呈小灶性、斑点性或大片状坏死。可伴浆液纤维素性心包炎和心内膜炎。慢性病例晚期除心肌纤维变性坏死外，可见纤维细胞增生，胶原纤维增多，瘢痕形成。

五、临床表现

病毒性心肌炎的临床表现轻重不一，有无任何临床表现隐性发病者，也有重症暴发起病者，还有猝死者。取决于病变的范围和严重程度。起病前常有呼吸道感染或消化道感染等前驱病毒感染史。

症状轻重相差悬殊。轻型可无自觉症状或表现为心悸、胸痛、胸闷、心前区不适、乏力、多汗、气短、头晕、面色苍白、腹痛、恶心、呕吐等。体检心脏大小正常或轻微扩大，常有窦性心动过速、第一心音低钝，时有奔马律或各种心律失常（以期前收缩多见）。

重型起病较急，可表现为：①心力衰竭：呼吸急促、呼吸困难，肺底部可闻及细湿啰音，肝脏增大、水肿。②心源性休克：四肢发冷，脉搏细弱，血压下降，面色青灰。③严重心律失常：听诊心动过缓（完全性房室传导阻滞或病态窦房结综合征）或心动过速（室上性心动过速或室性心动过速）。临床常表现为突然晕厥，重者意识完全丧失、面色苍白，常伴有抽搐及大、小便失禁，阿—斯综合征发作。也可发生猝死。

部分患儿呈慢性过程，演变为扩张型心肌病，临床表现为心脏扩大、心力衰竭和心功能降低等。

新生儿病毒性心肌炎病情严重，进展迅猛，死亡率高，预后差，易有流行倾向。多在生后 10d 内发病，部分患儿起病前可先有发热、腹泻、呕吐和拒食等前驱症状。临床表现多为非特异症状，病情进展很快发展为心力衰竭和心源性休克。并累及多个脏器，累及神经系统引起惊厥和昏迷，累及肝引起肝增大、肝功能损害和黄疸，累及肺引起肺炎和呼吸衰竭。还可出现类似重症败血症的表现。新生儿心肌炎易有流行倾向，多个国家报道过柯萨奇 B 病毒引起新生儿心肌炎的流行。

六、分期

（一）急性期

新发病，症状及检查阳性发现明显且多变，一般病程在半年以内。

（二）迁延期

临床症状反复出现，客观检查指标迁延不愈，病程多在半年以上。

（三）慢性期

进行性心脏增大，反复心力衰竭或心律失常，病情时轻时重，病程在 1 年以上。

七、治疗

本病目前尚无特效治疗，应结合患儿病情采取有效的综合措施，可使大部分患儿痊愈或好转。

（一）休息

卧床休息是心肌炎最重要的治疗。卧床休息可以减轻心脏负荷及减少心肌氧耗量。动物实验证实，运动可使病毒感染力增强，加重心肌损害。急性期至少卧床休息 3 ~ 4 周。有心功能不全或心脏扩大者更应强调绝对卧床休息 3 个月。恢复期也要避免剧烈运动。

（二）抗病毒治疗

对处于病毒血症阶段的早期患儿或者心肌活检证实有病毒复制的患儿，可选用抗病毒治疗。但病毒感染存在与否以及感染病毒的类型临床有时很难确定。干扰素（INF）对病毒性心肌炎有较好的疗效，它可以选择性抑制病毒 mRNA 与宿主细胞核蛋白体的结合，阻断病毒的复制，同时可抑制抗心肌抗体的产生，增强巨噬细胞的功能，调节机体免疫。利巴韦林与 INF-α 合用是 HCV 感染的标准治疗方案，并且对柯萨奇病毒感染有效。巨细胞病毒也是引起心肌炎的常见病毒，更昔洛韦对此病毒有效。Pleconaril 是一种能够与柯萨奇病毒 B 直接结合，并阻止其与靶细胞结合并感染靶细胞的药物，早期的小样本研究疗效满意，大规模临床研究正在进行。

（三）改善心肌营养与代谢药物

（1）大剂量维生素 C：缓慢静脉推注，对促进心肌病变的恢复、改善心肌代谢、减轻症状和纠正心源性休克有一定的疗效。研究表明，大剂量维生素 C 治疗心肌炎的机制可能与清除自由基有关。用法：每次 100 ~ 200mg/kg，1 次 /d，2 ~ 4 周 1 个疗程。

（2）辅酶 Q_{10}：参与氧化磷酸化及能量的生成过程，并有抗氧自由基及膜稳定作用，改善心肌的收缩力，保护缺血心肌。

（3）1.6 二磷酸果糖：可改善心肌细胞线粒体能量代谢，能稳定细胞膜和溶酶体膜，抑制氧自由基生成，减轻组织损伤，保护心肌。

（4）磷酸肌酸：能够更直接地提供能量，改善心肌代谢。

（四）免疫抑制药

一直以来，应用免疫抑制药治疗病毒性心肌炎是有争议的，免疫抑制药对于心肌炎的疗效还没有定论。免疫抑制药一方面可以抑制病毒诱导的对心肌组织造成损伤的自身免疫反应，但另一方面也会抑制机体对病毒的免疫反应，引起机体免疫力下降及病毒扩散，不恰当的使用有可能会加剧病情。因此，应把握好时间和剂量，不可盲目滥用。

一般病例不宜常规应用，主要用于暴发起病有心力衰竭、心源性休克或高度房室传导阻滞、室性心动过速、室颤等严重心律失常的危重患者，或者慢性持续性心功能不全、心肌活检证实慢性心肌炎伴免疫激活而病毒检测阴性的患者。

免疫抑制药常用甲泼尼龙或泼尼松，少数病例加用硫唑嘌呤。泼尼松开始剂量 1 ~ 2mg/（kg•d），分 3 次口服，2 ~ 4 周后逐渐减量，至 8 周左右减至 0.3mg/（kg•d），维持 2 ~ 3 个月后再逐渐减量停药，总疗程根据患者具体情况确定，半年左右。硫唑嘌呤 2mg/（kg•d），分 2 次口服，疗程同前。对于危重病例可采用冲击疗法，甲泼尼龙 10 ~ 30mg/（kg•d），于 1 ~ 2h 内静脉滴注，连用 3d，然后渐减量改为口服泼尼松。

（五）大剂量丙种球蛋白

疗效还没有定论，但多数研究显示静脉注射大剂量丙种球蛋白用于急性病毒性心肌炎有良好疗效。目前多用于急性起病有心力衰竭、心源性休克或高度房室传导阻滞和室性心动过速等严重心律失常的重症患儿，对于慢性心肌炎心肌活检证实伴免疫激活的患儿也可试用。总剂量为 2g/kg，于 2 ~ 3d 内静脉滴注。治疗机制可能为：①直接提供针对病毒的中和抗体；②阻断了 IgFc 段与心肌细胞上的病毒抗原 FcR 结合可改变免疫反应；③抑制炎症性细胞因子的产生，减轻补体介导的组织损伤；④影响细胞凋亡及调节细胞周期。

（六）对症治疗

（1）控制心力衰竭：心肌炎使心肌应激性增高，对强心苷耐受性差，易出现中毒而发生心律失常，一般病例用地高辛口服，饱和量用常规的 2/3 量。心力衰竭不重，发展不快者，可用每日口服维持量法。

（2）抢救心源性休克：及时应用血管活性药物，如多巴胺、多巴酚丁胺、氨力农、米力农等加强心肌收缩力，维持血压及改善微循环。必要时使用体外模式氧合。

（3）心律失常的治疗：仅有期前收缩而无明显症状者，可先观察而不一定给予抗心律失常药物治疗。快速型心律失常可选用抗心律失常药物，要注意选择对心肌收缩力影响不大的药物。室上性心动过速无血流动力学障碍者可静脉注射腺苷，血流动力学不稳定者应直接电转复、室性心动过速者应用胺碘酮临床有效并且提高了存活率。但对心率缓慢的三度房室传导阻滞，QRS 宽或出现阿—斯综合征者需要安装临时人工心脏起搏器，如心脏阻滞 2 周不恢复可考虑安装永久起搏器。

（七）中医中药

黄芪、麦冬、人参等具有抗病毒和调节免疫功能的作用，临床上可根据病情选择应用。

八、预后

绝大多数患者预后良好，经适当治疗后可痊愈。少数患儿可发展成扩张型心肌病。极少数暴发起病者由于心肌弥漫性炎症和坏死，发生心力衰竭、心源性休克或者严重心律失常，在早期死亡。暴发起病者如能存活，多数预后良好，很少会发展成扩张型心肌病。新生儿病毒性心肌炎往往病情重，死亡率可高达 75%。

第三节　扩张型与肥厚型心肌病

一、扩张型心肌病

心肌病为发生于心肌的疾病。目前，心肌病的定义为心肌的结构或功能异常，且无高血压或肺动脉高压、无心脏瓣膜病变、无先天性心脏病。

以解剖与生理改变为依据，可将心肌病分为以下三型：①扩张（充血）型心肌病：此型左心室或双心室扩大，心肌收缩功能不同程度降低。一般其主要临床特征为收缩功能异常，表现为充血性心力衰竭的症状与体征。②肥厚型心肌病：先前称之为特发性肥厚型心肌病，以左心室肥厚为特征，可不对称。收缩功能通常正常，临床表现由左心室流出道梗阻、舒张功能障碍或心律失常引起，后者可致猝死。③限制型心肌病：心房显著扩大，一般心室大小及收缩功能正常，舒张功能损害，症状由肺及体循环静脉充血引起，也可出现晕厥。

（一）病因

扩张型心肌病（DCM）在各种类型心肌病中最为常见，在美国及欧洲，其年发病率为 2/10 万 ~ 8/10 万人口，据估计每 10 万人口中约有 36 人患有 DCM。最近的报道显示：成人 DCM 患者中 47% 为特发性，12% 与心肌炎有关，11% 与冠状动脉病变有关，另有 30% 为其他原因。在另外两个不同年龄儿童 DCM 的研究表明，其中 2% ~ 15% 有活体组织检查证实的心肌炎，其余 85% ~ 90% 的患儿原因不明。此外，20% ~ 30% 的 DCM 患者为家族性的。

（二）病理

扩张型心肌病病变以心肌纤维化为主，心肌肥厚不显著，心腔扩大明显，二尖瓣环和三尖瓣环增大，乳头肌伸长，常有心腔内附壁血栓，可累及心肌节律点及传导系统而引起心律失常。由于心肌纤维化，心肌收缩功能减弱，导致心力衰竭。

（三）临床表现

本病起病及进展缓慢，症状轻重不一。主要表现为心脏增大，心力衰竭，心律失常，小动脉栓塞。患儿先出现心脏增大，但起初无症状，因此确定起病日期较困难，有时病儿已有射血分数下降，经数年仍无症状，以后在劳累后出现气喘、乏力、心悸、咳嗽、胸闷等症状，有的可有偏瘫。体格检查可见心尖搏动弥散或抬举，心浊音界向左扩大，心率加快，有时可有奔马律，可闻及 II / VI ~ III / VI 级收缩期杂音（心力衰竭控制后杂音减轻或消失），肝脏增大，下肢水肿等。

（四）实验室检查

1. 胸部 X 线检查

心影扩大，由左心室、左心房扩大引起。常存在肺静脉充血，可发展为肺水肿。左肺部分区域可因左心房扩大压迫左支气管而致不张，也可出现胸腔积液。

2. 心电图及 HOLTER

大多数患儿心电图上呈窦性心动过速。常见非特异性 ST–T 变化，左心室肥大，左右心房扩大及右心室肥大。46% 的患儿 HOLTER 检查可发现心律失常。

3. 超声心动图

DCM 患儿的超声心动图特征包括左心室、左心房扩大，缩短分数及射血分数降低，左心室射血前期与射血期比率增加等。

4. 心导管检查与活体组织检查

由于 DCM 可由超声心动图检查确定，心导管检查主要用于排除异常的左冠状动脉起源，因这一情况在超声心动图检查时易于漏诊，必要时活体组织检查帮助确定心肌病的病因。

（五）治疗

扩张型心肌病的临床特征为心输出量减少、液体潴留及血管收缩活性增加，后者为神经体液因素作用以维持足够的灌注压。因此，治疗的目的就是处理以上这些问题。此外，如怀疑代谢缺陷，应不耽搁地予以经验性补充。

增强心肌收缩力的药物如下：

1. 第一类

为拟交感药物包括多巴胺、多巴酚丁胺及肾上腺素。多巴胺小剂量时可改善肾脏功能，剂量加大可增强对心脏的作用，但也可引起外周血管阻力增加，并有可能致心律失常。多巴酚丁胺致心律失常作用较弱，但有报道因可引起肺动脉楔压升高而致肺水肿。这两种药物通常联合应用。

2. 第二类

增强心肌收缩力的药物为双吡啶衍生剂，包括氨力农及米力农，可通过抑制磷酸二酯酶增加细胞内钙的浓度，有强心及扩张外周血管的作用。其可能的不良反应为血小板减少、肝毒性及胃肠道刺激。

地高辛为可长期应用的经典心肌收缩力增强药物，但在危重病例，因心肌损害严重及肾功能减退，应减量慎用。

3. 利尿剂

改善液体内环境平衡在扩张型心肌病的治疗中至关重要。呋塞米（速尿）为首选的药物，但应注意监测电解质水平，尤其是血钾水平，必要时可适当补充钾盐，也可与螺内酯等类药物合用。其他可应用的利尿剂包括依他尼酸、布美他尼。

4. 血管扩张剂

硝普钠及肼屈嗪可有效扩张外周血管，从而降低后负荷，增加心输出量及降低充盈压。有效的口服降低后负荷制剂包括 ACE 抑制剂。在儿科，最常用的为卡托普利及依那普利。ACE 抑制剂还有一定的抑制甚至逆转心肌病时的心室重塑作用。

5. 其他

治疗扩张型心肌病因心腔扩大，血流淤滞，有可能发生血栓形成。因而这些患儿应考虑应用华法林等类抗凝剂。如已明确有心腔内血栓，应积极以肝素治疗，最终过渡到长期华法林治疗，急性病例应推荐卧床休息，限制水及钠盐摄入以帮助控制液体潴留、每日称体重有助于评估液体潴留情况及指导利尿。

如确定系心动过速诱导的心肌病，应予以抗心律失常药物治疗。药物的选择依心动过速的原因而定。普鲁卡因胺及 β 受体阻滞剂是有效的抗心律失常药物，但因其有负性肌力作用，患儿应慎用。

6. 心脏移植

儿童心脏移植近些年已增加，且改善了严重心肌病患儿的存活率。因此，重症心肌病患儿如积极的内科治疗无效，应考虑心脏移植。

二、肥厚型心肌病

肥厚型心肌病（HCM）发病时是左心室肥厚，但不扩张，诊断时应排除高血压、主动脉瓣狭窄、水肿及先天性心脏病等其他可引起肥厚的疾病。肥厚型心肌病命名与分类最为混乱。有的将有流出道狭窄的称为梗阻性心肌病。有的根据其心室肥厚是否对称而分类。如左右心室都肥厚的称为对称性，否则称为非对称性。一般对称性多数为非梗阻性，不对称多数为梗阻性，但也有左心室壁与室间隔肥厚，右心室壁不肥厚而左心室流出道不狭窄的，即只有不对称而无梗阻的。有的患儿室间隔特别肥厚，突入左心室腔间，尤其在主动脉瓣下，表现为左心室流出道狭窄，称为特发性肥厚性主动脉瓣下狭窄。肥厚型心肌病伴梗阻的不到总数的 25%。

（一）病因

HCM 是一种原发性的通常是家族性的心脏疾病，因其发生年龄不同且许多遗传性病例呈亚临床过程，因而目前尚无确切的发病率。有文献报道 HCM 的发病率为 2.5/10 万人口，占所有儿童原发性心肌病的 20% ~ 30%。

HCM 通常以常染色体显性方式遗传，目前已知多个基因与典型的家族性肥厚型心肌病有关，这些基因均编码肌节蛋白，如 β 肌凝蛋白重链等，HCM 也可作为经母亲遗传的线粒体病遗传。许多患儿伴有与遗传综合征一致的畸形，如那些患有 Noonan 综合征、Pompe 病、Beckwith-Wiedemann 综合征的患儿。

（二）病理

HCM 多数为左心室肥厚，心功能早期无明显障碍，临床上无明显症状，晚期有程度不等的心功能不全。梗阻性心肌病的病理特点是左心室肥厚重于右心室，室间隔肥厚更为显著，室间隔厚度与左心室壁厚度之比大于 1.3 ∶ 1。左心室腔缩小，二尖瓣前叶增厚，室间隔局部肥厚增生，致左心室流出道狭窄梗阻，左心室腔收缩压升高，与左心室流出道和主动脉收缩压相比有明显压力阶差，左心室舒张末期压力也可增高，心排血量初期正常，以后愈益降低。流出道的梗阻及其引起的压力阶差可因很多生理因素而异，凡使心室收缩力增强、室腔容量减少及后负荷降低等情况均可使梗阻加重，压差更大，反之亦然。所以患者的流出道梗阻的程度并非固定，时时在变，各种影响以上三因素的情况和药物均可改变梗阻的程度。

HCM 的心肌普遍肥大（多数左心室重于右心室，心室重于心房），肌纤维增大，心肌细胞亦肥大，常有不同程度的间质纤维化、细胞变性，并有不同程度的坏死和瘢痕形成，很少有炎性细胞浸润。本病最突出的组织学改变为心肌细胞的排列杂乱无章，而非整齐划一。细胞间的连接常互相倾斜甚至垂直相连。这些错综的连接使心肌收缩时步调不整。再者，心肌细胞的凌乱排列还可影响心电的传播，甚至构成严重心律失常的病理基础。

（三）临床表现

肥厚型心肌病主要表现为呼吸困难、心绞痛、晕厥，亦可发生猝死。呼吸困难主要由于左心室顺应性减退和二尖瓣反流引起左心房压力升高，左心室舒张末压力也升高，肺静脉回流受阻而引起肺淤血。心绞痛是由于心肌过度粗大或左心室流出道梗阻引起冠状动脉供血不足。由于脑供血不足，故剧烈运动时有晕厥，甚至猝死。年小儿可表现为生长落后，心力衰竭的发生率较年长儿高。

体格检查部分病例在心尖可闻及全收缩期杂音，并向左腋下放射，此杂音是二尖瓣反流所致。左心室流出道梗阻者沿胸骨左缘下方及心尖可及收缩期杂音，其程度直接与主动脉瓣下压力阶差有关。可有第二心音逆分裂（P_2 在前，A_2 在后）。有些病例心浊音界扩大，偶可听到奔马律。

（四）实验室检查

1. 胸部 X 线检查

心影扩大，但如无并发心力衰竭则肺纹理都正常。

2. 心电图

90% ~ 95% 的 HCM 患儿有 12 导心电图异常，包括左心室肥大、ST–T 变化（如显著的 T 波倒置）、左心房扩大、异常的深 Q 波、外侧心前区导联 R 波振幅降低等，但本病无特征性心电图改变。有些 HCM 患婴可有右心室肥厚的心电图表现，可能反映有右心室流出道梗阻存在。

3. 超声心动图

HCM 可见心室壁增厚，其增厚的分布并非匀称。在 M 型超声可见二尖瓣的前瓣有收缩期的向前运动，其运动的幅度和持续时间与左心室流出道的梗阻程度直接有关。梗阻性心肌病的室间隔与左心室后壁均有增厚，室间隔肥厚尤其突出，与左心室后壁的比值大于1.3 ∶ 1（婴儿除外），而且左心室流出道内径变小。

4. 心导管检查

历史上，心导管检查在 HCM 的诊断及研究中起了重要作用。现今，超声心动图的精确应用已基本替代血流动力学研究及心血管造影。在婴儿，偶可应用心内膜心肌活体组织检查来确定病因，如线粒体肌病、糖原累积病等。不过现今骨骼肌活体组织检查更方便，且创伤更小。

（五）治疗

1. 药物治疗

治疗的主旨为降低心肌的收缩力，改善舒张期的顺应性和预防猝死。

β 受体阻滞剂普萘洛尔为本病治疗的主要药物，它减慢心率，降低心肌收缩力，从而减轻左心室流出道梗阻；且可降低心肌的张力，使氧需量减少，缓解心绞痛。此外，普萘洛尔尚有一定的抗心律失常作用。其他临床上应用的选择性 P 受体阻滞剂有阿替洛尔、美托洛尔等。有 1/3 ~ 1/2 的患儿用药后症状缓解。对无症状的患儿是否须长期用药意见不一。本品似可制止病变的发展和预防猝死，但目前缺乏对照资料。

维拉帕米主要用于成人 HCM 患者。短、长期研究表明口服维拉帕米可改善心脏症状及运动能力，但该药有潜在的致心律失常作用及偶可引起肺水肿及猝死，因而在儿童极少应用。洋地黄忌用，只有在心房颤动心室率太快时方有指征，以小剂量与普萘洛尔同用。利尿剂和血管扩张药物均不宜用。终末期 HCM 心腔扩大、心壁变薄及收缩功能减退时可应用洋地黄、利尿剂和血管扩张药物。

2. 手术治疗

对左心室流出道梗阻产生严重症状而药物治疗无效者（压差超过 50mmHg），可经主动脉切除室间隔的部分肥厚心肌（Morrow 手术），症状大多缓解。其他手术方式有二尖瓣换置术及心尖主动脉管道，但因疗效不确切，且并发症多、在儿科均极少应用。心脏移植是另一治疗手段。

3. 其他

近年来，成人 HCM 患者有应用永久双腔起搏来降低左心室流出道梗阻，减轻症状，但疗效并不确切。乙醇间隔消融在某些成人 HCM 症状患者可降低左心室流出道压差，但这种实验性的治疗手段在小儿应慎用，因手术瘢痕可成为致心律失常的病理基础，增加猝死的危险。

第四节 心律失常

一、期前收缩

（一）概述

期前收缩又称过早搏动，简称早搏，由心脏异位兴奋灶发放的冲动所引起，为小儿时期最常见的心律失常。根据异位起搏点的部位不同可分为房性、房室交界性及室性期前收缩。期前收缩常见于无器质性心脏病的小儿，可由疲劳、精神紧张、自主神经功能不稳定等引起，也可发生于先天性心脏病、心肌炎。此外，药物及毒物中毒、电解质紊乱、心导管检查等均可引起期前收缩，健康学龄儿童有 1% ~ 2% 有期前收缩。

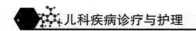
（二）诊断思路

1. 病史要点

小儿症状较轻，常缺乏主诉。个别年长儿可述心悸、胸闷、胸部不适。既往可有发作病史。

2. 查体要点

扪测脉搏或心脏听诊可检测到期前收缩，期前收缩次数因人而异，同一患儿在不同时间亦可有较大出入。某些患儿于运动后心率加快时期前收缩减少，但也有反而增多者。后者提示可能同时有器质性心脏病存在的可能。

3. 辅助检查

（1）常规检查

①常规 12 导心电图：在发作时检查能确诊。

②24h 动态心电图：监测一天内的心律，诊断阳性率及意义较大。

（2）其他检查

①窦房结心电图：可进一步明确房性 / 交界性期前收缩及窦房结功能。

②二维超声心动图：了解有无心内结构异常或器质性病变。

（三）治疗措施

1. 一般治疗

生活规律，睡眠充足，避免过累或紧张，停用可疑药物，避免接触毒物。必须针对基本病因治疗原发病。

2. 基本药物治疗

（1）室上性（房性及交界性）期前收缩：大多数发生于无明显其他症状的小儿，一般不须治疗。如果有以下情况则须进行治疗：①器质性心脏病伴室上性期前收缩增多；②虽无器质性心脏病但有较重自觉症状；③室上性期前收缩触发室上性心动过速。治疗可选用以下药物之一：普罗帕酮（心律平），用于心功能正常者，每日 8 ~ 15mg/kg，分 3次口服；受体阻滞剂，适用于活动、情绪激动或窦性心律增加时易发的期前收缩；普萘洛尔（心得安），每日 1mg/kg，分 3 次口服；上述药物疗效不佳者，可口服地高辛，或地高辛与普萘洛尔联合用药，亦可选用维罗帕米（异搏定）、奎尼丁、胺碘酮等。

（2）室性期前收缩：无明显其他症状、无器质性心脏病者一般不须治疗。如果以下两种情况并存,有可能发生室速与室颤而须用药物治疗: ①有器质性心脏病(风湿性心脏病、心肌炎)证据；②出现复杂的室性期前收缩，如多源、成对或起始于 T 波或 U 波上的期前收缩；③期前收缩次数＞10 次 /min，有自觉症状。常用药物有：普萘洛尔，每日 1mg/kg，分 3 次口服；普罗帕酮每日 8 ～ 15mg/kg，分 3 次口服，也可选用美西律（慢心律），每日 10mg/kg，分 3 次口服；胺碘酮每日 10mg/kg，7 ～ 10 天后减为每 0 5mg/kg；莫雷西嗪（乙吗噻嗪）每次 2 ～ 6mg/kg，每 8h 一次口服。如为洋地黄中毒者，除停用洋地黄外，首选苯妥英钠，每次 3 ～ 5mg/kg，每日 3 次口服；并口服氯化钾每日 75 ～ 100mg/kg。心脏手术后发生的室性期前收缩也可用苯妥英钠。Q-T 间期延长综合征发生的室性期前收缩须长期服较大剂量的普萘洛尔，并避免用延长 Q-T 间期的药物如胺碘酮、奎尼丁。

（四）预后

本病预后取决于原发疾病。有些无器质性心脏病的患儿期前收缩可持续多年，不少患儿期前收缩最终消失，个别患儿可发展为更严重的心律失常，如室性心动过速等。应该指出，小儿时期绝大多数期前收缩预后是良好的。

（五）预防

避免诱发因素，如疲劳、紧张；对可能引起期前收缩的心脏病，如风湿性心脏病、心肌炎要积极治疗和预防，注意电解质紊乱或药物的影响。

二、阵发性室上性心动过速

（一）概述

阵发性室上性心动过速简称室上速，是由心房或房室交界处异位兴奋灶快速释放冲动所产生的快速心律失常。可发生于任何年龄，但初次发作多见于 1 岁以内的婴儿，有反复发作倾向，是对药物反应良好的儿科急症之一，若不及时治疗易致心力衰竭。该心律失常多发生于无器质性心脏病的小儿，可由疲劳、精神紧张、过度换气、呼吸道感染等诱发，但也见于器质性心脏病的患儿，如先天性心脏病、心内膜弹力纤维增生症、预激综合征、病毒性心肌炎、扩张型心肌病、风湿性心瓣膜病等，也见于心脏手术时和手术后及心导管检查等。

（二）诊断思路

1. 病史要点

（1）现病史：询问患儿有无发作性烦躁不安、面色青灰、皮肤湿冷、呼吸加快、脉搏细弱现象。询问在上述发作时有无伴发干咳或呕吐现象。对年长儿询问有无心悸、心前区不适、头晕等症状，并注意询问是否有突然发作和突然停止特点，每次治疗后发作持续时间多久。发作前有无疲劳、精神紧张、过度换气等。

（2）过去史：询问有无先天性心脏病、心内膜弹力纤维增生症、预激综合征、病毒性心肌炎、扩张型心肌病、风湿性心瓣膜病、洋地黄中毒、呼吸道感染、心脏手术、心导管检查等病史。

（3）个人史：询问出生时是不是早产儿，询问自幼是否有喂养困难现象。

（4）家族史：询问直系亲属中有无类似心动过速发作史，有无心脏病史。

2. 查体要点

（1）一般表现：发作时患儿突然表现烦躁不安，面色青灰，口唇发绀，皮肤湿冷、多汗，呼吸加快，脉搏细弱。

（2）心脏检查：室上性心动过速以阵发性、突发突停、心率加速、心律绝对匀齐为特点。心率突然加快达 160 ~ 300 次 /min，第一心音强度完全一致。每次发作可持续数秒至数日。发作停止时心率突然恢复正常，如发作时间超过 24h，可查见肝大等心力衰竭体征。

3. 辅助检查

（1）常规检查：常规 12 导心电图或 24h 动态心电图，在室上性心动过速发作间歇期部分患儿可有预激综合征的心电图表现。

（2）其他检查。

① X 线胸片及二维超声心动图（2–DE）检查取决于原来有无器质性心脏病变和心力衰竭、透视及 2–DE 下可见心脏搏动减弱。

②原发病为病毒性心肌炎、先天性心脏病、心内膜弹力纤维增生症、风湿性心瓣膜病、感染时各有相应的实验室检查表现。

4. 诊断标准

（1）临床表现：心动过速突发突止。发作时患儿突然出现面色苍白、烦躁不安、口唇发绀、呼吸急促；儿童心率 > 160 次 /min，婴儿心率 > 230 次 /min，心音强弱一致，心律绝对规则。每次发作时持续数秒、数分或数小时，然后突然终止。

（2）心电图表现。

① P–R 间期绝对匀齐，心室率婴儿 230 ~ 325 次 /min，儿童 160 ~ 220 次 /min。

② QRS 波形态同窦性，若伴有室内差异性传导则呈右束支阻滞型。

③ P 波常与前 – 心动的 T 波重叠，无法分辨。若 P 波出现，房性心动过速 P–R 间期 > 0.10,交界性心动过速 P 波呈逆行性，P Ⅱ、P Ⅲ、PavF 倒置，PavR 直立，P–R 间期 < 0.10s。

④发作时间较久者可有暂时性 ST–T 波改变，发作终止后仍可持续 1 ~ 2 周。

（三）治疗措施

1. 一般治疗

（1）潜水反射法：可提高迷走神经张力。用湿毛巾敷患儿面部，每次 10 ~ 15s，隔

3 ～ 5min 可重复再用，一般不超过 3 次，此法适用于新生儿、小婴儿。对年长儿可令其吸气后屏气，再将面部浸入 5℃冷水中，未终止者可停数分钟后重复 1 次。

（2）压迫颈动脉窦法：用于年长儿，可提高迷走神经张力，患者仰卧，头略后仰、侧颈。在甲状软骨水平触到右侧颈动脉搏动后，用大拇指向颈椎横突方向压迫，以按摩为主，每次 5 ～ 10s，一旦转律，立即停止，如无效，再试压左侧，禁忌两侧同时压迫。

（3）刺激咽部：以压舌板或手指刺激患儿咽部，使之产生恶心、呕吐。

（4）屏气法：用于较大儿童，让患儿深吸气后屏气 10 ～ 20s。

2. 药物治疗

（1）洋地黄类药物：平均复律时间 2h。用于发作＞ 24h、病情较重或并发心力衰竭者。禁忌证：①室性心动过速或洋地黄中毒引起的室上性心动过速者。②逆传型房室折返性心动过速。低血钾、心肌炎、伴房室传导阻滞者慎用。一般采用快速饱和法。毛花苷丙（西地兰）饱和量，＜ 2 岁者 0.03 ～ 0.04mg/kg，＞ 2 岁者 0.02 ～ 0.03mg/kg；地高辛饱和量，＜ 2 岁者 0.05 ～ 0.06mg/kg，＞ 2 岁者 0.03 ～ 0.05mg/kg，总量不超过 1.5mg/kg。均先以半量静脉推注，余量每 6 ～ 8h 后分 2 次静脉推注。12h 内完成饱和量。

（2）普罗帕酮（心律平）：平均复律时间 8min。剂量为每次 1 ～ 1.5mg/kg，溶于 10mL 葡萄糖溶液中，静脉缓慢推注 10 ～ 15min。无效者可于 10 ～ 20min 后重复 1 ～ 2 次。有效时可改为口服，剂量每次 5mg/kg，每 6 ～ 8 小时 1 次。有心力衰竭、房室传导阻滞者禁用。

（3）β_1 受体阻滞剂：可用于预激综合征或自律性室上性心动过速。常用普萘洛尔，小儿静脉注射剂量为每次 0.05 ～ 0.2mg/kg，以 5% 葡萄糖溶液稀释后缓慢静脉推注，时间 5 ～ 10min，可每 6 ～ 8 小时重复一次。重度房室传导阻滞，伴有哮喘症及心力衰竭者禁用。

（4）维拉帕米（异搏定）：剂量为每次 0.1mg/kg，静脉滴注或缓慢静脉推注，每分钟不超过 1mg，最大量＜ 3mg。有心力衰竭、低血压、逆传型房室折返性心动过速、新生儿和 3 个月以下的婴儿禁用。

（5）三磷酸腺苷（ATP）：平均复律时间 20s。有房室传导阻滞及窦房结功能不全者慎用。剂量 0.1mg/kg，在 3 ～ 5s 内快速静脉推注，如无效，3min 后可重复第 2 剂，每次按 0.05 ～ 0.1mg/kg 递增，直至最大量 0.25 ～ 0.3mg/kg。不良反应有面色潮红、恶心呕吐、头痛、窦性心动过缓、房室传导阻滞等，多持续数秒钟消失。若心动过缓不消失，可用氨茶碱解救，剂量 5 ～ 6mg/kg，静脉推注。

（6）奎尼丁或普鲁卡因胺：奎尼丁口服剂量开始为每日 30mg/kg，分 4 ～ 5 次，每 2 ～ 3 小时口服 1 次，转律后改用维持量、普鲁卡因胺口服剂量为每日 50mg/kg，分 4 ～ 6 次口服；肌内注射用量为每次 6mg/kg，每 6 小时一次，至心动过速停止或出现中毒反应为止。

（7）胺碘酮：主要用于顽固性病例，尤其是用于普罗帕酮治疗无效者或疗效较差者。1mg/kg，用 5% 葡萄糖稀释后静脉推注，或每分钟 5 ～ 10μg/kg 静脉滴注，注意避光。口服每日 10mg/kg，分 3 次口服，7 天后减量为每日 5mg/kg，分 2 次口服，每周服 5 天，停 2 天。注意甲状腺功能亢进或甲状腺功能降低、心动过缓、低血压等。

3. 其他治疗

对药物疗效不佳者可考虑用同步直流电击复律，或心房调搏治疗。近年来，对发作频繁、药物难以满意控制的室上性心动过速、房室旁道折返心动过速采用射频消融术治疗取得成功。

（四）预后

阵发性室上性心动过速属于对药物反应好、可以完全治愈的儿科急症之一，若不及时治疗易致心力衰竭。本病急性发作期，经治疗终止发作，发作终止后口服药物预防复发，对反复发作或并发心力衰竭者，发作终止后可口服地高辛维持量 6 ~ 12 个月。对预激综合征患者奎尼丁或普萘洛尔预防复发的效果较好，可持续用半年至 1 年。部分患儿随年龄增长而自愈。如治疗效果不理想，应注意导致室上性心动过速的原因，改用确切药物治疗。对反复发作患儿而且确诊为房室旁道折返所致，应进行射频消融术治疗。经射频消融术治疗后随访 3 年无复发且无器质性心脏病者为治愈。

（五）预防

避免诱发因素，如疲劳、精神紧张、过度换气、呼吸道感染等，对可能引起发作的器质性心脏病如先天性心脏病、预激综合征、病毒性心肌炎、风湿性心瓣膜病等，应积极治疗，对心脏手术时和手术后、心导管检查中可能引起的发作也应积极处理。

第五节　心力衰竭

一、病因

引起小儿心力衰竭的病因很多，根据血流动力学及病理生理改变可大致分为以下四种：①心肌收缩功能障碍（心肌衰竭）包括各种原因所致的心肌炎、扩张型心肌病等。②心室前负荷过重（容量负荷过重）包括左向右分流型先天性心脏病、瓣膜反流性疾病、输液过多过快等。③心室后负荷过重（压力负荷过重）左室压力负荷过重见于高血压、主动脉瓣狭窄、主动脉缩窄等；右心室压力负荷过重见于肺动脉高压、肺动脉瓣狭窄等。④心室充盈障碍包括缩窄性心包炎、限制性心肌病或肥厚型心肌病等，另外，支气管肺炎、贫血、营养不良、电解质紊乱和缺氧等都是儿童心力衰竭发生的诱因。

二、临床表现

年长患儿心力衰竭的临床表现与成年人相似，而婴幼儿时期则不完全相同。其特点分述如下：

（一）年长患儿心力衰竭

1. 心肌功能障碍的表现

（1）心脏扩大：由于心肌收缩功能降低，导致心室腔扩张或肥厚。但急性心肌炎、快速性心律失常、肺静脉阻塞等的早期心功能降低时，心脏扩大常不明显。

（2）心动过速：心力衰竭时由于心排血量绝对或相对减少，通过反射引起交感神经兴奋及迷走神经抑制，引起代偿性心率加快。

（3）心音改变：心音低钝，重者常出现奔马律，舒张期奔马律常为心力衰竭的重要体征。

（4）可见脉压小，少部分患儿可出现交替脉，四肢末端发凉。

2. 肺淤血的表现

（1）呼吸急促：呼吸频率加快（间质性肺水肿所致），如心力衰竭进展导致肺泡和支气管水肿，则呼吸频率增加得更快，重者可有呼吸困难与发绀。

（2）肺部啰音：肺泡水肿可出现湿啰音。支气管黏膜水肿或肺动脉和左房扩大（尤其是左向右大分流量型先天性心脏病）压迫支气管可出现哮鸣音。

（3）咳泡沫血痰：肺泡和支气管黏膜淤血所致。

3. 体循环淤血的表现

（1）肝增大：肝由于淤血肿大伴触痛。肝大小常表示容量负荷过重的程度。

（2）颈静脉怒张：可见颈外静脉膨胀（半坐位）。压迫肿大肝时，颈静脉充盈更明显（肝颈静脉回流征阳性）。

（3）水肿。

（二）婴幼儿心力衰竭

婴幼儿心力衰竭最显著的临床表现是呼吸急促，尤其是在哺乳时更加明显。喂养困难，多表现为食量减少及进食时间延长，但哺喂困难缺乏特异性。常伴有显著多汗（可能与交感神经兴奋有关），体重增长缓慢。正常婴幼儿的肝虽可于肋下可触到 1 ~ 2cm，但如肿大超过此范围，尤其是短期内改变，更有临床意义。婴幼儿容量血管床相对较大，极少表现周围性水肿，婴儿眼睑轻度水肿较常见。婴幼儿心力衰竭少见咳泡沫血痰。婴儿由于颈部较短，皮下脂肪较丰满，颈静脉怒张常不明显。

三、辅助检查

（一）X 线检查

心脏扩大，可见心搏动减弱（透视下），肺淤血（上叶肺静脉扩张，肺纹理增多、模糊，肺野透光度降低，肺门阴影增宽模糊）或肺水肿（以肺门为中心的对称性分布的大片状阴影）表现。

（二）超声心动图

超声心动图测定心功能和血流动力学监测是非创伤技术，它具有无创、操作简单、可重复性等优点。

（1）射血分数（EF）：为心脏每搏量与左心室舒张末期容量之比，即左心室舒张期末容量与左心室收缩期末容量之差，除以左心室舒张期末容量。是反映左心室泵血功能敏感的指标，是应用最广泛的左心室收缩功能指标之一。EF 正常值为 56% ~ 78%。按照美国超声心动图学会制定的指南，以二维超声心动图检测的 EF < 55% 为不正常，中度及重度异常分别为 44% 及 30%。

（2）短轴缩短率（FS）：为左心室收缩时缩短的百分率，即左室舒张期末内径与左室收缩期末内径之差，除以左室舒张期末内径。其意义与 EF 相同。左心室收缩不完全同步或对称、室壁增厚、运动差异、室隔平坦均可影响 FS 的检测。FS 正常值为 28% ~ 38%，心力衰竭时 FS 降低（< 25%）。

（3）心肌做功指数：亦称 Tei 指数，是用于评价心室整体功能（收缩功能和舒张功能）的指标。多采用脉冲多普勒检测血流的方法，亦可应用 TDI 技术测定 Tei 指数。测量方法简便、重复性强，且不受心率、心室几何形态和压力影响。根据脉冲多普勒二尖瓣口血流图和左心室流出道血流图计算 Tei 指数。按照下列公式计算，Tei 指数 =（ICT+IRT）/ET。其中 ICT 为等容积收缩时间，IRT（IVRT）为等容舒张时间，ET 为射血时间。Tei 指数从出生至 3 岁之间有所下降，但 3 岁以后至成人阶段保持相对稳定。心力衰竭患者 Tei 指数明显延长。

（4）脉冲多普勒超声心动图：测定心室舒张功能，正常的二尖瓣、三尖瓣流速曲线呈正向双峰，第 1 峰较高，出现在心室快速充盈期，称 E 峰，第 2 峰较低，出现在心房收缩期，称 A 峰。E 波的峰值流速，舒张功能异常者常有 E 峰减低。A 波的峰值流速，舒张功能异常者 A 峰增高。E 峰 /A 峰的血流速度的比值，是敏感反映心室舒张功能的指标，舒张功能异常者 E/A 降低。二尖瓣血流 E 波减速时间（DT）正常值为（193±23）ms。舒张功能异常，DT 延长，可用于评价快速充盈率。

（5）组织多普勒显像（TDI）：是采用特殊滤波装置将高频率和低振幅的血流信号删除而保留低频率和高振幅的室壁运动信号，并以色彩、频谱或曲线选择性地显示室壁运动的频率或振幅信息的显像技术。TDI 可反映心肌局部收缩和舒张功能。

（三）有创性血流动力学测定

目前主要采用 Swan-03112；气囊漂浮导管和温度稀释法。气囊漂浮导管可进行心脏血管内压力（肺动脉压力，肺动脉楔压）测定，结合热稀释法测每分钟心排血量，并计算出血流动力学参数。①每搏输出量和心排血指数：每搏输出量即心脏在单位时间内泵出的血量，因为每搏量受体表面积影响大，故以单位体表面积的每搏输出量即心排血指数来估价心排血功能更为正确。②外周血管阻力和肺血管阻力：可代表左、右心室后负荷，小儿患者常按体表面积计算，即外周血管阻力指数及肺血管阻力指数。③心室每搏做功指数：可反映心室的容量和压力做功。心肌收缩性能是决定心排血量的重要因素。左、右心室每搏做功指数是衡量心室收缩性能的指标。

一般来说，肺小动脉楔压反映左心前负荷，肺动脉楔压增高（正常值为 2～14mmHg），提示肺淤血或肺水肿。而中心静脉压反映右心前负荷。

（四）脑利钠肽

脑利钠肽（BNP）是心肌分泌的重要肽类激素，心力衰竭时由于室壁应力增加，导致其分泌和释放增加。BNP 循环水平升高与心室容量负荷过重、心室功能和血流动力学密切相关。心力衰竭时，患者循环中 BNP 水平升高，并与心力衰竭的严重程度呈正相关，可作为辅助诊断心力衰竭的客观生化标记物。BNP 水平有助于心力衰竭病情轻重程度和心功能的判断以及心力衰竭治疗的监测。BNP 和 NT-pro BNP 两者以 1∶1 比例存在，故均可作为诊断标记物。NT-pro BNP 具有更高的血浆浓度稳定性（半衰期为 60～120min，生理活性相对稳定，冻存 -70℃活性可保存数月；BNP 半衰期为 20min）。美国 FDA 已批准检测血浆 BNP 作为辅助诊断心力衰竭的方法。

四、诊断

（一）心力衰竭诊断

心力衰竭的诊断是综合病因、病史、症状、体征及客观检查而做出的。首先，应有明确的器质性心脏病的诊断或具有引起心力衰竭的病因；其次，心力衰竭的症状和体征是诊断心力衰竭的重要依据（参见临床表现）。

（二）心力衰竭类型的判断

1. 急性心力衰竭和慢性心力衰竭

依据心力衰竭发生速度、发展过程及机体是否具有充分时间发挥其代偿机制，将心力衰竭分为急性和慢性。

（1）急性心力衰竭：由于突然发生心脏结构或功能异常，导致短期内心排血量明显下降，器官灌注不良和静脉急性淤血。急性心力衰竭可表现为急性肺水肿或心源性休克。见于心脏手术后低心排血量综合征、暴发性心肌炎和川崎病并发心肌梗死。

（2）慢性心力衰竭：逐渐发生的心脏结构和功能异常或急性心力衰竭渐变所致。一般均有代偿性心脏扩大或肥厚及其他代偿机制参与，心室重构是其特征。稳定的慢性心力衰竭患儿在多种因素作用下（如感染、心律失常、中断治疗等）可促发突然出现急性加重表现，又称慢性心力衰竭急性失代偿期（急性发作）。

2. 左侧心力衰竭、右侧心力衰竭和全心力衰竭

（1）左侧心力衰竭：指左心室代偿功能不全引起，临床上以肺循环淤血及心排血量降低表现为主。

（2）右侧心力衰竭：指右心室代偿功能不全引起，临床上以体循环淤血表现为主。单纯右侧心力衰竭主要见于肺源性心脏病、肺动脉瓣狭窄及肺动脉高压等。

（3）全心力衰竭：左、右心室同时受累，左侧与右侧心力衰竭同时出现；或者左侧心力衰竭后肺动脉压力增高，使右心负荷加重，经长期后右心衰竭相继出现。

3. 收缩性心力衰竭和舒张性心力衰竭

（1）收缩性心力衰竭：由于心室收缩功能障碍导致心脏泵血功能低下并有静脉淤血的表现。临床特点为左心室扩大、左心室收缩期末容量增大和射血分数降低（LVEF ≤ 40%）。

（2）舒张性心力衰竭：由于心室舒张期松弛和充盈障碍导致心室接受血液能力受损，表现为左心室充盈压增高并有静脉淤血。临床通常采用多普勒超声心动图记录的二尖瓣和肺静脉血流频谱估测左室舒张功能。

4. 低心排血量型心力衰竭和高心排血量型心力衰竭

（1）低心排血量型心力衰竭：指心排血量降低，有外周循环异常的临床表现，如外周血管收缩、发冷、苍白等。

（2）高心排血量型心力衰竭：由于容量负荷过重导致的心力衰竭，心排血量正常或高于正常。主要见于左向右分流型先天性心脏病、急性肾小球肾炎的循环充血、甲状腺功能亢进、严重贫血、脚气病、体动—静脉瘘等。

五、治疗

急性心力衰竭以循环重建和挽救生命为目的。慢性心力衰竭的治疗目标为改善症状，提高运动耐量，改善生活质量，降低病死率。目前，慢性心力衰竭的治疗已从过去短期应用改善血流动力学药物（如利尿药、正性肌力药和血管扩张药）的治疗转为长期应用神经内分泌拮抗药（如血管紧张素转化酶抑制药和 β 受体阻滞药）修复性的治疗策略，以改善衰竭心脏的功能。

（一）病因治疗

急性风湿热须用抗风湿药物，如肾上腺皮质激素、阿司匹林等。先天性心脏病须介入或手术矫治，内科抗心力衰竭治疗往往是术前准备，术后也须继续治疗一个时期。如心力衰竭由重度贫血、甲状腺功能亢进以及病毒性心肌炎引起，须及时治疗原发疾病。

积极防治心力衰竭的诱发因素，如控制感染和心律失常，纠正水、电解质酸碱平衡失调。

（二）一般治疗

（1）休息和镇静：休息可减轻心脏负荷。应尽量避免患儿烦躁，必要时适当应用镇静药。

（2）限盐限水：控制钠盐摄入，限制液体入量，一般控制在 60 ~ 80mL/kg。

（3）吸氧：对于呼吸急促和发绀的患儿及时给予吸氧。

（三）药物治疗

1. 正性肌力药物

（1）洋地黄类药物：洋地黄作用于心肌细胞膜上的 Na^+-K^+-ATP 酶抑制其活性，使细胞内 Na^+ 浓度升高，通过 Na^+-Ca^{2+} 交换使细胞内 Ca^{2+} 升高，增强心肌收缩。除正性肌力作用外，洋地黄还具有负性传导作用（减慢房室结传导）及负性频率作用。此外，心力衰竭时，洋地黄可改善压力感受器的敏感性和功能，直接抑制过度的神经内分泌活性（主要是交感活性）。

洋地黄对左心瓣膜反流、心内膜弹性纤维增生症、扩张型心肌病和某些先天性心脏病等所致的充血性心力衰竭均有益。迄今为止，洋地黄类药物仍是儿科临床上应用广泛的强心药物之一。

强心苷的治疗量与正性肌力作用呈线性关系，即小剂量有小作用，随剂量递增正性肌力作用亦见加强，直到出现中毒为止。儿科最常应用的洋地黄制剂为地高辛，可口服和静脉注射。地高辛的负荷量为 0.03 ~ 0.04m/kg，首次给总量的 1/2，余量分 2 次，隔 6 ~ 8h 给予。负荷后 12h 给维持量，每天维持量为负荷量的 1/5，分 2 次给予，疗程据病情而定。心肌炎和心肌病的患儿对洋地黄耐受性差，一般在常规剂量的基础上减 1/3 ~ 1/2。

在用药过程中注意心率和心律的变化，如出现心律失常要考虑洋地黄中毒的可能，常见的心律失常类型包括室性期前收缩、房室传导阻滞和阵发性心动过速等。此外，洋地黄中毒常常还有胃肠道和神经系统的症状。洋地黄中毒时应立即停用洋地黄和利尿药，同时补充钾盐，并针对心律失常进行治疗。

（2）非洋地黄类正性肌力药：通过增加心肌细胞内环磷酸腺苷含量等机制，增加细胞 Ca^{2+} 浓度或通过增加心肌肌钙蛋白对 Ca^{2+} 的敏感性发挥正性肌力作用。

常用药物包括以下两种：

β 肾上腺素能受体激动药：主要药物有多巴胺和多巴酚丁胺，多用于紧急情况的急性心力衰竭、危重难治性心力衰竭和心源性休克患儿。联合应用常取得较好疗效。但是只能通过静脉滴注用药，并具有正性变速作用及致心律失常作用，且使心肌氧耗量增加，临床应用受到限制。

多巴胺的生物学效应与剂量大小有关，小剂量 2 ~ 5μg/（kg·min）主要兴奋多巴胺受体，增加肾血流量，尿量增多；中等剂量 5 ~ 15μg/（kg·min）主要兴奋 β_1 肾上腺素能受体，增加心肌收缩力及肾血流量；大剂量＞ 15μg/（kg·min）主要兴奋 β 肾上腺素能受体，使肾血流量减少，可引起外周血管阻力和肺血管阻力增加及心率加快，从而更增加心肌氧耗量。中等剂量对小儿较为适宜。急性心力衰竭伴有心源性休克或低血压以及少尿者宜选用多巴胺，但肺血管阻力升高者宜慎用。多巴胺的正性变速性作用及心肌氧耗量增加为其缺点，使用时避免漏出血管外（局部坏死），禁与碱性药伍用（失活）。

多巴酚丁胺主要作用于 β 肾上腺素能受体，亦作用于 β_2 肾上腺素能受体。本药适用于不伴有低血压的急性心力衰竭，尤其是手术后低心排血量综合征宜选用。其血流动力学效应优于多巴胺，但增加心排血量的作用与剂量和年龄呈正相关，即新生儿及婴儿较儿童效果差。易产生耐药性，一般用药不超过 72h。

多巴胺和多巴酚丁胺联合应用，常取得较好疗效。对心源性休克患儿各 7.5μg/（kg·min），肺动脉楔压不升高，心排血量增高，血压上升。

磷酸二酯酶抑制药：此类药物具有正性肌力及血管扩张作用，能明显改善心力衰竭患儿的血流动力学，不影响心率，也不影响心肌氧耗量。适用于心脏手术后心力衰竭或持续肺动脉高压者。长期治疗不良反应多，对长期生存率可能有不利影响，故多用于急性心力衰竭或难治性心力衰竭的短期治疗，治疗持续时间多不超过 1 周。常用药物包括氨力农和米力农。米力农静脉首次剂量 50μg/kg（10 ~ 15min），维持量以 0.25 ~ 0.5μg/（kg·min）静脉滴注维持。

2. 利尿药

通过抑制肾小管的不同部位，阻止钠和水的再吸收产生利尿作用，从而直接减轻水肿，减轻前负荷，缓解心力衰竭症状。

（1）袢利尿药：主要作用于 Henle 袢上升支，能可逆性地抑制 Na^+、K^+、Cl^- 的转运，抑制钠、氯的再吸收。由于钠钾交换，故尿内排钠、氯及钾。利尿作用强大迅速，用于急性心力衰竭伴有肺水肿或重症及难治性心力衰竭患儿。此类药包括呋塞米（速尿）、布美他尼等。

（2）噻嗪类利尿药：主要作用在远端肾曲小管，抑制钠的再吸收，远端钠与钾的交换增多，亦促进钾的排出。此类药包括氢氯噻嗪（双氢氯噻嗪）等，用于轻、中度水肿患儿。

（3）保钾利尿药：包括螺内酯、氨苯蝶啶及阿米洛利等。螺内酯主要作用于远端肾曲小管和集合管，竞争性抑制醛固酮的作用，并可抑制醛固酮引起的心肌间质纤维化。目前，一般在 NYAH 心功能Ⅲ级和Ⅳ级的患者在常规治疗基础上可加用小剂量螺内酯治疗。如出现高血钾或肾功能不全，螺内酯应适当减量或停用。

同类的利尿药一般无协同作用，尚可增加不良反应，不主张合用。保钾和排钾利尿药合用是常用的联合方式，有明显协同作用，并防止低钾，可不必补钾。肾功能不全者禁用保钾利尿药。在用药过程中注意体液或电解质紊乱情况，如低钠血症、低钾血症、低血容量等。心力衰竭症状控制后，不能将利尿药作为单一治疗，应与 ACEI 和 β 受体阻滞药联合应用。

3. 血管扩张药

血管扩张药对心力衰竭的血流动力学影响，可因患儿的临床情况而异，对左心室充盈压增高者，血管扩张药可使心排血量增加；反之，对左室充盈压降低或正常者，则可使心排血量减少。故应用血管扩张药时，应预先了解患者的左心室充盈压情况（常以肺动脉楔压为指标），并在治疗中进行必要的监测，对于依赖升高的左心室充盈压来维持心排血量的阻塞性心瓣膜病（如二尖瓣狭窄、主动脉瓣狭窄及左心室流出道梗阻）的患儿不宜应用强效血管扩张药。

选用血管扩张药应按患儿血流动力学变化特征与药物作用及其效应而定，前负荷过度者，宜选用扩张静脉药；后负荷过度者，宜选用扩张小动脉药；前后负荷均过度者，宜选用均衡扩张小动脉和静脉药。但上述原则，必须结合具体病情而选用。

第六节　高血压危象

一、概述

　　高血压危象（Hypertensive Erises）是指一系列需要快速降低动脉血压治疗的临床高血压紧急情况。高血压危象包括高血压急症（Hypertensive Emergencles，HE）和高血压亚急症（Hypertensive Urgencies，HU）。高血压急症是指原发性或继发性高血压患者，在某些诱因作用下，血压突然和明显升高，BP 大于 180/120mmHg（23.94/15.96kPa），同时伴有进行性心脏、脑、肾等重要靶器官功能不全的表现。高血压急症包括高血压脑病、颅内出血（脑出血和蛛网膜下隙出血）、脑梗死、急性心力衰竭、肺水肿、急性冠状动脉综合征（不稳定型心绞痛、急性非 ST 段抬高和 ST 段抬高心肌梗死）、主动脉夹层、子痫等，应注意血压水平的高低与急性靶器官损害的程度并非成正比。一部分高血压急症并不伴有特别高的血压值，如并发于妊娠期或某些急性肾小球肾炎的患者，但如血压不及时控制在合理范围内会对脏器功能产生严重影响，甚至危及生命，处理过程中需要高度重视。并发急性肺水肿、主动脉夹层、心肌梗死者，即使血压仅为中度升高，也应视为高血压急症。

　　高血压亚急症是指血压明显升高但不伴靶器官损害。患者可以有血压明显升高造成的症状，如头痛、胸闷、鼻出血和烦躁不安等。相当多的患者有服药顺从性不好或治疗不足的问题。血压升高的程度不是区别高血压急症与高血压亚急症的标准，区别两者的唯一标准是有无新近发生的急性进行性的严重靶器官损害。

二、儿童高血压

　　儿童高血压以原发性高血压为主，表现为轻、中度血压升高，通常没有自我感知，没有明显的临床症状，除非定期体检，否则不易被发现。儿童中血压明显升高者多为继发性高血压。肾性高血压是继发性高血压的首位病因，占继发性高血压的80%左右。随年龄增长，原发性高血压的比例逐渐升高，进入青春期的青少年高血压多为原发性。

　　儿童与青少年舒张压读数取柯氏音第Ⅳ时相（K_4）还是第Ⅴ时相（K_5），国内外尚不统一。成人取 K，为舒张压，考虑到我国儿科教学和临床一直采用 K_4 为舒张压以及相当比例的儿童与青少年柯氏音不消失的现实状况，建议实际测量中同时记录 K_4 和 K_5。

三、发病机制

　　高血压危象的发生机制，多数学者认为是由于高血压患者在诱发因素的作用下，血液循环中肾素、血管紧张素 II、去甲肾上腺素和精氨酸加压素等收缩血管活性物质突然急骤地升高，引起肾出、入球小动脉收缩或扩张。这种情况若持续性存在，除了血压急剧增高外，还可导致压力性多尿，继而发生循环血容量的减少，又反射性引起血管紧张素 II、去甲肾上腺素和精氨酸加压素生成和释放增加，使循环血中血管活性物质和血管毒性物质达到危险水平，从而加重肾小动脉收缩。由于小动脉收缩和扩张区交叉，故其呈"腊肠串"样改变。引起小动脉内膜损伤和血小板聚集，导致血栓素等有害物质进一步释放形成血小板血栓，引起组织缺血缺氧，毛细血管通透性增加，并伴有微血管内凝血点状出血及坏死性小动脉炎，以脑和肾损害最为明显。有动脉硬化的血管特别易引起痉挛并加剧小动脉内膜增生，于是形成病理性恶性循环。此外，交感神经兴奋性亢进和血管加压性活性物质过量分泌不仅引起肾小动脉收缩，而且也会引起全身周围小动脉痉挛，导致外周血管阻力骤然增高，使血压进一步升高，从而发生高血压的危险。

四、临床表现

诱因为精神创伤、情绪变化、过度疲劳、寒冷刺激、气候变化和内分泌失调（如经期）等。突然起病，病情凶险。

（一）血压显著增高

收缩压升高可达 200mmHg（26.6kPa）以上，严重时舒张压也显著增高，可达 117mmHg（15.56kPa）以上。

（二）交感神经强烈兴奋

表现为发热、出汗、心率加快、皮肤潮红、口干、尿频、排尿困难及手足颤抖等。

（三）靶器官急性损害的表现

①视物模糊，视力丧失，眼底检查可见视网膜出血、渗出、视盘水肿。②胸闷、心绞痛、心悸、气急、咳嗽，甚至咳泡沫痰。③尿频、尿少、血浆肌酐和尿素氮增高。④一过性感觉障碍、偏瘫、失语，严重者烦躁不安或嗜睡。⑤头痛、恶心、呕吐、嗜睡、抽搐、昏迷。

五、治疗

（一）高血压急症的处理

当怀疑高血压急症时，应进行详尽的病史收集、体检和实验室检查，评价靶器官功能受累情况，以尽快明确是否为高血压急症。但初始治疗不能因为对患者整体评价过程而延迟。

高血压急症的患者应进入急诊抢救室或加强监护室，持续监测血压；尽快应用适合的降压药；酌情使用有效的镇静药以消除患者恐惧心理；并针对不同的靶器官损害给予相应的处理。

高血压急症须立即进行降压治疗以阻止靶器官进一步损害。在治疗前要明确用药种类、用药途径、血压目标水平和降压速度等。

在严密监测血压、尿量和生命体征的情况下，应视临床情况的不同使用短效静脉降压药物。降压过程中要严密观察靶器官功能状况，如神经系统症状和体征的变化，胸痛是否加重等。由于已经存在靶器官的损害，过快或过度降压容易导致组织灌注压降低，诱发缺血事件。所以起始的降压目标并非使血压正常，而是渐进地将血压调控至不太高的水平，最大限度地防止或减轻心脏、脑、肾等靶器官损害。

一般情况下，初始阶段（数分钟到 1h 内）血压控制的目标为平均动脉压的降低幅度不超过治疗前水平的 25%。在随后的 2 ~ 6h 内将血压降至较安全水平，一般为160/100mmHg（21.28/13.30kPa）左右，如果可耐受这样的血压水平，临床情况稳定，在以后 24 ~ 48h 逐步降低血压达到正常水平。

降压时须充分考虑到患者的年龄、病程、血压升高的程度、靶器官损害和并发的临床状况，因人而异地制订具体的方案。如果患儿为急性冠状动脉综合征或以前没有高血压病史的高血压脑病（如急性肾小球肾炎、子痫所致等），初始目标血压水平可适当降低。若为主动脉夹层，在患者可以耐受的情况下，降压的目标应该低至收缩压 100 ~ 110mmHg（13.30 ~ 14.63kPa），一般需要联合使用降压药，并要给予足量 β 受体阻滞剂。降压的目标还要考虑靶器官特殊治疗的要求，如溶栓治疗等。一旦达到初始靶目标血压，可以开始口服药物，静脉用药逐渐减量至停用。

在处理高血压急症时，要根据患儿具体临床情况做其他相应处理，争取最大限度地保护靶器官，并针对已经出现的靶器官损害进行治疗。

（二）高血压亚急症的处理

对高血压亚急症患儿，可在 24 ~ 48h 将血压缓慢降至 160/100mmHg（21.28/13.30kPa）。没有证据说明此种情况下紧急降压治疗可以改善预后。

许多高血压亚急症患儿可通过口服降压药控制，如钙拮抗剂、ACEI、ARB、α 受体阻滞剂、β 受体阻滞剂，还可根据情况应用袢利尿剂。初始治疗可以在门诊或急诊室，用药后观察 5 ~ 6h，2 ~ 3d 后门诊调整剂量。此后可应用长效制剂控制至最终的靶目标血压。

到急诊室就诊的高血压亚急症患者在血压初步控制后，应给予调整口服药物治疗的建议，并建议患儿定期去高血压门诊调整治疗。具有高危因素的高血压亚急症如伴有心血管疾病的患者可以住院治疗，注意避免对某些无并发症但血压较高的患儿进行过度治疗，在这些患儿中，静脉或大剂量口服负荷量降压药可产生不良反应或低血压，并可能造成相应损害。

预防高血压的发生及系统管理治疗高血压患者是一项涉及全社会的系统工程。防治对象不仅包括已诊断的高血压患者，还包括社区中所有可能发生高血压的高危个体。防治对策应该是可执行的、经济有效的，并且是可持续发展的。

第七节　心源性休克

一、概述

心源性休克（Cardiogenic Shock）是指纠正前后负荷后，心脏泵功能急剧减退导致组织低灌注的临床综合征。

心源性休克的特征：①血流动力学异常，血压下降[收缩压小于80mmHg（10.64kPa）]，持续半小时以上或平均动脉压下降大于30mmHg（3.99kPa），心脏指数小于等于2.2L/（min·m^2），且肺毛细血管楔压大于等于15mmHg，中心静脉压（CVP）大于12cmH$_2$O，周围血管阻力＞1400dyn·s·cm^{-5}[达因·秒·厘米$^{-5}$]；②周围组织低灌注状态，四肢湿冷、少尿[大于0.5mL/（kg·h）]、神志改变。

从低心排综合征到心源性休克是一个连续的过程。排除其他原因所致血压下降，如严重的心律失常，使心排血量急剧下降；血容量不足；代谢性酸中毒；剧烈疼痛；心肌抑制药物的作用等。

关于低血压问题，多数小儿心源性休克存在低血压，但由于心源性休克是由于心力衰竭导致靶器官低灌注状态，因此，不管有无低血压，只要存在心脏原因所导致的组织低灌注即为心源性休克，尤其是休克早期。

二、病因及发病机制

成人心源性休克多是急性心肌梗死的严重并发症，也是其致死的主要原因。小儿期主要原发病为暴发性或重症心肌炎、先天性心脏病（包括心脏手术后低排综合征）、体肺循环高压、大量心包积液（心脏压塞）、心包狭窄、心肌病、严重心律失常（如阵发性室上性心动过速、室性心动过速、心室颤动）、感染性疾病等。虽然小儿心源性休克的患病率不如感染性休克多见，但其常起病急骤，发展迅猛，有时尚未明确诊断，在急诊室或入院不久即死亡。

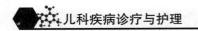

（一）心肌弥漫性损害（心肌收缩无力）

病毒或细菌感染所引起的心肌炎、急性克山病、各类心肌病、冠状动脉起源异常、川崎病并发冠状动脉瘤及冠状动脉栓塞、心脏手术后低心排综合征、先天性左心发育不良综合征等均可导致心肌收缩无力，心排血量不足，其中以暴发性心肌炎最常见。

（二）心室的压力负荷（后负荷）过重

体、肺循环高压，左、右心室流出道狭窄，主动脉或肺动脉狭窄，高血压等，使心室射血时阻力增高，后负荷加重，引起继发性心肌舒张、收缩功能的减弱。

（三）心室的容量负荷（前负荷）过重

瓣膜关闭不全，心内或大血管间左向右的分流，主动脉窦瘤破裂入心腔，心脏外伤、穿孔，输液、输血过多、过快等，可引起继发性心肌收缩力减弱。

（四）心室前负荷不足

大量心包积液（心脏压塞）、心包缩窄、限制型心肌病、二尖瓣狭窄、心房黏液瘤嵌顿、张力性气胸及急性肺梗死等，可引起心室充盈受限，回心血量减少。

（五）严重心律失常

快速型心律（室上性、室性心动过速）、室颤、起搏器综合征（设定的室率大于房率）、严重心动过缓等，可引起心排血量不足。

（六）全身因素

缺氧、缺血、代谢障碍（低血糖）、电解质紊乱（酸中毒、低或高钾血症）、药物中毒（洋地黄、奎尼丁、维拉帕米等过量）等，可继发严重的心律失常或（和）心肌收缩力下降，均可引起心排血量下降。

三、病理生理

心源性休克首要的病理机制是心排血量急剧下降导致微循环障碍和生命器官灌注不足，继而急性细胞缺氧，细胞毒性物质生成堆积而导致器官衰竭。在整个过程中，机体不断地进行自身代偿以期扭转，减缓病理改变，如果失代偿则进入不可逆状态。

（一）心脏病理学及全身反应

早期：血流低灌注发生在能承受较长时间缺血的组织器官，如皮肤、脂肪、肌肉和骨骼。通过颈动脉窦和主动脉弓压力感受器的作用，反射性兴奋交感神经—肾上腺髓质系统，血中儿茶酚胺水平增高，选择性使内脏、皮肤组织的小动脉、微动脉、终末动脉收缩，导致毛细血管前阻力显著增加；另外，肾素—血管紧张素—醛固酮系统激活及抗利尿激素分泌增多，以保证生命器官的血液供应，并维持血压。因而，在此阶段患者血压尚可维持正常，神志亦清楚。代谢性酸中毒尚未出现或轻微，动脉血 pH 值正常。

中期：血流低灌注发生在除心脏和脑以外的生命器官，这些器官只能承受短时间的缺血，如肝、肠道和肾等。上述代偿性机制造成了循环阻力升高，心脏后负荷增加，成为心搏量下降的又一因素。随之左心室舒张末期压力升高，左心房压力上升，肺毛细血管楔压增高，发生肺淤血。组织缺血缺氧使无氧酵解增加，乳酸增多，出现代谢性酸中毒。后者造成微动脉、毛细血管前括约肌松弛，此时微静脉、小静脉仍收缩，从而血液灌入多，流出少，外周阻力下降，加之缺血所致的左心室做功受损、瓣膜功能及乳头肌功能异常导致心搏量的进一步减少，因而血压下降。

晚期：血流低灌注波及心脏或脑。此前，机体已通过代偿机制尽可能保留这两个重要器官的灌注，休克继续进展，脑血管和冠状动脉灌注不良，全身其他组织器官的血管床进一步收缩，机体呈现严重酸中毒和意识障碍。

低血压或组织低灌注可刺激交感神经兴奋和儿茶酚胺类物质分泌增加，起到一定的代偿作用。但儿茶酚胺类物质分泌增加可使心肌耗氧增加，使心肌缺血更加严重。儿茶酚胺类物质还有致心律失常作用。肾素—血管紧张素系统（Renin-Angiotensin System，RAS）激活也有一定的代偿作用。但 RAS 激活可使心脏后负荷增加，并加重水钠潴留和肺水肿。神经激素激活可使总外周血管阻力（SystemLe Vascular Resistance，SVR）增加。SVR 增加虽有升高血压的作用，但可使组织灌注更趋减少。当 SVR 明显降低时，要考虑心源性休克合并感染性休克。

（二）细胞病理学

组织低灌注及随之发生的细胞低氧血症引起无氧糖酵解而耗竭三磷腺苷及细胞内能量储备，无氧糖酵解导致乳酸堆积而引起细胞内酸中毒，而能量依赖的离子转运泵耗竭引起跨膜电位降低而致细胞内钠、钙堆积及心肌细胞"痛饮"。细胞缺血及细胞内钙堆积将激活细胞内保护酶。另外，研究表明缺血性心肌病变中，程控细胞坏死也将引起心肌细胞损失。

四、临床表现

该病临床表现可分为原发病和休克两方面的症状。

（一）原发病的症状

因原发病不同而异。感染所致心肌炎可发生在感染的急性期或恢复期。有的以突然发生心源性休克而起病，听诊时心音低钝，有奔马律或心律失常。如病因为室上性阵发性心动过速，多有阵发性发作病史，并有典型的心电图改变；如系急性心脏压塞症，则有心包炎的病史，并有颈静脉怒张、奇脉及心音遥远等心脏压塞症状；如系肺梗死，则多发生于感染性心内膜炎、栓塞性静脉炎及手术后患者，常有突然胸痛、呼吸困难及咯血等症状。

（二）休克症状

心源性休克一般进展迅速，根据其发生、发展的病理生理学特征，临床可分为三期。

休克初期（代偿期）：表现为直立性低血压，即血压在坐位和立位时降低，而平卧位可以正常，收缩压变化大于 10mmHg（1.3kPa）。脉压降低，心率加快，神志清醒，但烦躁不安，焦虑或易激惹；患儿畏寒，面色苍白，四肢湿冷；尿量正常或稍减少。

休克期（失代偿期）：出现间断平卧位低血压，收缩压降至 80mmHg（10.64kPa）以下。脉压在 20mmHg（2.6kPa）以下；患儿神志尚清楚，但反应迟钝，意识模糊；皮肤湿冷，呈大理石样花纹，毛细血管再充盈时间延长；心率更快，脉搏无力；浅表静脉萎陷，呼吸稍快，肠鸣音减弱；尿量减少或无尿，幼儿少于 2mL/（kg·h），儿童少于 1mL/（kg·h）。

休克晚期：血压降低且固定不变或不能测出；患儿昏迷，肢冷发绀；心率更加快速或转为缓慢；脉搏微弱或触不到；呼吸急促或缓慢、不整；腹胀，肠麻痹；少尿或无尿。此期患儿可出现弥散性血管内凝血和多脏器损伤。前者表现为皮肤黏膜出血、便血、呕血及血尿，最终导致呼吸衰竭、肾衰竭以及多脏器衰竭，甚至死亡。

（三）按休克严重程度大致可分为轻、中、重和极重度休克

（1）轻度休克：表现为患者神志尚清，但烦躁不安、面色苍白、口干、出汗，心率大于 100 次 /min，脉速有力，四肢尚温暖，但肢体稍发绀、发凉，收缩压大于等于 80mmHg（10.64kPa），尿量略减，脉压小于 30mmHg（4.0kPa）。

（2）中度休克：面色苍白、表情淡漠、四肢发冷、肢端发绀，收缩压在 60 ~ 80mmHg（8 ~ 10.64kPa），脉压＜ 20mmHg（2.67kPa），尿量明显减少（小于 17mL/h）。

（3）重度休克：神志欠清、意识模糊、反应迟钝、面色苍白、四肢厥冷、发绀，皮肤出现大理石样改变，心率大于 120 次 /min，心音低钝，脉细弱无力或稍加压后即消失，收缩压降至 40 ~ 60mmHg（5.32 ~ 8.0kPa），尿量明显减少或尿血。

（4）极重度休克：神志不清、昏迷，呼吸浅而不规则，口唇皮肤发绀，四肢厥冷，脉搏极弱或扪不到，心音低钝或呈单音心律，收缩压小于40mmHg（5.32kPa），无尿，可有广泛皮下、黏膜及内脏出血，并出现多器官衰竭征象。

必须指出，上述休克的临床分期和严重程度的划分是人为的，其相互之间并非一刀切，可有过渡类型，只能作为临床工作中判断病情的参考。

五、诊断及鉴别诊断

心源性休克的诊断实际上包括对休克和对其心源性病因两部分的综合诊断。应与儿科常见的感染性休克，吐泻引起的水、电解质紊乱所致休克，过敏性休克，急性中枢神经系统疾病，重症衰竭等相鉴别。诊断为心源性休克后应进一步确定原发病，为采取有效措施提供重要依据。

六、治疗

（一）监测

对心源性休克的监测项目与其他类型休克相同，如心率、血压、体温、呼吸、尿量、经皮测血氧饱和度、血气、X线胸片、心电图、超声心动图、血生化（电解质、肝肾功能），必要时进行血流动力学监测，包括中心静脉压、肺毛细血管楔压、心排血量等。

（二）对症治疗

治疗原则是积极抢救休克的同时，重视原发病的相应治疗。治疗关键是提高心排血量，改善组织细胞氧供应及减少氧消耗。

（1）保持安静，以减少耗氧量。

平卧位或头稍低位，鼻管或面罩给氧，必要时加压给氧。

（2）改善机体氧供，纠正酸碱失衡。

维持动脉 $P(O_2) \geqslant 70mmHg$（9.31kPa），经皮血氧测定的氧饱和度 $\geqslant 90\%$。纠正代谢性酸中毒，当出现高碳酸血症、呼吸性酸中毒时，须行气管插管机械通气。

（3）补液及纠正电解质紊乱。

心源性休克主要因心功能不全引起，扩容往往不能使心排血量多，输液过多或过快反而会导致肺水肿，使病情恶化。首次输液可给予100g/L葡萄糖氯化钠溶液或低分右旋糖酐，5～10mL/kg，于30min内静脉滴注，休克状态无改善可重复1次，静脉输液总量为1000～1200mL/（m²·24h）（不宜超过50mL/kg），严格掌握液体量及输液速度，多用100g/L葡萄糖液缓慢均匀静脉滴注。

（4）正性肌力药物。

儿茶酚胺类药物：多巴胺和多巴酚丁胺常用剂量为 3 ~ 8μg/（kg·min），多巴胺在提高血压方面优于多巴酚丁胺，但引起心动过速和心律失常方面重于多巴酚丁胺。异丙肾上腺素仅应用于对阿托品无效或起搏器不能立即使用时。须注意可能产生的室性心律失常。美国心脏病学学会／美国心脏学会（ACC/AHA）指南推荐异丙肾上腺素可用于严重心源性休克低血压状态。

磷酸二酯酶抑制剂：米力农可提高细胞内 cAMP 水平而增加心肌收缩力，兼有冠状动脉及外周血管扩张作用。小儿静脉注射负荷量每次 25 ~ 75μg/kg，间隔 10min 后重复 1 次，可重复 3 次，以后静脉滴注 0.25 ~ 0.50μg/（kg·min）。

洋地黄制剂：洋地黄类药物对心源性休克初始不起作用。仅于阵发性室上性心动过速和心房纤颤转复无效时为控制心率才使用。暴发性心肌炎尽量避免使用洋地黄制剂。

血管扩张剂：在应用正性肌力药的同时，血管扩张药可减轻心脏前后负荷，提高心排血量，扩张静脉可降低前负荷。扩张动脉可减少动脉阻力，减轻左室后负荷，改善左室射血，心排血量增加。扩张微循环血管，增加营养性毛细血管血流。

利尿剂：应用利尿剂可减轻肺淤血并增加携氧，但危重情况下应慎用，因为骤然利尿有加重低血压及减少冠状动脉血流灌注的危险。如利尿效果不理想时应考虑系低血容量、心排血量严重下降以及肾血流量不足（肾衰竭）的影响。

体外机械辅助装置：休克时应用各种辅助装置是现代休克治疗的进展之一。主要有主动脉内气囊反搏（IABP）、心室（左心室或双心室）辅助装置（VAD）、人工膜肺（ECMO）等技术。国外有学者将人工膜肺作为救治的首选方法。

改善心肌代偿：可使用大剂量维生素 c、1,6- 二磷酸果糖等。

皮质激素：目前对并发感染的心源性休克患儿应用皮质激素，国内外仍有争议，但对伴有心源性休克的肾上腺皮质功能危象者，应用皮质激素是必要的。

（三）病因治疗

（1）暴发性或重症心肌炎、心肌病：可采用皮质类固醇冲击治疗。在病情稳定前不宜应用 β 受体阻滞剂、钙通道阻滞剂及血管紧张素转换酶抑制剂，因其可加重心源性休克患者的低血压。

（2）严重心律失常：快速性心律失常，如室上性心动过速可选用胺碘酮负荷量 5 ~ 7mg/kg，1h 内滴入；维持量 10 ~ 15μg/（kg·min）。室性心动过速目前不主张首选利多卡因，而建议应用胺碘酮，但要用负荷量。对血流动力学不稳定者可选用电击复律。直流电击复律方法，电能量为 0.5 ~ 1.0J/（s·kg），电击于 QRS 波峰上，如无效可加大能量重复电击，但不宜超过 3 次。电击复律的特点是作用快、安全且效果好，但对洋地黄中毒者应禁用。缓慢心律失常或合并严重快速心律失常，应尽快安装起搏器。

（3）心包压塞：宜行心包穿刺引流减压。

第四章 消化系统疾病诊疗

第一节 小儿厌食症

一、诊断

厌食，是指小儿长时期见食不贪，食欲减退或缺乏，甚至拒食，医学上称之为"小儿厌食症"。据调查资料表明，城镇中60%的学龄前儿童均有不同程度的厌食。随着独生子女的增多，小儿厌食症有增无减。究其原因，与饮食习惯和饮食方式有密切的关系。同时，与缺少某些微量元素也有一定的关系。

（一）病史

喂养不当，嗜食高蛋白高糖饮食史。

（二）症状及体征

（1）不思纳食，食之无味，甚或拒食，大便正常或干结。食量明显少于同年龄正常儿童。
（2）病程持续2个月以上。
（3）体重下降不增，毛发稀黄、干枯。
（4）并发症：严重者可并发中度以上贫血、营养不良、维生素D缺乏病、智力发育障碍、机体抗病能力降低而反复感染。
（5）排除其他外感染、内伤慢性疾病。

（三）辅助检查

D–木糖吸收排泄率降低；尿淀粉酶降低；血、头发的锌、铜、铁等多种微量元素含量低。

二、治疗

（一）一般治疗

改变不规律的生活，尽可能改善或酌情改换生活环境。

（二）消化酶制剂

多酶片，每次 0.3 ~ 0.6g，3 次 /d，饭后服。含淀粉酶、胰酶、胃蛋白酶，可促进糖类的消化。

（三）锌制剂

1. 葡萄糖酸锌

儿童服用量为：3 岁以下 5 ~ 10mg，4 ~ 6 岁 10 ~ 15mg，6 岁以上 15 ~ 20mg。以上均为锌的剂量，1d 只须服 1 次，亦可以将 1d 量分 2 ~ 3 次服用。口服液：每瓶 10mL，含锌 10mg。冲剂：每袋 10g，含葡萄糖酸锌 70mg，相当于含锌 10mg。

2. 甘草锌

儿童服用量按锌元素计算，1d 每千克体重 0.5 ~ 1.5mg，相当于 80mg 规格片剂的 1/8 ~ 1/3。一般常用量为（80mg 片剂）1 ~ 2 片。

（四）维生素

复合 B 族维生素，每次 1 片，2 ~ 3 次 / 天，饭后服。

第二节　功能性消化不良

一、流行病学

功能性消化不良（Functional Dyspepsia，FD）是指有持续存在或反复发作的上腹痛、腹胀、早饱、嗳气、厌食、胃灼热、泛酸、恶心及呕吐等消化功能障碍症状，经各项检查排除器质性疾病的一组小儿消化内科最常见的临床综合征。功能性消化不良的患儿主诉各异，又缺乏肯定的特异病理生理基础，因此，对这一部分患者，曾有许多命名，主要有功能性消化不良、非溃疡性消化不良（Non Ulcer Dyspep-sia，NUD）、特发性消化不良（Idiopathic Dyspepsia）、原发性消化不良（Essential Dyspepsia）、胀气性消化不良（Flatulent dyspepsia）以及上腹不适综合征（Epigastric Distress Syndrome）等。目前，国际上多采用前三种命名，而"功能性消化不良"尤为大多数学者所接受。

在我国，此病有逐年上升的趋势，以消化不良为主诉的成人患者约占普通内科门诊的 11%、占消化专科门诊的 53%。国内儿科患者中功能性消化不良的发病率尚无规范的统计。

二、病因及发病机制

FD 的病因不明，其发病机制亦不清楚。目前认为是多种因素综合作用的结果。这些因素包括了饮食和环境、胃酸分泌、幽门螺杆菌感染、消化道运动功能异常、心理因素以及一些其他胃肠功能紊乱性疾病，如胃食管反流性疾病(GERD)、吞气症及肠易激综合征等。

（一）饮食与环境因素

FD 患者的症状往往与饮食有关，许多患者常常主诉一些含气饮料、咖啡、柠檬或其他水果以及油炸类食物会加重消化不良。虽然双盲法食物诱发试验对食物诱因的意义提出了质疑，但许多患儿仍在避免上述食物并平衡了膳食结构后感到症状有所减轻。

（二）胃酸

部分 FD 的患者会出现溃疡样症状，如饥饿痛，在进食后渐缓解，腹部有指点压痛，当给予制酸剂或抑酸药物症状可在短期内缓解。这些都提示这类患者的发病与胃酸有关。

然而绝大多数研究证实 FD 患者基础胃酸和最大胃酸分泌量没有增加，胃酸分泌与溃疡样症状无关，症状程度与最大胃酸分泌也无相关性。所以，胃酸在功能性消化不良发病中的作用仍须进一步研究。

（三）慢性胃炎与十二指肠炎

功能性消化不良患者中有 30% ~ 50% 经组织学检查证实为胃窦胃炎，欧洲不少国家将慢性胃炎视为功能性消化不良，认为慢性胃炎可能通过神经及体液因素影响胃的运动功能，也有作者认为非糜烂性十二指肠炎也属于功能性消化不良。应当指出的是，功能性消化不良症状的轻重并不与胃黏膜炎症病变相互平行。

（四）幽门螺杆菌感染

幽门螺杆菌是一种革兰阴性细菌，一般定植于胃的黏液层表面。幽门螺杆菌感染与功能性消化不良关系的研究结果差异很大，有些研究认为幽门螺杆菌感染是 FD 的病理生理因素之一，因为在成人中，功能性消化不良患者的胃黏膜内常可发现幽门螺杆菌，检出率在 40% ~ 70% 之间。但大量的研究却表明：FD 患者的幽门螺杆菌感染率并不高于正常健康人，阳性幽门螺杆菌和阴性幽门螺杆菌者的胃肠运动和胃排空功能无明显差异，且幽门螺杆菌阳性的 FD 患者经根除幽门螺杆菌治疗后其消化不良症状并不一定随之消失，进一步研究证实，幽门螺杆菌特异性抗原与 FD 无相关性，甚至其特异血清型 CagA 与任何消化不良症状或任何原发性功能性上腹不适症状均无关系。目前，国内学者的共识意见为幽门螺杆菌感染为慢性活动性胃炎的主要病因，有消化不良症状的幽门螺杆菌感染者可归属于 FD 范畴。

（五）胃肠运动功能障碍

许多的研究都认为 FD 其实是胃肠道功能紊乱的一种。它与其他胃肠功能紊乱性疾病有着相似的发病机制。近年来，随着对胃肠功能疾病在生理学（运动—感觉）、基础学（脑－肠作用）及精神社会学等方面的进一步了解，并基于其所表现的症状及解剖位置，罗马委员会制定了新的标准，即罗马Ⅲ标准。罗马Ⅲ标准不仅包括诊断标准，亦对胃肠功能紊乱的基础生理、病理、神经支配及胃肠激素、免疫系统做了详尽的叙述，同时在治疗方面也提出了指导性意见。因此罗马Ⅲ标准是目前世界各国用于功能性胃肠疾病诊断、治疗的一个共识文件。

该标准认为：胃肠道运动在消化期与消化间期有不同的形式和特点。消化间期运动的特点则是呈现周期性移行性综合运动。空腹状态下由胃至末端回肠存在一种周期性运动形式，称为消化间期移行性综合运动（MMC）。在正常餐后 4 ~ 6 小时，这种周期性、特征性的运动起于近端胃，并缓慢传导到整个小肠。每个 MMC 由 4 个连续时相组成：Ⅰ相为运动不活跃期；Ⅱ相的特征是间断性蠕动收缩；Ⅲ相时胃发生连续性蠕动收缩，每个慢波上伴有快速发生的动作电位（峰电位），收缩环中心闭合而幽门基础压力却不高，处于开放状态，故能清除胃内残留食物；Ⅳ相是Ⅲ相结束回到Ⅰ相的恢复期。与之相对应，在Ⅲ期还伴有胃酸分泌、胰腺和胆汁分泌。在消化间期，这种特征性运动有规则地重复出现，每一周期约 90 分钟。空腹状态下，十二指肠最大收缩频率为 12 次 / 分，从十二指肠开始 MMC 向远端移动速度为 5 ~ 10cm/min，90 分钟后达末端回肠，其作用是清除肠腔内不被消化的颗粒。

消化期的运动形式比较复杂。进餐打乱了消化间期的活动，出现一种特殊的运动类型：胃窦—十二指肠协调收缩。胃底出现容受性舒张，远端胃出现不规则时相性收缩，持续数分钟后进入较稳定的运动模式，即 3 次 / 分的节律性蠕动性收缩，并与幽门括约肌的开放和十二指肠协调运动，推动食物进入十二指肠。此时小肠出现不规则、随机的收缩运动，并根据食物的大小和性质，使得这种运动模式可维持 2.5 ~ 8 小时。此后当食物从小肠排空后，又恢复消化间期模式。

在长期的对 FD 患者的研究中发现：约 50% 的 FD 患者存在餐后胃排空延迟，可以是液体或（和）固体排空障碍。小儿 FD 中有 61.53% 胃排空迟缓。这可能是胃运动异常的综合表现，胃近端张力降低、胃窦运动减弱以及胃电紊乱等都可以影响胃排空功能。胃内压力测定发现，25% 的功能性消化不良胃窦运动功能减弱，尤其是餐后明显低于健康人，甚至胃窦无收缩。儿童中，FD 患儿胃窦收缩幅度明显低于健康儿。胃容量—压力关系曲线和电子恒压器检查发现患者胃近端容纳舒张功能受损，胃顺应性降低，近端胃壁张力下降。

部分 FD 患者有小肠运动障碍，以近端小肠为主，胃窦—十二指肠测压发现胃窦—十二指肠运动不协调，主要是十二指肠运动紊乱，约有 1/3 的 FD 存在肠易激综合征。

（六）内脏感觉异常

许多功能性消化不良的患者对生理或轻微有害刺激的感受异常或过于敏感。一些患者对灌注酸和盐水的敏感性提高；一些患者即使在使用了 H_2 受体拮抗剂阻断酸分泌的情况下，静脉注射五肽胃泌素仍会发生疼痛。一些研究报道，球囊在近端胃膨胀时，功能性消化不良患者的疼痛往往会加重，他们疼痛发作时球囊膨胀的水平显著低于对照组。因此，内脏感觉的异常在功能性消化不良中可能起到了一定作用。但这种感觉异常的基础尚不清楚，初步研究证实功能性消化不良患者存在两种内脏传入功能障碍：一种是不被察觉的反射传入信号，另一种为感知信号。两种异常可单独存在，也可以同时出现于同一患者。当胃肠道机械感受器感受扩张刺激后，受试者会因扩张容量的逐渐增加而产生感知、不适及疼痛，从而获得不同状态的扩张容量，功能性消化不良患者感知阈明显低于正常人，表明患者感觉过敏。

（七）心理—社会因素

心理学因素是否与功能性消化不良的发病有关一直存在着争议。国内有学者曾对 186 名 FD 患者的年龄、性别、生活习惯以及文化程度等进行了解，并做了焦虑及抑郁程度的评定，结果发现 FD 患者以年龄偏大的女性多见，它的发生与焦虑及抑郁有较明显的关系。但目前尚无确切的证据表明功能性消化不良症状与精神异常或慢性应激有关。功能性消化不良患者重大生活应激事件的数量也不一定高于其他人群，但很可能这些患者对应激的感受程度要更高。所以作为医生，要了解患者的疾病就需要了解患者的性格特征及生活习惯等，这可能对治疗非常重要。

（八）其他胃肠功能紊乱性疾病

（1）胃食管反流性疾病（GERD）：胃灼热和反流是胃食管反流的特异性症状，但是许多 GERD 患者并无此明显症状，有些患者主诉既有胃灼热又有消化不良。目前，有许多学者已接受了以下看法：有少数 GERD 患者并无食管炎，许多 GERD 患者具有复杂的消化不良病史，而不仅是单纯胃灼热与酸反流症状。用食管 24 小时 pH 值监测研究发现：约有 20% 的功能性消化不良患者和反流性疾病有关。最近 SandLu 等报告，20 例小儿厌食中，12 例（60%）有胃食管反流。因此，有充分的理由认为胃食管反流性疾病和某些功能性消化不良的病例有关。

（2）吞气症：许多患者常下意识地吞入过量的空气，导致腹胀、饱胀和嗳气，这种情况也常继发于应激或焦虑。对于此类患者，治疗中进行适当的行为调适往往非常有效。

（3）肠易激综合征（IBS）：功能性消化不良与其他胃肠道紊乱之间常常有许多重叠。约有 1/3 的 IBS 患者有消化不良症状；功能性消化不良患者中有 IBS 症状的比例也近似。

三、临床表现及分型

临床症状主要包括上腹痛、腹胀、早饱、嗳气、厌食、胃灼热、泛酸、恶心和呕吐。病程多在 2 年内，症状可反复发作，也可在相当一段时间内无症状。可以某一症状为主，也可有多个症状的叠加。多数难以明确引起或加重病情的诱因。

功能性消化不良分为 5 个亚型：反流样消化不良（Reflux Like Dyspepsia）、运动障碍样消化不良（Dysmotility Llike Dyspepsia）、溃疡样消化不良（Ulcer Like Dyspepsia）、吞气症（Aerophagia）及特发性消化不良（Idiopathic Dyspepsia）。目前采用较多的是 4 型分类：①运动障碍样型；②反流样型；③溃疡样型；④非特异型。

（一）运动障碍样消化不良

型患者的表现以腹胀、早饱及嗳气为主。症状多在进食后加重。过饱时会出现腹痛、恶心，甚至呕吐。动力学检查 50%～60% 的患者存在胃近端和远端收缩和舒张障碍。

（二）反流样消化不良

突出的表现是胸骨后痛，胃灼热、反流。内镜检查未发现食管炎，但 24 小时 pH 值监测可发现部分患者有胃食管酸反流。对于无酸反流者出现此类症状，认为与食管对酸敏感性增加有关。

（三）溃疡样消化不良

主要表现与十二指肠溃疡特点相同，夜间痛，饥饿痛、进食或服抗酸剂能缓解，可伴有反酸，少数患者伴胃灼热，症状呈慢性周期性。内镜检查未发现溃疡和糜烂性炎症。

（四）非特异型消化不良

消化不良表现不能归入上述类型者。常并发肠易激综合征。

指经排除器质性疾病、反复发生上腹痛、烧灼感、餐后饱胀或早饱半年以上且近 3 个月有症状，成人根据主要症状的不同还将 FD 分为餐后不适综合征（Postprandial Distress

Syndrome，PDS，表现为餐后饱胀或早饱）和腹痛综合征（epigastric pain syndrome，EPS，表现为上腹痛或烧灼感）两个亚型。

四、诊断及鉴别诊断

（一）诊断

对于功能性消化不良的诊断，首先应排除器质性消化不良。除了仔细询问病史及全面体检外，还应进行以下器械及实验室检查：①血常规；②粪隐血试验；③上消化道内镜；④肝胆胰超声；⑤肝肾功能；⑥血糖；⑦甲状腺功能；⑧胸部 X 检查。其中①～④为第一线检查，⑤～⑧为可选择性检查，多数根据第一线检查即可基本确定功能性消化不良的诊断。此外，近年来开展的胃食管 24 小时 pH 值监测、超声或放射性核素胃排空检查以及胃肠道压力测定等多种胃肠道动力检查手段，在 FD 的诊断与鉴别诊断上也起到了十分重要的作用。许多原因不明的腹痛、恶心及呕吐患者往往经胃肠道压力检查找到了病因，这些检查也逐渐开始应用于儿科患者。

（二）功能性消化不良通用的诊断标准

（1）慢性上腹痛、腹胀、早饱、嗳气、泛酸、胃灼热、恶心、呕吐、喂养困难等上消化道症状，持续至少 4 周。

（2）内镜检查未发现胃及十二指肠溃疡、糜烂和肿瘤等器质性病变，未发现食管炎，也无上述疾病史。

（3）实验室、B 超及 X 线检查排除肝、胆、胰疾病。

（4）无糖尿病、结缔组织病、肾脏疾病及精神病史。

（5）无腹部手术史。

（三）儿童功能性消化不良的罗马Ⅲ诊断标准

必须包括以下三项：

（1）持续或反复发作的上腹部（脐上）疼痛或不适。

（2）排便后不能缓解，或症状发作与排便频率或粪便性状的改变无关（除了肠易激综合征）。

（3）无炎症性、解剖学、代谢性或肿瘤性疾病的证据可以解释患儿的症状。诊断前至少 2 个月内，症状出现至少每周 1 次，符合上述标准。

（四）鉴别诊断

1. 胃食管反流

胃食管反流性疾病功能性消化不良中的反流亚型与其鉴别困难。胃食管反流性疾病具有典型或不典型反流症状，内镜证实有不同程度的食管炎症改变，24小时食管 pH 值监测有酸反应，无内镜下食管炎表现的患者属于反流样消化不良或胃食管反流性疾病不易确定，但两者在治疗上是相同的。

2. 具有溃疡样症状的器质性消化不良

包括十二指肠溃疡、十二指肠炎、幽门管溃疡、幽门前区溃疡、糜烂性胃窦炎。在诊断功能性消化不良溃疡亚型前，必须进行内镜检查以排除以上器质性病变。

3. 胃轻瘫

许多全身性的或消化道疾病均可引起胃排空功能的障碍，造成胃轻瘫。较常见的原因有糖尿病、尿毒症及结缔组织病。在诊断功能性消化不良运动障碍亚型时，应仔细排除其他原因所致的胃轻瘫。

4. 慢性难治性腹痛（CIPA）

CIPA 患者 70% 为女性，多有身体或心理创伤史。患者常常主诉有长期腹痛（超过6个月），且腹痛弥漫，多伴有腹部以外的症状。大多数患者经过广泛的检查而结果均为阴性。这类患者多数有严重的潜在的心理疾患，包括抑郁、焦虑和躯体形态的紊乱。他们常坚持自己有严重的疾病并要求进一步检查。对这类患者应提供多种方式的心理、行为和药物联合治疗。

五、预防

并非所有的功能性消化不良的患儿均须接受药物治疗。有些患儿根据医生诊断得知无病及检查结果亦属正常后，可通过改变生活方式与调整食物种类来预防。如建立良好的生活习惯，避免心理紧张因素和刺激性食物，避免服用非甾体抗炎药。对于无法停药者应同时应用胃黏膜保护剂或 H_2 受体拮抗剂。

六、治疗

（一）一般治疗

一般说来，治疗中最重要的是在医生和患者之间建立一种牢固的治疗关系。医生应通过详细询问病史和全面细致的体格检查取得患者的信赖。经过初步检查之后，应与患者讨论鉴别诊断，包括功能性消化不良的可能。应向患者推荐合理的诊断和检查步骤，并向患者解释他们所关心的问题。经过诊断性检查之后，应告诉患者功能性消化不良的诊断，同时向他们进行宣教、消除疑虑，抑制"过分检查"的趋势，将重点从寻找症状的原因转移到帮助患者克服这些症状。

医生应该探究患者的生活应激情况，包括患者与家庭、学校、人际关系及生活环境有关的事物。改变他们的生活环境是不太可能的，应指导患者减轻应激反应的措施，如体育锻炼和良好的饮食睡眠习惯。还应了解患者近期的饮食或用药的改变。要仔细了解可能使患者症状加重的食物和药物，并停止使用。

（二）药物治疗

对于功能性消化不良，药物治疗的效果不太令人满意。到目前为止没有任何一种特效的药物可以使症状完全缓解。而且，症状的改善也可能与自然病程中症状的时轻时重有关，或者是安慰剂的作用。所以治疗的重点应放在生活习惯的改变和采取积极的克服策略上，而非一味地依赖于药物。在症状加重时，药物治疗可能会有帮助，但应尽量减少用量，只有在有明确益处时才可长期使用。

下面介绍一下治疗功能性消化不良的常用药物。

1. 抗酸剂和制酸剂

（1）抗酸剂：在消化不良的治疗用药中，抗酸剂是应用最广泛的一种。在西方国家，这是一种非处方药，部分患者服用抗酸剂后症状缓解，但也有报告抗酸剂与安慰剂在治疗功能性消化不良方面疗效相近。

抗酸剂（碳酸氢钠、氢氧化铝、氧化镁、三硅酸镁）：在我国常用的有碳酸钙口服液、复方氢氧化铝片及胃达。这类药物对于缓解饥饿痛、反酸及胃灼热等症状有较明显效果。但药物作用时间短，须多次服用，而长期服用易引起不良反应。

（2）抑酸剂：抑酸剂主要指 H_2 受体拮抗剂和质子泵抑制剂。

H_2 受体拮抗剂治疗功能性消化不良的报道很多，药物的疗效在统计学上显著优于安慰剂。主要有西咪替丁、雷尼替丁及法莫替丁等。它们抑制胃酸的分泌，无论对溃疡亚型和反流亚型都有明显的效果。

质子泵抑制剂奥美拉唑，可抑制壁细胞 H^+–K^+–ATP 酶，抑制酸分泌作用强，持续时间长，适用于 H_2 受体拮抗剂治疗无效的患者。

2. 促动力药物

根据有对照组的临床验证，现已肯定甲氧氯普胺（胃复安）、多潘立酮（吗丁啉）及西沙比利对消除功能性消化不良诸症状确有疗效。儿科多潘立酮应用较多。

（1）甲氧氯普胺：有抗中枢和外周多巴胺作用，同时兴奋 $5\text{-}HT_4$ 受体，促进内源性乙酰胆碱释放，增加胃窦—十二指肠协调运动，促进胃排空。儿童剂量每次 0.2mg/kg，3 ~ 4 次 / 日，餐前 15 ~ 20 分钟服用。因不良反应较多，故临床应用逐渐减少。

（2）多潘立酮：为外周多巴胺受体阻抗剂，可促进固体和液体胃排空，抑制胃容纳舒张，协调胃窦—十二指肠运动，松弛幽门，从而缓解消化不良症状。儿童剂量每次 0.3mg/kg，3 ~ 4 次 / 日，餐前 15 ~ 30 分钟服用。1 岁以下儿童由于血脑屏障功能发育尚未完全，故不宜服用。

（3）西沙比利：通过促进胃肠道肌层神经丛副交感神经节后纤维末梢乙酰胆碱的释放，增强食管下端括约肌张力，加强食管、胃、小肠和结肠的推进性运动。对胃的作用主要有增加胃窦收缩，改善胃窦—十二指肠协调运动。降低幽门时相性收缩频率，使胃电活动趋于正常，从而加速胃排空。儿童剂量每次 0.2mg/kg，3 ~ 4 次 / 日，餐前 15 ~ 30 分钟服用。临床研究发现该药能明显改善消化不良症状，但因心脏的不良反应，故应用受到限制。

（4）红霉素：虽为抗生素，也是胃动素激动剂，可增加胃近端和远端收缩活力，促进胃推进性蠕动，加速空腹和餐后胃排空，可用于 FD 小儿。

3. 胃黏膜保护剂

这类药物主要有硫糖铝、米索前列醇、恩前列素及蒙脱石散等。临床上这类药物的应用主要是由于功能性消化不良的发病可能与慢性胃炎有关，患者可能存在胃黏膜屏障功能的减弱。

4. 5-HT$_3$

受体拮抗剂和阿片类受体激动剂这两类药物促进胃排空的作用很弱，用于治疗功能性消化不良患者的原理是调节内脏感觉阈。但此类药在儿科中尚无用药经验。

5. 抗焦虑药

国内有人使用小剂量多塞平和多潘立酮结合心理疏导治疗功能性消化不良患者，发现对上腹痛及嗳气等症状有明显的缓解作用，较之不使用多塞平的患者有明显提高。因此，在对 FD 的治疗中，利用药物对心理障碍进行治疗有一定的临床意义。

第三节　胃食管反流

一、病因及发病机制

胃食管反流病（Gastro Esophageal Reflux Disease，GERD）是最常见的食管疾病，是因

食管下端括约肌的机能缺陷，引起胃液或胆汁从胃反流入食管，是婴幼儿顽固性呕吐和生长发育迟缓的重要原因。

病因与发病机制有：①食管下端括约肌抗反流屏障破坏：食管下端环状肌有括约肌功能，因此能防止胃食管反流发生，其抗反流功能受神经及消化道激素的调节，如胃泌素、前列腺素等，当其抗反流因素受到破坏时，反流量增加，因此产生胃食管反流。②食管酸廓清延缓：正常情况下，食管本身具有以下防御功能——食管下端括约肌能阻止反流作用；食管的蠕动向远端清除进入食管的反流液；吞咽含碳酸氢钠的唾液、中和酸度及清洗刺激物。当上述功能受到损伤时，使酸清除延缓。

二、诊断

（一）病史采集要点

1. 婴儿

婴儿胃食管反流症有四大症状，即吐奶、体重不增、出血和肺部症状，其中以吐奶最常见。正常情况下，食管下端括约肌保持一定的张力，形成一个高压带，将胃和食管分隔开来，阻止胃内容物反流入食管，而且食管的蠕动波还能将反流物推回胃中。刚出生不久的婴儿食管下端括约肌还未发育完善，张力较低，5～7周后才能建立起有效的抗反流屏障，并随年龄增长逐渐完善。此外，婴儿的食管下端括约肌到咽部的距离相对成人为短，卧位时间较长，哭闹时腹压升高。如果喂养不当，吞气过多，引起胃扩张，就容易发生胃食管反流。患儿出生后不久即出现反复呕吐，随年龄增大而加重，严重者甚至每次喂奶后均呕吐。呕吐多不费力，非喷射性，但也有部分为喷射性呕吐，平卧位和嗳气时更易出现。也有患儿不喂奶时也常呕吐。反复呕吐引起营养不良、体重不增或下降。由于胃食管反流，胃酸等腐蚀食管黏膜，还可造成食管炎，甚至引起食管黏膜血管破损、出血。此外，胃食管反流时，若胃内容物误入气管则可引起肺部反复感染。

（1）呕吐：新生儿及婴儿患者85%生后第1周即呕吐，逐渐成为食后呕吐，呈喷射状，吐出物为胃内容物，偶有呕血。

（2）生长发育落后：由于呕吐造成长期热量摄入不足而致营养不良、生长发育缓慢、消瘦。亦可因反流性食管炎引起痉挛与狭窄，少数病儿有贫血症状。

（3）其他：呕吐物或反流物如吸入肺部可致肺部感染，久之形成肺纤维化，产生原发性肺间质纤维化。个别患儿对酸性反流液高度敏感，可诱发支气管痉挛，引起哮喘发作。反流液刺激咽喉者，反射性喉痉挛，可造成窒息，甚至猝死。

2. 较大儿童

年长儿可诉胸骨后烧灼痛、嗳气、上腹部不适。胃灼热、反流、非心源性胸痛和吞咽困难及一些肺部症状是 GERD 的常见表现。一旦出现上述症状时应首先想到 GERD 的可能，但 GERD 有时可有完全不同的临床表现。患儿有食管症状可伴或不伴食管黏膜损害，有或未证实病理性酸反流的量；另一些患儿有食管黏膜损害但不一定伴有反流症状；还有患儿表现为各种各样食管外表现，可无或很少伴有食管症状，因而给 GERD 的诊断带来一定的困难。在较大儿童直至成人患者，胃灼热和反流是 GERD 的主要症状，这 2 个症状对于 GERD 有很高的特异性。

（1）胃灼热。胃灼热伴或不伴有胃内容物反流至口腔是最突出的症状。胃灼热典型者为胸骨后烧灼感，向咽喉或口放射，最常见于餐后，由于平躺、躯体弯曲过度或猛烈的抬举而发生，常因急剧进餐、吃柑橘、辛辣食品、高脂肪餐和饮酒而诱发。胃灼热的严重性与食管炎的严重度无关。在 Barrett's 食管或有食管外表现的 GRED 患者，胃灼热可能很轻或缺如。

（2）反流。反流是指胃内容物反流入食管，且常反流入口，应与呕吐相区别。反流常伴有胃灼热，反流物为典型的酸性物，更为重要的是反流可引起食管外表现。

（3）吞咽困难。这是 GERD 的常见症状，若患者尚能吞咽肉食（肉片、牛排）、带皮的蔬菜和硬面食品等，吞咽困难的存在将被怀疑。吞咽困难可为机械性梗阻或非机械性梗阻引起。机械性梗阻可能继发于与反流有关的狭窄、癌（如 Barrett's 食管引起腺癌或鳞状上皮癌）或食管环；非机械性梗阻吞咽困难可继发于蠕动功能障碍含有低幅度收缩和传递不良，或继发于反流引起敏感性蠕动收缩和食管痉挛，糜烂性食管炎的存在和严重性也是重要的决定因素，糜烂性或溃疡性食管炎患者进硬食常有吞咽困难，给充分治疗后 GERD 可消失。

（4）非器质性上消化道症状表现。如消化不良、腹胀、嗳气或不消化，当缺乏胃灼热或酸反流主要症状时，上述症状对 GERD 无特异性，有些患者仅诉胃灼热。

（5）食管外表现。①哮喘最为常见，抗反流治疗可改善哮喘症状。虽 1/3 哮喘患者有食管功能障碍而无食管症状，但询问有关反流和胃灼热史在哮喘患者是重要的。哮喘时存在 GERD 的线索包括缺乏过敏原、哮喘开始在少年、哮喘前存在反流症状、夜间咳嗽、肥胖、哮喘发作前有胃灼热或激烈进食后胃灼热、对常用的哮喘治疗有对抗。②心绞痛样胸痛：又称为非心源性胸痛，是 GERD 的另一个突出表现。为位于胸骨下方烧灼样或压榨样痛，以下四点应考虑源于食管引起的胸痛：A.伴有食管症状，如胃灼热、吞咽困难或反流；B.疾病发生在餐后或仰卧位置；C.用抗酸剂疼痛减轻；D.疼痛持续几小时或几天而无心肺恶化。但值得注意的是，不少冠心病和心源性胸痛患者常并存有食管症状，因此建议诊断食管源性胸痛时应首先排除心源性胸痛。③耳鼻喉疾病：有喉症状而缺乏典型食管症状或症状轻微的患者，内镜检查有低的食管炎检出率，少量的酸即可引起喉病理改变。牙糜烂是 GERD 最流行的口表现，牙糜烂和齿质丢失可引起颞下肌筋膜疼痛综合征，也可有口臭、口烧灼、舌过敏等表现。

3. 并发症

胃食管反流病的并发症包括食管炎、消化性食管狭窄、食管溃疡及 Barrett 化生。食管炎常可引起吞咽痛及大量出血；消化性食管狭窄可出现对固体食物的进行性吞咽困难；食管消化性溃疡可发生与胃或十二指肠溃疡同样的疼痛，但其部位常局限于剑突区或高位胸骨后区，这些溃疡愈合慢，易复发，在愈合后常遗留狭窄。

（二）体格检查要点

胃食管反流时由于酸性胃液反流，食管长期处于酸性环境中，可发生食管炎、食管溃疡、食管狭窄、反流物吸入气管可引起反复发作的支气管肺炎、肺不张，也可引起窒息、猝死综合征等。患儿常呕吐可出现体重不增、食管炎、食管糜烂或溃疡，表现为不安、激惹、拒食，重者呕血或便血，导致缺铁性贫血。反流物吸入后可有吸入症状，肺部并发症，呛咳、窒息、呼吸暂停、吸入肺炎，并伴精神运动发育迟缓。体格检查可见相应的体征。

（三）门诊资料分析

1. 食管测压

食管测压仅用于对可疑 GERD 的开始评价，不用于 GERD 的肯定诊断，反流食管炎往往伴有 LES 压力降低（正常 15 ~ 30mmHg），LES 松弛时间也较正常明显延长（正常 2 ~ 7秒），胃食管屏降压（正常 11 ~ 19mmHg）明显降低，因此 LES 低压可作为 GERD 严重度的评价指标。

2. 放射线检查

患者垂头仰卧位所做的 X 线钡餐检查可显示钡剂从胃反流至食管，也可采取腹部加压法。但 X 线照相的方法通常不能敏感地诊断胃食管反流病。吞钡后所做的 X 线检查很容易显示食管溃疡和消化性狭窄，但对因食管炎所致的出血患者则诊断价值不大。上消化道吞钡检查可提供食管蠕动情况，并可发现憩室、裂孔疝和肿瘤等病变；气钡双重对比检查，食管炎时可见黏膜粗糙、溃疡等病变。为了评价 GERD 及其并发症，临床用食管钡造影和同位素检查，钡检查对于评价有吞咽困难的 GERD 以及准确地诊断裂孔疝、食管狭窄、食管环等极有价值。放射线检查证实黏膜呈网状改变可提出存在 Barrett's 食管。但与 pH 值监测相比，钡检查对 GERD 诊断的敏感性低，基于这个原因吞钡检查用于评价 GERD 患者受到限制。

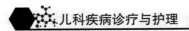

（四）进一步检查项目

1. 食管镜检查

可对伴或不伴有出血的食管炎做出准确的诊断。食管镜结合细胞刷洗和直视下活检对鉴别食管的良性消化性狭窄和癌肿是必需的。疑有 GERD 患者一般进行内镜评价，检查指征包括：

（1）患者症状不明朗或有警报症状如出血、体重下降、吞咽困难征象，目的为排除其他疾病或并发病。

（2）有长期症状的患者，目的为排除 Barrett's 食管的筛选。

（3）用于食管炎的诊断和其严重度的评估。

（4）治疗目的：直接内镜治疗和预防慢性化。如果发现糜烂性食管炎或 Barrett's 食管，大部分 GERD 可通过内镜得到诊断，虽然糜烂性食管炎也可由感染或药物引起损伤所致。

内镜检查对于 GERD 的诊断缺乏可靠的敏感性，胃灼热患者内镜检查时仅 30% ~ 40% 证实有黏膜破坏，包括黏膜红斑、组织脆和柱状鳞状上皮损害等。内镜检查提示严重食管炎的存在可指导治疗，且有助于预报对治疗的反应、复发率和慢性化。内镜检查阴性患者食管黏膜活检病理改变有助于 GERD 的诊断。反流症状持续久的患者可通过内镜筛选 Barrett's 食管，如果看不到 Barrett's 食管化生，将来患者不再需要用内镜筛选；而内镜发现有 Barrett's 食管者建议患者首选质子泵抑制剂治疗直至症状消失、食管糜烂或溃疡改变轻微。

2. 食管测压法

这是在下食管括约肌处测定压力，并显示其强度，可区分正常与闭锁功能不全的括约肌。

3. 24 小时食管 pH 值监测

24 小时食管 pH 监测是当前一个广为应用的研究和临床工具，对食管暴露酸量的判定、对 GERD 的认识有很大提高，可提供胃食管反流病的直接证据，了解反流的病因和异常程度，有助于肯定 GERD 诊断。24 小时 pH 值监测能很好地区别正常对照组和食管炎患者，pH 值监测也有助于提高诊断有食管外表现存在的 GERD 患者。pH 值监测受到各种限制，所有证实食管炎患者，25% 的患者 24 小时 pH 值监测在正常范围内，正常对照组与有反流症状的患者也有很大的重叠。一般以 pH < 4（正常食管 pH 值为 5.0 ~ 7.0）至少持续 5 ~ 10 秒作为胃食管反流发生指标。现在国内多采用便携式食管 24 小时连续 pH 值监测，监测期间一般规定 pH < 4 持续 5 秒或 10 秒以上判定为有胃食管反流，一般采用 6 个参数：①总 pH < 4 的时间百分率（%）（正常人为 1.2% ~ 5%）；②直立位 pH < 4 的时间百

分率（％）；③卧位 pH < 4 的时间百分率（％）；④反流次数；⑤ pH < 4 长于 5 分钟的次数；⑥最长反流持续时间。有认为正常人 pH < 4 长于 5 分钟的次数大于 3 次，而反流发作长时间大于 9 分钟即为病理性反流。24 小时 pH 值监测表明，每天站立位有反流者食管炎较轻，夜间卧位有反流者食管炎较重，而白天、夜间均有反流者食管炎最重。反流和症状之间的相互关系对于决定症状由反流引起是有帮助的。相互关系是通过统计学处理得出的。此相互关系可能决定于总酸暴露时间，严格的反流和症状间隔时间不明了，多数作者认为出现间隔时间为 2 ~ 5 分钟。反流和症状之间相互关系特别用于评价患者有不能解释的胸痛。

4. 双探针 pH 值监测法

将一个探针（Probe）置于食管下端括约肌上 5cm 处，另一个探针置于近端食管或咽下部，此种方法有助于评价 GERD 患者的食管外表现。有各种各样耳鼻喉症状的患者食管近端 pH 值监测常有异常，如喉痛、声嘶表现反流性喉炎或酸后喉炎患者，双探针 pH 值监测也用于检查大多数有发作性喉痉挛的反流异常者，有些患者有反流性咽炎而远端食管总酸暴露时间正常，在评价哮喘或慢性咳嗽患者近端食管 pH 值监测的重要性很少建立，研究仍有矛盾的结果。

5. Bernstein 试验

与症状性胃食管反流的存在密切相关，灌酸可使症状迅速出现，但可被灌注盐水所缓解。

6. 食管活检

显示鳞状黏膜层变薄，基底细胞增生，这些组织学变化可见于内镜下肉眼见不到食管炎的患者。

内镜或 X 线检查的结果如何，活检或 Bernstein 试验的阳性结果与反流所致的食管炎症状具有密切关系。内镜下活检还是能连续观察 Barrett 化生柱状黏膜改变的唯一方法。

7. 试验治疗

试验治疗在 GERD 评价上是有吸引力的。Orneprazole 试验开始用于 1992 年。英国胃肠学会资料显示其敏感性 81%、特异性 85%。尤其是对 pH 值监测（－）或内镜（－）的患者若用试验治疗症状改善时也可考虑 GERD 的诊断。应当指出，单纯试验治疗也可能造成误诊，如消化性溃疡、卓—艾综合征用强酸抑制剂治疗症状也明显减轻。目前，临床上普遍认为用质子泵抑制剂（PPI）试验诊断反流病准确性高，实用于临床。最近，美国胃肠学会推荐凡有典型 GERD 症状的患者，在行内镜检查之前，应接受 PPI 治疗。另一些专家推荐在大多数病例中，将 PPI 试验放在 24 小时食管内 pH 值监测之前进行，或者用其作为替代试验。

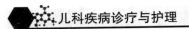

（五）临床类型

胃食管反流病可有典型表现（如上述）和食管外表现，其食管外表现尤应重视胃食管反流病，常可伴有呼吸系统症状与疾病（如哮喘、咳嗽和纤维化），耳鼻喉科症状和体征，其他食管外症状和体征（如非心源性胸痛、牙腐蚀、鼻窦炎和睡眠呼吸暂停）等。

1. 呼吸系统表现

以呼吸系统为最多见。由于反流的轻重、持续时间长短、反流物的刺激性以及个人致反流因素等具体情况不同，可有不同的表现。

（1）夜间阵咳及支气管炎：为反流物进入气道直接刺激所致。轻者，患者常于夜间或熟睡中突然出现阵咳或呛咳，须立即坐起。若长期反流、持续刺激，则可引起支气管炎，咳嗽增重，但以夜间为主。如引致气管炎的其他病因因素不明显，或抗菌治疗效果不好，要想到有 GERD 的可能。

（2）反复发作性肺炎及肺间质纤维化：反流较重、反复吸入，可导致反复发作的肺炎。患者可有反复发作的咳嗽、咳痰、气喘，尤以夜间为著，有的伴有夜间阵发性呛咳。有的患者可有胸闷、胸痛、发热等症状。胸部 X 线检查，可提示炎症征象。虽经正规抗生素治疗，症状及 X 线表现常无明显改善，或易于复发。极少数患者可并发肺脓肿或肺不张。长期、反复吸入刺激，个别患者可进一步发展为肺间质纤维化。

（3）支气管哮喘：有学者证实，高酸反流物进入气道，可引起支气管痉挛。食管滴酸试验阳性者，也能引起支气管痉挛，食管酸刺激传入神经感觉机制触发呼吸道反应，因此在食管中，少量酸即可引起支气管痉挛。咽喉部存在着对酸超敏感的丰富的化学感受器，受反流酸刺激，亦能引起支气管痉挛，出现哮喘。GERD 所致的哮喘，多于夜间发作，无季节性，常伴反流症状，亦可伴咳嗽、呛咳、声嘶，咽喉酸辣等症状。但约 1/3 的患者可无反流症状或不明显。解痉剂的应用常难奏效，甚至加重。此夜间哮喘须与心源性哮喘相鉴别。反过来，支气管哮喘也易诱发 GERD，这是因为：①支气管痉挛时，肺充气过度，使膈肌下降，致 LES 功能降低，抗反流作用减弱；②哮喘发作时，胸内负压增大，腹内压增高，胸膜压差增长，更利于胃食管反流；③支气管扩张剂的应用，可降低 LES 张力，如原有 GERD 者，支气管哮喘可使其加重；④夜间睡眠呼吸暂停，反流性食管炎可能是夜间睡眠呼吸暂停的原因之一。反流物吸入的主要机制是膈和腹部呼吸肌的突发收缩，胃压突然增高，使胃内容物通过食管进入气管引起。呼吸暂停发生在睡眠时，少数发生在白天饭后 1 小时。

2. 非心源性胸痛

反流性食管炎或 GERD 是非心源性胸痛的主要原因。非心源性胸痛 80% 的患者是由胃食管反流引起。患者除了胸骨后、剑下疼痛的典型症状外，还可向胸骨两例、上胸、后背放射，甚至有的放射至颈部、耳部，个别还有表现为牙痛。易与心绞痛、胸膜炎、肺炎、肋软骨炎等相混。GERD 所致胸痛也可间歇发作，有的呈剧烈刺痛，酷似心绞痛。

3. 慢性咽喉炎

为反流物刺激咽喉所致的化学性炎症。患者常有咽喉部不适，疼痛、咳嗽、喉部异物感或堵塞感，亦可有声音嘶哑。咽部检查可见充血、肿胀、淋巴滤泡增生，偶尔可见溃疡形成。喉部检查可见喉部、声带水肿，偶见溃疡或声带结节形成，病变常限于声带后 1/3 和舌状软骨间区域。咽喉炎是夜间食管喉反流的结果。喉咽与胃液接触引起水肿和炎症。

4. 口腔表现

反流物刺激，可有唇舌烧灼感，个别患者出现口腔溃疡。有的患者可有口酸、口苦、口臭及味觉损害等。有的患者唾液分泌增多，可能是酸刺激食管，反射引起的酸清除的保护性反应。与此相关，干燥综合征时，由于唾液分泌减少，对食管酸的中和清除能力降低，易诱发或加重反流物对黏膜的损害。

5. 婴儿食管外表现

婴儿食管短，LES 尚未发育好，张力低下，且以流食为主，又多采取卧位，因而较易出现胃食管反流，也更易累及食管邻近器官，食管外表现更为突出。由于小儿不能主诉，如警惕性不高，易被忽略或误诊。常见表现为呼吸道症状，如夜间阵咳、哮喘、肺炎等。由于反流的痛苦，食管炎及食管外并发症的折磨，患儿亦可表现为哭闹、睡眠不好、拒食等。久之，可出现缺铁性贫血、营养不良及发育障碍。偶尔，患儿可出现间歇性斜颈或姿势怪异（Sandifer 综合征）。

（六）鉴别诊断要点

1. 婴儿溢奶

婴儿在吃完奶后，变动体位或刚躺下，就会马上吐奶，这种情况为溢奶，是一种生理现象。因为婴儿的胃成水平状，一变动体位，使胃无法保持水平位置，就会发生溢奶现象。待婴儿长到 6 个月以后，会自然好转。

2. 幽门痉挛

婴儿不论躺着或抱着，每次吃奶以后 10 分钟左右就会呕吐，这种现象大多由幽门痉挛引起。幽门痉挛使乳汁不能顺利地流入十二指肠，就会出现呕吐。

3. 先天性幽门肥厚性狭窄

婴儿每次吃完奶，马上就呕吐，而且不论是改变体位，改变饮食，还是使用药物都不能使其症状得到缓解。体格检查在婴儿胃上中部偏右处，摸到像红枣大小的硬块，则可能是先天性幽门肥厚性狭窄，必须手术治疗。

4. 其他

GERD 所致非心源性胸痛易与心绞痛、胸膜炎、肺炎、肋软骨炎等相混。食管源性心绞痛样胸痛，多与体位有关，仰卧、弯腰易发生，坐起站立可缓解；冷饮或刺激性饮料食物亦可诱发。

三、治疗

（一）治疗原则

首选非手术疗法包括饮食控制、体位疗法和药物疗法，新生儿、婴儿胃食管反流经内科治疗绝大部分数月后可明显改善。若经上述治疗 6 个月后仍有吐奶或其他症状，可考虑手术治疗。

（二）治疗计划

应根据婴儿胃食管反流的不同程度采取相应措施，无并发症者的治疗包括：

1. 饮食控制

食宜少量多次，选择质地柔软而营养丰富的食物，避免吃过热或过冷的食物。由于胃食管反流与胃的充盈度关系较大，因此，食品应稠厚，以减少容量。

2. 体位疗法

对轻、中度的胃食管反流婴儿，喂奶时应将婴儿抱在半直立位，喂奶后维持半卧位 1 小时左右，睡眠时床头抬高 20 ～ 30 厘米，保持头高脚低位。通常在 2 周内就可使呕吐减轻。重度患儿应 24 小时持续维持体位治疗，可让患儿睡在倾斜 30° 的床板上（头高脚低），取俯卧位（趴着睡），以背带固定，或抬高床头 20 ～ 30 厘米。

3. 药物治疗

目前用于胃食管反流的药物主要有两大类：一类是抗酸剂，不仅能中和胃酸，还可促进幽门窦胃泌素的产生，升高血清胃泌素的浓度，从而增加食管下端括约肌的压力；另一类是 H_2 受体拮抗剂，如西咪替丁，其机制是抑制胃酸分泌，减少胃酸反流至食管，从而减轻症状。具体用药包括：

（1）餐后 1 小时和临睡时予以制酸剂：可中和胃酸，并可能增加食管下段括约肌张力。

（2）应用 H_2 阻滞剂以降低胃液酸度（有时合并应用其他药物）。

（3）应用胆碱能激动剂如氯贝胆碱、甲氧氯普胺餐前 30 分钟和临睡前口服。

（4）西沙比利。

（5）质子泵抑制剂：如奥美拉唑或兰索拉唑，是促进消化性食管炎快速愈合的最有效药物。研究证实有严重食管炎患者用质子泵抑制剂治疗可预防黏膜并发症尤其是狭窄的发生。奥美拉唑已被获准长期应用于腐蚀性食管炎再复发的预防。

4. 其他

（1）避免应用引起胃酸分泌的强刺激剂：如咖啡、酒精。

（2）避免应用降低下食管括约肌张力的药物：如抗胆碱能药物、食物（脂肪、巧克力）和吸烟（被动）。

5. 并发症的治疗

除大量出血外，由食管炎引起的出血无须做紧急手术，但可复发。食管狭窄应采用积极的内科治疗，并反复扩张（如在内镜下采用气囊或探条）以达到和维持食管的畅通，若扩张恰当，不会严重影响患者的进食。奥美拉唑、兰索拉唑或抗反流手术（如 Belsey、Hill、Nissen 等）常用于有严重食管炎、出血、狭窄、溃疡或难治性症状的患者，而不管是否有裂孔疝的存在。该类手术也可应用电视辅助下的腹腔镜进行。内科或外科治疗对 Barrett 化生的效果并不一致，目前推荐内镜检查（每 1～2 年一次）以监视这种化生恶变的可能。

（三）治疗方案的选择

1. 内科治疗

（1）体位：使病儿处于 45～60° 半坐位，有的主张至少应保持在 60°，多数病儿呕吐即可消失。对较大儿童，轻者进食后 1 小时保持直立位；严重者可用 30° 倾斜的床上俯卧位，或 50° 角仰卧。

（2）喂养：饮食以少量多餐为主，喂稠厚乳汁防止呕吐。治疗期禁食酸果汁，食物用米糊调稠喂饲。

（3）药物：药物治疗主要是应用 H_2 受体拮抗剂来抑制胃酸分泌。一般 1～2 周可缓解症状。并发有食管炎时，予西咪替丁每日 30～40mg/kg，分 4 次口服；可在食后 15～30 分钟加服抗酸药，同时用甲氧氯普胺每次 0.1mg/kg，每日 4 次。多潘立酮可使胃肠道上部的蠕动和张力恢复正常，促进胃排空，增强胃窦和十二指肠运动，协调幽门的收缩，还可增强食管的蠕动和食管下部括约肌的张力，因此对本病有较好疗效。儿童每次 0.6mg/kg，每日 3～4 次；不能口服者，可使用栓剂，6 个月以下小儿用时须密切监护。十六角蒙脱石可保护食管黏膜，促进受损上皮修复与再生，还因其对 H⁺ 的缓冲作用，对胃蛋白酶的抵抗作用及对胆盐、胆酸的螯合作用等，亦可用于本病的治疗。

2. 外科治疗

经内科治疗 6 ~ 8 周无效者，有严重并发症、严重食管炎或缩窄形成的，可考虑手术治疗，一般采用胃底折叠术，效果良好。

四、预后

当没有食管炎或呼吸道并发症的胃食管反流，一般预后是良好的。抗反流手术对缓解症状以及食管黏膜损伤的愈合有效率达 85%，但长期随访发现有 10% 的复发率。抗反流手术的并发症是食管狭窄。

第四节　胃炎和消化性溃疡

一、急性胃炎

（一）概述

急性胃炎是指由物理性、化学性或生物性有害因子引起的胃黏膜急性炎症，其病变可仅局限于胃底、胃体或胃窦，也可弥漫分布于全胃。病变深度大多局限于黏膜层，严重时则可累及黏膜下层或肌层，甚至达到浆膜层。急性胃炎可因服用药物（如非甾体抗炎药、抗肿瘤化疗药、洋地黄、氯化钾等）、误服腐蚀性化学物质（如强酸、强碱等）、应激因素（严重创伤、大面积烧伤、大手术、中枢神经系统肿瘤和外伤、败血症等）、酒精、感染、十二指肠液反流、摄入由细菌及其毒素污染的食物、胃壁的机械损伤、各种因素所致的变态反应所引起。

（二）诊断标准

1. 诊断依据

（1）有摄入细菌及其毒素污染的食物、服药、吞食腐蚀性化学物质、酗酒、应激和放射线照射等明显的诱因。

（2）急性上腹痛、恶心、呕吐和食欲减退。严重者可有呕血、黑便、电解质紊乱与酸碱平衡失调。可有原发病的临床表现，如严重烧伤、败血症、休克等，或在全身严重疾病基础上发生消化道出血。

（3）胃镜检查表现为胃黏膜的充血、水肿和糜烂。胃镜检查应尽早进行，否则待胃黏膜修复、病灶愈合后胃镜检查可为阴性。

（4）上消化道的气钡双重造影可用于急性胃炎的诊断，但由于本病的病变一般较表浅，上消化道 X 线钡餐检查多为阴性。

（5）以出血为主要表现者，大便潜血试验阳性；呕吐物潜血试验也可为阳性，血常规检查红细胞和血红蛋白均可降低。

具有上述第（1）、（2）项可临床诊断为急性胃炎，如同时具有第（3）项则可确诊。

2. 鉴别诊断

（1）消化性溃疡：消化性溃疡也可有上腹痛、恶心、呕吐等症状，但消化性溃疡者多有溃疡病的特殊症状，如上腹部的疼痛具有节律性、季节性、与进食有关等特点。一旦发生胃穿孔则会突然出现剧烈的上腹痛并迅速遍及全腹，体格检查时发现腹肌呈板状强直，全腹均有压痛及反跳痛。

（2）急性胰腺炎：有突然发作的上腹部剧烈疼痛，放射至背部及腰部，早期呕吐物为胃内容物，以后为胆汁。血清淀粉酶常增高，有时腹腔内可抽出血性液体。

（3）急性胆囊炎：本病特点是右上腹持续性疼痛，阵发性加重，可放射至右肩背部，Murphy 征阳性，B 超检查可协助诊断。

（三）治疗方案

治疗原则为祛除病因，保护胃黏膜，合理饮食，对症处理。

1. 一般治疗

（1）祛除诱因：停用致病的药物，治疗相关疾病。

（2）饮食：以清淡流质饮食为主，多饮水，必要时酌情禁食。

（3）支持治疗：纠正因呕吐、腹泻导致的失水及水、电解质紊乱，一般用口服补液法，病情重者可静脉补液。

2. 基本药物治疗

（1）保护胃黏膜药物：硫糖铝（胃溃宁），每日 10～25mg/kg，分 4 次，饭后 2h 服用，疗程 4～8 周。枸橼酸铋钾（德诺，胶体铋），每日 6～8mg/kg，分 3 次口服，疗程 4～6 周。蒙脱石粉（思密达），每次 3g，每日 3 次，餐前空腹服用。

（2）H_2 受体拮抗剂：西咪替丁（甲氰咪胍，泰胃美，Cimetidine），每日 20～40mg/kg，分 4 次于饭前 10～30min 口服。雷尼替丁（呋喃硝胺，Ranitidine），每日 3～5mg/kg，每 12h 1 次，或每晚 1 次口服；或将上述剂量分 2～3 次，用 5%～10% 葡萄糖液稀释后静脉滴注，肾功能不全者剂量减半，疗程为 4 ~ 6 周。

（3）质子泵抑制剂：奥美拉唑（洛赛克），每日 0.7mg/kg，清晨顿服，4 ~ 6 周为一个疗程。兰索拉唑（达克普隆），15 ~ 30mg，每日 1 ~ 2 次。

（4）促进胃蠕动：甲氧氯普胺（胃复安），每次 0.1mg/kg，每日 2 ~ 3 次，餐前半小时服（由于服用后部分患者可出现锥体外系的不良反应，现已少用）。多潘利酮（吗丁啉），每次 0.3mg/kg，每日 3 次，餐前半小时服。

（5）抗生素：一般不用抗生素，但若是由细菌引起，特别是伴有腹泻者，可用吡哌酸等。

（6）对症治疗：腹痛者可用解痉剂，如阿托品、丙胺太林、山莨菪碱等药物。

（四）疗效评估

一般来说，急性胃炎是一种可逆性疾病，经过治疗，症状消失、无并发症者为痊愈。该病症状虽可在短期内消失，但组织学改变可能持续数月之久。偶尔也可出现持续的、危及生命的上消化道出血，这时须采取进一步措施加以治疗，这些措施包括胃左动脉栓塞或滴注血管升压素，或外科手术治疗。

（五）预后评估

单纯性急性胃炎的预后好、病程短、可自限，症状多在数天内消失。急性腐蚀性胃炎可能会发生穿孔，出现急性腹膜炎，急性期过后往往出现食管瘢痕狭窄，此时可行食管扩张术或胃造瘘术。急性化脓性胃炎也可发生胃穿孔、休克和急性腹膜炎，一旦确诊，应立即给予手术，并用大剂量抗生素控制感染，治疗一定要积极，否则预后较差。

（六）评述

急性胃炎除了胃镜检查外，主要靠患儿和家属提供的病史，因此必须详细询问病史，以防误诊和漏诊。为了预防急性胃炎，应注意饮食卫生，勿暴饮暴食，并慎用或忌用易损伤胃黏膜的药物和食物。

（七）摘要

急性胃炎是胃黏膜的急性炎症，可因药物、误服腐蚀性化学物质、应激因素、食物、变态反应等引起。临床主要特征为上腹痛、恶心、呕吐、胃镜下见胃黏膜充血、水肿和糜烂。须与消化性溃疡、急性胰腺炎和急性胆囊炎进行鉴别。主要治疗包括祛除病因、保护胃黏膜、合理饮食和对症处理。单纯性急性胃炎的预后好，急性腐蚀性胃炎可能会发生诸如穿孔、急性腹膜炎、食管狭窄等并发症。

二、慢性胃炎

（一）概述

慢性胃炎是有害因子长期反复作用于胃黏膜引起损伤的结果，胃黏膜病变以淋巴细胞和浆细胞的浸润为主，中性粒细胞和嗜酸粒细胞可存在，但数量少。病变分布不均匀。本病是一种常见病，任何年龄都可发病，但随着年龄的增加发病率亦逐渐增加。小儿慢性胃炎中以浅表性胃炎最常见，占90%以上，常与消化性溃疡伴发，胃窦炎占70%，萎缩性胃炎极少。慢性胃炎的病因至今尚未完全明确，可能与以下因素有关：①胃黏膜损伤因子（机械性、温度、化学性、放射性和生物性损伤因子）长期反复损伤胃黏膜；②细菌、病毒或幽门螺杆菌感染；③自身免疫因素；④胆汁反流；⑤长期服用刺激性食物和药物；⑥精神神经因素；⑦遗传因素；⑧多种慢性病的影响，如慢性肾炎、糖尿病、类风湿性关节炎、系统性红斑狼疮、肝胆系统疾病等。

（二）诊断标准

1. 诊断依据

（1）反复发作的中上腹不适、饱胀、钝痛、烧灼痛，疼痛无明显规律，一般进食后加重。常见食欲不振、反酸、嗳气、恶心等。有胃黏膜长期少量出血者可引起缺铁性贫血，并可出现头晕、心慌、乏力等症状，大便隐血试验阳性。

（2）有时可有上腹轻压痛，严重时可有舌炎和贫血。胃窦炎的症状有时与消化性溃疡相似，除偶有上腹部压痛外无其他明显阳性体征。

（3）胃镜检查可见：①黏液斑；②充血；③水肿；④微小结节形成；⑤糜烂；⑥花斑；⑦出血斑点（前5项中符合1项即可诊断，第⑥、⑦项须结合胃黏膜病理学检查诊断）。

（4）X线气钡双重造影很好地显示胃黏膜相，可见胃窦部激惹征、黏膜增粗、迂曲、锯齿状。

（5）幽门螺杆菌检测阳性，目前有6种方法检测幽门螺杆菌，包括胃黏膜直接涂片后革兰染色后镜检、胃黏膜切片后免疫组化法染色、胃黏膜培养、尿素酶快速试验、血清幽门螺杆菌抗体测定和13C尿素呼气试验。

（6）血清胃泌素的增高与胃黏膜屏障受损有关。

具有上述（1）（2）项，同时具有（3）或（4）项，伴或不伴（5）（6）项，排除消化性溃疡等疾病后，可确诊为慢性胃炎。

2. 鉴别诊断

（1）胃溃疡：两者的症状有某些相似之处，但胃溃疡患者的上腹痛多有节律性、周期发作特点，进食后疼痛减轻，胃镜检查或 X 线钡餐检查可发现溃疡征象。

（2）胃癌：小儿少见。早期胃癌可无临床症状或虽有症状但无特异性，容易与慢性胃炎混淆。胃癌常与慢性胃炎同时存在，胃镜检查是最好的鉴别方法。

（3）肠蛔虫症：常有不固定的腹痛、偏食、异食癖、恶心、呕吐等症状，且有全身过敏症状，往往有大便排出蛔虫虫体或虫卵史，粪便中找到蛔虫卵即可确诊。

（4）肠痉挛：婴儿多见，可出现反复发作的阵发性腹痛，排气、排便后可缓解。

（5）腹型癫痫：反复发作的不固定腹痛，腹部无异常体征，脑电图多有异常改变。

（三）治疗方案

1. 一般治疗

（1）积极寻找病因：有鼻腔和口咽部慢性感染灶的应予以清除，慢性支气管炎者应避免将痰液咽下。避免服用对胃有刺激的药物。

（2）饮食：饮食宜软、易消化，避免进食过于粗糙或过热的食物。进食要养成细嚼慢咽的习惯，以减少对胃的刺激。要少食盐渍、烟熏、不新鲜食物。

2. 基本药物治疗

（1）加强屏障功能、促进上皮生长：硫糖铝（胃溃宁），每日 10 ～ 25mg/kg，分 4 次，饭后 2h 服，疗程 4 ～ 8 周。枸橼酸铋钾（德诺，胶体铋），每日 6 ～ 8mg/kg，分 3 次口服，疗程 4 ～ 6 周。

（2）促进胃蠕动、减少肠液反流：甲氧氯普胺（胃复安），每次 0.1 ～ 0.2mg/kg，每日 3 次，餐前半小时服（由于服用后部分患者可出现锥体外系的不良反应现已很少使用）。多潘立酮（吗丁啉），每次 0.3mg/kg，每日 3 次，餐前半小时服。

（3）制酸剂和碱性药物。

① H_2 受体拮抗剂：西咪替丁（甲氰咪胍，泰胃美，Cimetidine），每日 10 ～ 15mg/kg，分 4 次于饭前 10 ～ 30min 口服，或按每次 0.2g，用 5% ～ 10% 葡萄糖液稀释后静脉滴注。雷尼替丁（呋喃硝胺，Ranitidine），每日 3 ～ 5mg/kg，每 12h 1 次，或每晚 1 次口服；或将上述剂量分 2 次用 5% ～ 10% 葡萄糖液稀释后静脉滴注，肾功能不全者剂量减半，疗程为 4 ～ 6 周。②质子泵抑制剂：奥美拉唑（洛赛克），每日 0.7mg/kg，清晨顿服，4 ～ 6 周为一个疗程。③碱性药物：氢氧化铝，5 岁以上小儿 0.15 ～ 0.3mg/kg，每日 3 次，餐后 1h 服。此外，还可应用复方氢氧化铝片（胃舒平）、铝碳酸镁片（达喜）或复方碳酸咀嚼片（罗内）。

（4）消除幽门螺杆菌感染：可同时使用枸橼酸铋钾、抗生素和甲硝唑 3 种药治疗，合用 2 周为一疗程。

（5）其他：缺铁性贫血者可补充铁剂，有大细胞贫血者可使用维生素 B_2。有些研究发现慢性萎缩性胃炎患者血清中的微量元素锌、硒等含量均降低，可适当给予补充。

（四）疗效评估

对慢性胃炎疗效的评价应以临床症状缓解或消失与否为主，不应以胃黏膜病理检查中病变程度轻重为唯一标准。经治疗症状消失，随访 3 年无复发者为治愈。由于幽门螺杆菌与慢性胃炎的发生有关，应注意清除幽门螺杆菌以改善组织学的变化。

（五）预后评估

一般情况下慢性胃炎的预后较好，儿童的慢性胃炎患者其病变主要累及胃窦，如不治疗则影响到全胃，这个变化过程估计需要 20 年以上。伴有中度、重度不典型增生者的慢性胃炎，至成人阶段后其胃癌发生率比普通人群高，因此须长期随访复查。

（六）评述

慢性胃炎的诊断主要依靠胃镜和胃黏膜活检进行组织学检查，同时应注意排除胃的其他疾病（如胃溃疡）和胃外疾病（如慢性胆囊炎）。慢性胃炎的发病率很高，一般来说，凡有上消化道症状者，在做胃镜检查后都可得到慢性胃炎的诊断，因为胃壁每日在不断地接受食物刺激和受到咽下的细菌侵入，其存在一些轻度炎症和小的糜烂是理所当然之事，胃黏膜每日就处在这种损伤和修复的动态平衡之中。因此对无症状或症状轻微的慢性胃炎可以不加治疗。

（七）摘要

慢性胃炎是一种常见病，任何年龄都可发病，小儿以浅表性胃炎最常见。临床主要特征为中上腹不适、饱胀、疼痛和出现消化不良症状，有胃黏膜长期少量出血者可引起缺铁性贫血。胃镜检查和胃黏膜组织病理学检查是诊断慢性胃炎最可靠的手段。本病须与胃溃疡、肠蛔虫症、肠痉挛和腹型癫痫鉴别。主要治疗为清除致病因素、强固屏障功能、促进胃蠕动以减少肠液反流等，并可使用抑酸剂和碱性药物，若合并有幽门螺杆菌感染者应消除幽门螺杆菌。儿童期本病的预后良好。

三、消化性溃疡

（一）概述

消化性溃疡是一种常见的消化系统疾病，凡是能与胃酸接触的胃肠道任何部位均可发生溃疡，但主要还是胃和十二指肠这两处的溃疡，两者占全部消化性溃疡的98%。消化性溃疡的发病机制较为复杂，一般来说，本病是因致溃疡因素（胃、十二指肠黏膜损害）和黏膜抵抗因素(黏膜保护)之间失去平衡所致。致溃疡因素包括胃酸—胃蛋白酶的消化作用、情绪应激、胃泌素和胃窦部滞留、幽门螺杆菌（Hp）的存在、胃和十二指肠的炎症、遗传因素、饮食失调及药物等；黏膜抵抗因素则包括黏液—黏膜屏障、黏膜血流量、前列腺素、表皮生长因子及细胞更新等。本病分布于全世界，发病率较高，一般认为人群中的10%在其一生中曾患过本病。十二指肠溃疡较胃溃疡多见，两者之比约为3∶1。10%～15%的消化性溃疡患者可终身无症状，称为"沉默性溃疡"，此类患者以胃溃疡多见。各年龄均可发病，婴幼儿多为继发性溃疡，年长儿则多为原发性溃疡，以十二指肠溃疡多见，男孩多于女孩，男女之比约为2∶1。胃溃疡和十二指肠溃疡的发病率相近。消化性溃疡的发作有季节性，秋末冬初或冬末春初的发病远比夏季常见。

（二）诊断标准

1.诊断依据

（1）症状：

①剑突下有烧灼感或饥饿痛；出现反复发作、进食可缓解的上腹痛，夜间和凌晨症状明显；可伴反酸、嗳气、呕吐、食欲不振等，病史可达数年。②发作时上腹部疼痛呈节律性，进食、饥饿、气候变化及精神紧张均可诱发；发作呈周期性，缓解期与发作期相互交替。③有原因不明的呕血、便血、胃或十二指肠穿孔。④有些患儿的家族中有类似的消化性溃疡患者。

（2）体征：①上腹部的局限性压痛，压痛的部位基本反映溃疡的位置；②当十二指肠球部溃疡发生后壁穿孔时，可在胸椎10、11和12棘突两侧出现压痛点；③发生胃肠道穿孔、幽门梗阻等并发症时，可出现腹膜炎体征、上腹部振水音及胃型，患者可因出血而有面色苍白或心率加快。

（3）胃镜检查：查见溃疡，根据部位分为胃溃疡、十二指肠溃疡、复合性溃疡。胃镜下将溃疡分为活动期、愈合期和瘢痕期，各期又可分为两个阶段。疑有Hp感染可做胃黏膜直接涂片、革兰染色后镜检，胃黏膜切片后免疫组化法染色，胃黏膜细菌培养。

（4）上消化道钡餐检查：以气钡双重对比造影为佳，其直接征象有龛影和浓钡点，间接征象包括十二指肠球部的变形、缩小、激惹、球部大弯侧的痉挛性切迹、幽门管移位等。

凡具有上述症状中之一和（或）体征中之一者，同时具有第（3）或第（4）项，可确诊为消化性溃疡。

2.合并幽门螺杆菌（Hp）感染的诊断标准

（1）细菌培养阳性。

（2）组织切片染色见到大量典型细菌者。

（3）组织切片见到少量细菌、尿素酶试验、Bc尿素呼气试验、血清Hp-IgG或Hp核酸，任意2项阳性。

2周内服用抗生素者，上述检查可呈假阴性。2周未服用抗生素者，具有上述3项之一可诊断为合并幽门螺杆菌感染。

3. 鉴别诊断

（1）其他腹痛疾病：应与肠痉挛、蛔虫症、腹腔内脏器感染、胆管结石等鉴别。

（2）其他呕血疾病：新生儿和小婴儿呕血可见于新生儿自然出血症、食管裂孔疝、败血症等；年长儿须与肝硬化所致食管静脉曲张破裂出血和全身出血性疾病鉴别。

（3）慢性胃炎：本病常有上腹痛和其他消化不良症状，易与消化性溃疡相混淆，两者的鉴别主要依靠胃镜检查。

（4）急性坏死性肠炎：血便呈暗红色糊状便或赤豆汤样便，具有特殊的腥臭味，同时伴有高热。

（5）肠套叠：本病的典型症状有阵发性哭闹、呕吐、腹部包块、果酱样大便或血便。

（6）钩虫病：钩虫寄居于十二指肠，可引起十二指肠炎、渗血甚至黑便，症状可酷似十二指肠球部溃疡。胃镜下在十二指肠降部可见到钩虫和出血点。凡来自农村而有消化不良及贫血的儿童，应做常规粪便检查以寻找钩虫卵，阳性者应做驱虫治疗。

（三）治疗方案

治疗目的在于缓解症状，促进溃疡愈合，预防复发，防止并发症。

1. 一般治疗

（1）休息：急性期要注意休息，培养良好的生活习惯，避免过度疲劳，保持乐观情绪。

（2）饮食：避免食用具有刺激性、对胃黏膜有损害的食物和药物，如含咖啡因的饮料、非甾体抗炎药、糖皮质激素等。

（3）去除病因：继发性溃疡应积极治疗原发病。

2. 基本药物治疗

治疗原理为抑制胃酸分泌、强化黏膜防御能力和抗Hp治疗。

（1）抗酸和抑酸剂。①H_2受体拮抗剂（HZRA）：治疗中选用一种，疗程6～8周，此后改为维持治疗。西咪替丁（甲氰咪胍，泰胃美，Cimetidine），每日10～15mg/kg，分4次于饭前10～30min口服，或按每次0.2g，用5%～10%葡萄糖液稀释后静脉滴注。雷尼替丁（呋喃硝胺，Ranitidine），每日3～5mg/kg，每12h 1次，或每晚睡前1次口服，或将上述剂量分2～3次，用5%～10%葡萄糖液稀释后静脉滴注，肾功能不全者剂量减半。法莫替丁，每日0.9mg/kg，睡前1次日服，疗程2～4周。其他尚有尼扎替丁、罗沙替丁。

②质子泵抑制剂（PPI）：奥美拉唑（洛赛克，Omeprazole），每日 0.6 ~ 0.8mg/kg，清晨顿服，2 ~ 4 周为一疗程。其他尚有兰索拉唑、泮托拉唑、雷贝拉唑。③中和胃酸药：目前多采用复合制剂，以加强疗效和减少不良反应，剂型以液态和粉剂较好，片剂欠佳。片剂宜嚼（或研）碎后服用。氢氧化铝，5 岁以上小儿 0.15 ~ 0.3mg/kg，每日 3 次，餐后 1h 服。此外，还可应用复方氢氧化铝片（胃舒平）、铝碳酸镁片（胃达喜）或复方碳酸咀嚼片（罗内）。④前列腺素拟似药：米索前列醇（喜克溃，Misoprostol），不良反应多，用于正在服用非甾体抗炎药者，预防和治疗胃溃疡。⑤G 受体拮抗剂：丙谷胺，可用于 PPI 等停药后的维持治疗，抑制胃酸反跳，防止复发。

（2）胃黏膜保护剂。①硫糖铝：每日 10 ~ 25mg/kg，分 4 次，饭后 2h 服，疗程 4 ~ 8 周。②枸橼酸铋钾（德诺，胶体铋，CBS）：每日 6 ~ 8mg/kg，分 3 次口服，疗程 4 ~ 6 周。③呋喃唑酮：每日 3 ~ 5mg/kg，分 3 次口服，疗程 2 周。④柱状细胞稳定剂：麦滋林 -S、替普瑞酮、吉法酯等。

（3）抗幽门螺杆菌治疗。①药物与剂量：枸橼酸铋钾（CBS），每日 6 ~ 8mg/kg 口服。阿莫西林，每日 30 ~ 50mg/kg 分 2 ~ 3 次口服。甲硝唑（灭滴灵），每日 15 ~ 20mg/kg 口服。替硝唑，每日 10mg/kg 口服。呋喃唑酮，每日 3 ~ 5mg/kg 口服。克拉霉素，每日 15 ~ 20mg/kg 口服。②初期治疗：幽门螺杆菌的初期治疗目前强调联合用药，即上述药物加 PPI 或 HZRA。

3. 外科治疗

如有以下情况者可考虑外科治疗：①上消化道大出血内科治疗无效；②合并有胃肠道急性穿孔；③器质性幽门梗阻；④复发较频繁的难治性溃疡。

（四）疗效评估

消化性溃疡的治疗目的，在于消除病因、控制症状、促进溃疡愈合、预防复发和避免并发症。经过治疗，十二指肠球部溃疡可在 4 ~ 6 周愈合，胃溃疡可在 8 周愈合，经胃镜或上消化道钡餐检查证实溃疡愈合后，继续药物治疗 1 年，经随访 3 年无复发者治愈。

（五）预后评估

本病的预后良好，关键问题不在于溃疡能不能愈合，而在于是不是会复发。不论用何种药物治疗，溃疡的复发率均可高达 70% 左右，这是一个尚未完全解决的难题。当前预防溃疡复发的主要措施是口服抗溃疡药物维持量，即当溃疡愈合后继续服药半年或 1 年。

（六）评述

消化性溃疡基本上是一种内科疾病，绝大多数患者在药物的治疗下溃疡即可愈合，不需要外科治疗，特别是 H_2 受体拮抗剂和质子泵抑制剂应用于临床后，溃疡病的内科治疗又有了突破性的进展。在内科治疗中要特别注意抗溃疡药物的不良反应，一旦发现不良反应出现应立即停药并对症治疗。常见的不良反应包括因服用大量可吸收的碱性药物的同时长期进食牛奶而引起高钙血症与代谢性碱中毒；长期服用西咪替丁可出现白细胞减少、男性乳房发育等；抗胆碱能药物可引起口干、心悸、排尿困难等。还应注意一些特殊类型溃疡，这些患儿的临床特点缺乏规律，治疗也较困难，如胃和十二指肠复合性溃疡、幽门管溃疡球后十二指肠溃疡等。

（七）摘要

消化性溃疡主要发生于胃及十二指肠，各年龄均可发病，但以学龄儿童多见，婴幼儿则以继发性溃疡多见。常因致溃疡因素和黏膜抵抗因素失衡所致。临床特点为出现反复发作、呈周期性和节律性的上腹部疼痛，胃镜检查可明确诊断。鉴别诊断应考虑肠痉挛、蛔虫症、钩虫病、腹腔内脏器感染、胆管结石、食管裂孔疝、慢性胃炎、功能性消化不良等。治疗原则为消除病因、控制症状、促进溃疡愈合、预防复发和避免并发症。本病预后良好。

第五节　肝脏和胰腺疾病

一、肝脓肿

肝脓肿是指细菌进入肝脏引起的局限性化脓性病灶，在儿童中不常见，男多于女。随着医疗条件改善，发病率逐年下降。主要的致病菌为金黄色葡萄球菌、大肠杆菌、链球菌，溶组织阿米巴也可引起此病，真菌和结核引起肝脓肿很少见。感染途径多为血源性，逆行性感染以胆管为主，亦可通过肝门静脉或淋巴系统感染，另可通过附近感染组织直接播散至肝。新生儿时期病菌经脐静脉入肝。

（一）诊断要点

1. 临床表现

主要症状有弛张热，伴有寒战，部分患儿表现长期低热、厌食、呕吐、腹泻、消瘦。右上腹腹痛和压痛，季肋部及肝区有明显叩击痛，肝脏肿大并有触痛。肝脓肿向上方增大，刺激膈肌引起咳嗽、胸痛和呼吸困难，感染也可直接累及或破入右侧胸腔及肺。偶见黄疸或腹水。

2. 实验室及辅助检查

（1）血常规：白细胞计数增高，少数可出现类白血病反应，分类以中性粒细胞为主。

（2）血清谷丙转氨酶和胆红素升高。

（3）X 线检查：可见右膈升高和活动受限，以及反应性胸膜炎。

（4）B 超检查：当病灶＞1cm 时，可见到典型回声暗区及脓肿液平面，诊断阳性率高达 85% ~ 100%。

（5）CT 或 MRI 检查：能显示 1cm 以下的病灶，准确确定脓肿所在的位置，MRI 的诊断价值更高，但价格较贵，只有当 B 超诊断不清时才考虑应用。

（6）选择性动脉造影：为有创检查，当与肝癌难以鉴别时，有较高的价值。

（7）B 超引导下穿刺：能帮助明确诊断，亦是一种治疗措施，脓液培养有助于治疗。但对多发性脓肿此方法不适用。

（二）治疗

1. 内科治疗

（1）支持疗法：注意给予高蛋白、高热量、富含维生素的食物。适量输注白蛋白、血浆、氨基酸。纠正水、电解质紊乱及酸碱平衡失调。注意补充维生素，尤其是 B 族维生素。

（2）合理使用抗生素：选用抗生素的原则是针对性强、剂量充足、疗程完整。如考虑为金黄色葡萄球菌、链球菌等革兰阳性细菌感染，可选用新型青霉素以及第三、第四代头孢菌素；如为肠道革兰阴性杆菌感染，可选用阿莫西林、克拉维酸钾、氨基糖苷类抗生素，第三、第四代头孢菌素以及氟喹诺酮类抗生素；如疑为厌氧菌感染可使用甲硝唑、利福平等。一般抗生素疗程为 6 ~ 8 周。

2. 外科治疗

在内科治疗的基础上，对反复积脓的脓肿，全身中毒症状严重，或脓肿已破或有穿破可能时，应选择外科治疗。其方法有：脓肿抽吸、经皮穿刺引流、经腹腔切开引流、肝脏部分或肝叶切除。

二、急性胰腺炎

急性胰腺炎是指胰腺的急性炎症及胰腺以外的器官的急性损害。在儿童中比较少见，在婴幼儿中罕见，因此，在临床研究和诊治过程中常参考成人的诊治经验。

导致儿童急性胰腺炎的病因较多，主要因素有：①腹部外伤。②系统性疾病：如

SLE、川崎病、溶血尿毒综合征。③药物及毒素：如磺胺咪唑硫嘌呤、6-巯基嘌呤、天门冬酰胺。④感染：如腮腺炎病毒、甲型肝炎病毒、柯萨奇病毒、巨细胞病毒、水痘病毒、HIV、支原体。⑤先天性畸形：如胆总管囊肿、重复胰腺、奥狄括约肌运动障碍、胰胆管畸形。⑥阻塞性疾病：如胰管结石、胆囊或胆管结石 ERCP 术后。⑦代谢性疾病：如高钙血症、高脂血症、尿毒症、抗胰蛋白酶缺乏。急性胰腺炎按病理变化分为水肿型、出血型、坏死型；按临床表现分为亚临床型、轻型和重型。

（一）诊断要点

1. 临床表现

为突发的腹部剧痛，呈持续性或阵发性加重，以上中腹和脐周为主，可放射到背、下腹或胸部；呕吐，呕吐物为胃内容物或胆汁，疼痛和呕吐可因进食后加重；无继发感染时体温一般不超过 39℃；严重病例可出现消化道出血。腹部体征主要有压痛、反跳痛、腹胀，严重病例可出现腹膜刺激征、移动性浊音、Cullen（脐周皮肤出现蓝色瘀斑）征和 Greyturner 征（两侧或左侧腰部出现蓝—绿—棕色瘀斑）。胰外器官损害的表现有烦躁不安、精神异常、嗜睡、谵妄，严重病例昏迷、神志不清、呼吸加快、心动过速、心律失常或心源性休克；部分可出现黄疸、皮下广泛出血点或片状瘀斑，可能发展为 DIC；在补液充分的情况下出现少尿或无尿，可能是肾功能损害的表现。

2. 实验室及辅助检查

（1）酶学检查：血尿淀粉酶的测定，约 90℃患者升高。病后血淀粉酶于 6～8h 增高，持续 4～5d，增高达 3 倍时具有诊断意义。而尿淀粉酶在病后 24h 增高，可持续 1～2 周。此外，腹水和胸水淀粉酶升高提示胰腺出血性坏死。血脂肪酶在病后 24h 升高，持续 8～14d，其对急性胰腺炎的诊断价值较淀粉酶高。血清胰弹性蛋白酶-1、粪便弹性蛋白酶、磷脂酶 A2 及尿胰蛋白酶原-2 的检测对诊断有一定的帮助，其价值有待于进一步研究。

（2）血常规：白细胞计数、红细胞压积、血小板计数对病情判断具有重要的意义。

（3）血电解质、酸碱平衡及血生化检查：病后 2～3d 出现低血钙症，可持续 2 周左右；血气分析、血糖、尿素氮、肌酐、肝功能等检查可反映胰腺炎的严重程度。

（4）影像学检查：B 超是诊断胰腺炎最方便的方法，如发现胰腺肿大、胰周积液即可诊断为急性胰腺炎，由于胃肠道影响，其阳性率为 70%～80%。腹部 CT 是诊断急性胰腺炎较为准确的方法，其阳性率为 80%～90%。近年来，国外报道经内镜逆行胰胆管造影（ERCP）诊断急性胰腺炎，尤其是对胰胆管畸形及阻塞所致胰腺炎、复发性胰腺炎、移植后胰腺炎、外伤后胰腺炎的诊断具有较高的价值，但国内关于儿童的尚未见报道。

（二）治疗

1. 非手术治疗

（1）一般治疗：禁食，胃肠减压，补液，纠正水、电解质及酸碱平衡紊乱，应用止痛药。

（2）抑制胰腺分泌：过去常用药物有抑肽酶、胰高血糖素、5-FU、胰酶抑制剂，现在使用生长抑素合成衍生物，主要有八肽的奥曲肽及十四肽的施他宁，其主要作用机制如下：①抑制胰腺分泌、胰腺外分泌、胰腺的促分泌素、胃液分泌，阻止血小板活化因子产生后引起的毛细血管渗漏综合征；②刺激肝、脾及循环中网状内皮细胞系统的活性；③松弛奥狄括约肌；④保护胰腺细胞。

（3）对症处理：改善微循环、静脉高营养、促进胃肠蠕动、减少胃肠道细菌。

（4）胰外器官损害的治疗：循环系统、呼吸系统、肾脏、肝脏损害及胰性脑病的治疗。

2. 手术治疗

急性胰腺炎无坏死时非手术治疗，多可治愈。坏死性胰腺炎早期可采用非手术治疗，如有下列情况则应行手术治疗：①继发感染或形成脓肿；②消化道梗阻、腹腔出血、消化道瘘；③较大的假性囊肿。近年来，国外在成人中开展内镜治疗，但儿童方面经验很少。

第六节　急性坏死性肠炎

一、病因

急性坏死性肠炎是以小肠为主的急性炎症，主要症状为腹痛、腹泻、便血、呕吐和毒血症等，严重者出现感染性休克。好发于 4 ~ 10 岁小儿，夏秋季多见，农村发病率高。

目前病因尚不明确，有人认为与肠道产气荚膜杆菌及其所产生的肠毒素有关。同时胰蛋白酶能破坏肠毒素，而蛋白质营养不良，胰蛋白酶分泌减少；长期食用玉米、甘薯等含有丰富抑肽酶的食物，可使肠内胰蛋白酶活性降低。这可解释为什么本病在农村贫困地区发病率高。

二、病理

典型病理变化为坏死性炎症改变。从食管到结肠均受累，但多见于空肠和回肠。病变呈散在灶性或节段性，与正常肠段分界清楚。肠管多积气，黏膜表面有散在的坏死灶，脱落后形成浅表溃疡。镜下见充血、水肿、出血、坏死，小动脉壁纤维蛋白样坏死，血流停滞、血栓形成和炎症细胞浸润。病变恢复后不遗留慢性病变。

三、临床表现

（一）症状

起病急，常以腹痛开始，呈持续性钝痛，伴阵发性加剧。早期上腹部及脐周疼痛明显，晚期常涉及全腹。发病不久即开始腹泻，初为黄色稀便，少量黏液，以后呈暗红色糊状或呈赤豆汤样血水便，有特殊腥臭味。常伴恶心、呕吐，为胃内容物及黄绿色胆汁，甚至呈咖啡样物。多有不同程度的腹胀。发病早期即有不同程度的毒血症症状，如寒战、高热、疲倦、嗜睡、面色发灰、食欲不振等。部分患儿在起病 1 ~ 3d 内出现严重中毒症状，甚至休克。病程一般为 7 ~ 14d。

（二）腹部体征

早期和轻症患者腹稍胀、柔软，轻压痛但无固定压痛点，肠鸣音亢进，晚期肠鸣音减弱或消失。当病变累及浆膜或肠穿孔时，出现腹膜炎体征，腹肌紧张、压痛和反跳痛、肝浊音界消失。

四、实验室检查

（一）血常规

白细胞和中性粒细胞增多，有核左移，中毒颗粒，血小板减少。

（二）粪便

镜检有大量红细胞和少量白细胞，隐血试验强阳性。涂片可见革兰阳性粗短杆菌。厌氧菌培养可见产气荚膜杆菌生长。

五、诊断

根据病史，临床表现，实验室、X 线检查（局限性小肠扩张，直立位散在短小液平，肠壁增厚，肠间隙宽度＞ 5mm 为诊断本病的主要征象。肠壁积气"双轨征"对新生儿坏死性肠炎的诊断十分重要）即可做出诊断。对不典型病例，应严密观察病情变化以明确诊断。

六、治疗

（1）禁食：为主要治疗措施。疑诊本病即应禁食。必要时可行胃肠减压。待腹胀缓解，无肉眼血便，粪便潜血试验阴性方可逐渐恢复饮食。

（2）支持疗法：及时补充水和电解质。病程长应注意补充营养，如葡萄糖和复方氨基酸溶液及维生素等。便血多者，可予以输血。

（3）抗休克。

（4）抗生素：选用甲硝唑、氨苄西林、头孢菌素类等药物静脉滴注。

（5）胰蛋白酶：每次 0.1mg/kg，每天 3 次。以破坏产气荚膜杆菌的肠毒素。

（6）抗毒血清：产气荚膜杆菌抗毒血清静脉注射。

（7）对症治疗：腹痛剧烈而腹胀不明显可肌注山莨菪碱或针刺足三里、合谷、内关。腹胀严重应早做胃肠减压。出血量多，静脉注射维生素 C 或口服云南白药等。高热可用物理降温或解热药。

（8）手术治疗：如出现腹膜炎、休克加重、明显肠梗阻，疑有肠穿孔、肠坏死者应考虑手术。

第五章　神经系统疾病诊疗

第一节　脑性瘫痪

一、临床表现

（一）运动系统症状

脑瘫属中枢性运动障碍，临床表现多种多样，但一般都具有以下四种表现：

（1）运动发育落后：脑瘫患儿会抬头、独坐、翻身、爬、站立、行走的年龄均较正常为晚，严重者永远达不到正常水平，有些患儿手的动作也较正常小儿落后，主动运动减少。

（2）肌张力异常：大部分患儿表现为肌张力增高，婴儿肌张力增高可能不太明显，随年龄增长而逐渐显出。

（3）姿势异常：由于肌张力异常及原始反射延缓消失，脑瘫患儿在静止或运动时均表现有各种异常姿势。

（4）反射异常：痉挛型脑瘫患儿均表现为腱反射活跃或亢进，原始反射（Moro 反射、握持反射、不对称颈紧张反射等）延缓消失，保护性反射延缓出现。

（二）不同类型临床特点

由于脑病变部位不同，临床又分成以下 5 种类型，各型特点如下：

（1）痉挛型：此型最常见，病变主要波及锥体束系统，肌张力呈折刀式增高。上肢常表现为屈肌张力增高，手呈握拳状，大腿内收肌张力增高，下肢外展困难。直立位时两下肢交叉呈剪刀状，脚尖着地，跟腱挛缩，俯卧位时抬头困难，膝髋关节呈屈曲位，臀部高抬，坐位对两膝关节很难伸直，膝反射亢进，踝阵挛往往阳性，巴氏征阳性。

根据受累肢体部位的不同，又可分为：①四肢瘫：四肢均受累，上下肢严重程度相同；②双瘫：也是四肢受累，但下肢重，上肢轻；③偏瘫：一侧上下肢受累；④截瘫：上肢正常，仅下肢受累，此型很少见；⑤三肢瘫：三个肢体受累，此型极少见到；⑥单瘫：单个上肢或下肢受累，此型也极少见。

（2）手足徐动型：约占脑瘫的20%，主要病变在锥体外系统，表现为不自主动作增多，当进行有意识运动时，不自主、不协调及无效的运动增多，紧张时更明显，安静时不自主运动减少，入睡后消失。由于颜面肌肉、舌肌及发音器官肌肉也受累，以致说话时面部异常动作增多，发音口齿不清，音调、速度不协调。

本型脑瘫患儿在1岁以内往往表现为肌张力低下，平时很少活动，仰卧位时下肢呈屈曲、髋外展、踝背屈的姿势。随着年龄增大，肌张力增高，呈齿轮状或铅管状肌张力增高。单纯手足徐动型脑瘫腱反射不亢进。

（3）共济失调型：此型很少见到，主要表现为小脑症状，步态不稳，行走时两足间距离加宽，四肢动作不协调，上肢常有意向震颤，肌张力不增高。

（4）肌张力低下型：肌张力低下，仰卧位时四肢呈外展外旋位，状似一只仰翻的青蛙，俯卧位时头不能抬起，腱反射不减弱，此点是与肌肉病所致肌弛缓的鉴别要点。肌张力低下型常为某些婴儿脑瘫的暂时表现，以后大多转变为痉挛型或手足徐动型。

（5）混合型：两种（或更多）类型同时存在于一个患儿身上称为混合型，经常是痉挛型和手足徐动型同时存在。

（三）并发症

脑瘫患儿除运动障碍外常合并有智力低下、癫痫、感知觉障碍或行为异常，但不根据有无并发症作为诊断依据。

二、诊断要点

本病主要症状为运动发育落后及各种运动障碍，这些症状在婴儿期就已出现。如婴儿时期运动发育正常，以后出现的运动障碍不应诊断脑瘫。

脑瘫的病因为非进行性，而各种代谢性疾病或变性疾病所引起的中枢性疾病呈进行性加重，不诊断为脑性瘫痪。

脑瘫为中枢性瘫痪，腱反射不减弱更不会消失。凡病变部位在脊髓前角或脑干运动神经元及其周围神经所致的非中枢性瘫痪均不应诊断为脑性瘫痪。肌肉、骨骼及结缔组织疾病所致的运动障碍也不属脑瘫。

正常小儿暂时性运动发育落后不应诊断为脑瘫。

诊断脑瘫主要靠病史及体格检查。CT、MRI、脑电图检查结果不能作为诊断脑瘫的依据，但对探讨脑瘫的病因可能有所帮助。肌电图检查可作为诊断肌肉疾病的参考依据。

母亲妊娠期、围生期、分娩时及小儿生后1个月内许多异常情况都有可能造成脑瘫，但并非一旦出现这些情况，将来一定发展为脑瘫。

三、治疗

对脑瘫的患儿，一旦明确诊断应尽早干预，促进正常运动发育，抑制异常运动和姿势。注意综合治疗，除针对运动障碍进行治疗外，对合并语言障碍、智力低下、癫痫、行为异常及感知觉障碍也应进行干预。脑瘫的康复是一个长期的过程，短期的住院治疗不能取得良好的效果，许多康复训练内容须在家庭或社区内完成，治疗内容大致包括以下6项：

1. 功能训练

包括躯体训练（Physical Therapy，PT）、技能训练（Occupational Therapy，OT）及其他功能训练。

2. 矫形器的应用

有些患儿须用支具或一些辅助器矫正异常姿势及运动。

3. 手术治疗

某些痉挛型脑瘫患儿可通过手术矫正畸形，改善肌张力。

4. 物理疗法

包括水疗及各种电疗。

5. 药物治疗

目前，尚无一种治疗脑瘫的特效药物，有时可试用一些缓解肌肉张力增高及改善不自主多动的药物。

6. 传统医学方法

可应用针刺、按摩、推拿等疗法改善运动状况。

第二节　新生儿臂丛神经损伤

一、临床表现

根据损伤机制及范围，可分为上干型、下干型和全臂丛型三类。

（一）上干型

患肢下垂，肩关节内收、内旋，不能外展，耸肩活动消失；肘关节伸直，不能屈曲；

前臂旋前，腕关节及手指活动尚好。

（二）下干型

肩、肘关节活动尚好。手指屈伸活动消失，拇指不能对掌，手骨间肌及大、小鱼际萎缩。如合并有 Hornner 综合征，即属根性损伤。

（三）全臂丛型

整个患肢完全性迟缓性瘫痪，有感觉障碍。有时常可合并锁骨骨折、肱骨骨折。

二、诊断要点

X 线摄片：胸片及肩关节片，排除锁骨干骨折。

肌电图及神经传导速度测定：有助于确定神经损伤的范围，以判断是完全性或部分性。

有条件者，可进一步做体感诱发电位（SEP）、感觉神经动作电位（SNAP）测定。SNAP 存在，SEP 消失，提示为根性损伤。

三、治疗

（一）保守治疗

适用于 3 ~ 8 个月以内的患儿，可采用体位固定、药物治疗、物理治疗和针灸疗法。

1. 体位固定

上干型：臂部应置于外展、外旋位。可用绷带缠住腕部，再将其上举过头至颈后，将绷带的两头在健侧肩部一前一后缚于腋下。当健肩活动时，可牵动患肩做外展、外旋活动。

下干型：将患肢用颈腕带肘屈位，悬吊于胸前固定即可。

全臂丛型：同上干型或下干型。

2. 药物治疗

维生素 B_1 10mg，每日 3 次口服；地巴唑和宝力康口服等。

（二）手术治疗

（1）凡经 3 个月保守治疗，肩、肘或腕、指关节功能无任何恢复者；或功能虽有部分恢复，但停滞不前 3 个月以上者，可考虑采取手术治疗。而对根性损害者，争取在 3 个月内尽早手术。

（2）根据神经损伤范围、程度、性质及术者的经验、条件，选择单纯神经松解术、神经瘤切除术、神经吻合或移植术、神经移位术。可供移位的神经有膈神经、副神经和肋间神经。

（3）后期治疗：失去神经恢复机会，年龄在5岁左右者，以矫正肌力平衡，消除畸形，恢复部分功能为原则，选择肌移位术、软组织松解术、截骨或关节固定术。

第三节　进行性脊髓性肌萎缩

一、临床表现

（一）婴儿型脊髓性肌萎缩（Werdnig-Hoffman 病）

起病早，对称性肌无力。近端肌肉受累严重患儿自主运动减少，肌肉松弛，张力极度低下，肌肉萎缩。随着病程进展可影响肋间肌和延髓支配的肌肉引起呼吸和吞咽困难。

（二）少年型脊髓性肌萎缩（juvenile spinal muscular atrophy）

起病常在 2～17 岁，开始为步态异常，下肢近端肌肉无力，病情缓慢进展，逐渐累及下肢远端和上肢，可存活至成人期。

（三）中间型脊髓性肌萎缩

起病在生后 3～15 个月，开始为近端肌无力，继而波及上肢，进展缓慢，可存活至青春期。婴儿型、少年型、中间型均为常染色体隐性遗传，致病基因位于 5q12～14。

二、诊断要点

病程在婴儿型、少年型及中间型均呈进行性加重。

肌酸激酶（CK）婴儿型大多正常，少数轻度增高。少年型可有轻度或中度升高。

肌电图呈神经源性损害，运动神经传导速度正常。

肌肉组织病理检查示横纹肌纤维萎缩。

三、治疗

本病目前无特效病因治疗。仅能对症治疗，功能锻炼，防止畸形。本病易合并肺部感染，可采取措施积极预防和控制肺部感染。

第四节　进行性肌营养不良

一、临床表现

临床主要有以下三种类型：

（一）假肥大型

（1）有家族史，为 X 连锁遗传，故患者以男孩为主。

（2）幼儿时即起病，学步较晚，行走缓慢、不稳、腰肌、臀肌及下肢进行性无力，呈"鸭步"态，登楼困难。

（3）从平卧、坐位起立困难，须先用手撑地，改为蹲位，再以两手扶膝以支撑躯干，如此两手交替沿大腿上升，直至勉强起立（称 GoWer 征）。

（4）肌肉萎缩，但部分肌肉因脂肪浸润而外表似肥大，按之坚硬，称假性肥大。假性肥大以腓肠肌最为多见，与其他部位萎缩成明显对照，病情进展可发生肌腱挛缩。

（5）可伴有心肌病变。

（二）面肩肱型

学龄期起病；常染色体显性遗传；患儿面无表情，即所谓肌病面容；垂肩，不能举手过头。

（三）肢带型

常染色体隐性遗传，以骨盆部肌肉或肩胛带肌肉受累开始，儿童或青春期起病。

二、诊断要点

典型的进行性肌力减退病史。

酶测定：早期血清醛缩酶、肌酸激酶、转氨酶等肌酶增高。以假肥大型者较明显，但肌肉极度萎缩时可不增高。

血肌酸略高，尿肌酸增高，肌酐减少。

受累肌肉做活体组织检查，肌纤维粗细不等，横纹消失，有空泡形成。肌纤维见结缔组织增生及脂肪沉积，尤以假肥大型者最为明显。

肌电图检查：显示肌源性损害。

三、治疗

尚无特殊治疗。鼓励积极活动，防止失用性萎缩，不能自主活动者做积极被动活动及按摩。维持必要的营养供给及避免、减少感染发生。

第五节　重症肌无力

一、临床表现

（一）儿童重症肌无力

常在学龄期起病，感染、预防接种、情绪激动及疲劳可能为诱发因素，或使病情加剧。少数在幼儿期即发病，常先累及眼外肌，上眼睑下垂，眼球运动障碍，伴有复视，晨轻暮重，休息后好转。病情可缓慢进展以至累及面肌、咀嚼肌、咽肌等，也可累及四肢及躯干、呼吸肌，甚至迅速发生呼吸困难。

（二）新生儿重症肌无力

（1）母亲患此症者，其新生儿可有暂时性或一过性重症肌无力，上眼睑下垂、哭声低微、吸吮无力，甚至呼吸困难，持续几小时至数周，症状多于1个月后消失。

（2）先天性重症肌无力者自新生儿起即出现上眼睑下垂、眼球活动障碍等症状，重者累及其他肌肉。

二、诊断要点

用依酚氯铵（腾喜龙）1mg静注（或2mg肌注，12岁以上者可用5mg肌注），即刻可见肌力显著增强，但此药作用时间极短暂，故有时观察不便。婴幼儿多用新斯的明，每岁0.05mg肌注，约30min可见效，作用时间较长。注射后若出现面色苍白、多汗、流涎、瞳孔缩小、腹痛等不良反应时，可肌注阿托品解除。

三、治疗

（一）抗胆碱酯酶药

剂量以能控制症状而不产生严重不良反应为度，疗程也随病人而不同。

（1）新斯的明：婴儿每次 1 ~ 5mg，口服；儿童每次 5 ~ 10mg，每日 2 ~ 3 次。

（2）溴化吡啶斯的明：作用较久，不良反应较少。婴幼儿开始每次 10 ~ 20mg，儿童开始每次 15 ~ 30mg，每日 2 ~ 3 次，以后可根据病情需要增减。

（二）免疫抑制剂

用抗胆碱酯酶药无效或症状较重者可用 ACTH 或泼尼松治疗，或与抗胆碱酯酶药同用。泼尼松宜从小剂量起始，渐增至能缓解症状时维持治疗，应注意治疗初期时症状进展，必要时也可合用环磷酰胺或硫唑嘌呤，此时激素用量可适当减少。

（三）其他药物

麻黄素、氯化钾、钙剂等能增加新斯的明药效，可选择联合应用。

（四）手术或放射治疗

胸腺瘤或胸腺增生者可考虑手术或放射治疗。

（五）危象处理

依酚氯铵作用快，药效消失也快，故在区别肌无力危象与药物过量的胆碱能危象有困难时也可应用，但应有辅助呼吸准备。如症状加重则为胆碱能危象，须立即注射阿托品。如为肌无力危象，可用新斯的明注射，配合麻黄素、氯化钾应用。

（六）禁忌药物

突触受体竞争剂、肌膜抑制及呼吸抑制剂均应避免，如新霉素、卡那霉素、庆大霉素、链霉素、奎宁、奎尼丁、异丙嗪、巴比妥、地西泮等。

第六节　癫痫持续状态

一、临床分型

各型癫痫患者均可出现持续状态。可根据临床表现及脑电图对癫痫持续状态进行分类。首先分为全身性的及部分性的，进而分为惊厥性的及非惊厥性的。癫痫持续状态的国际分类如下：

（一）全身癫痫性持续状态

1. 全身惊厥性癫痫持续状态

（1）强直—阵挛性癫痫持续状态（大发作）：①全身型癫痫持续状态；②开始为部分性的，继发为全身型的癫痫持续状态。

（2）强直性癫痫持续状态。

（3）阵挛性癫痫持续状态。

（4）肌阵挛性癫痫持续状态。

2. 全身非惊厥性癫痫持续状态

（1）典型失神性癫痫持续状态。

（2）非典型失神性癫痫持续状态。

（3）失张力性癫痫持续状态。

（二）部分性癫痫持续状态

1. 部分性惊厥性癫痫持续状态

（1）简单部分性癫痫持续状态。

（2）持续性部分性癫痫持续状态。

2. 部分非惊厥性癫痫持续状态

部分非惊厥性癫痫持续状态指复杂部分性癫痫持续状态（精神运动癫痫持续状态）。

二、临床表现

（一）强直—阵挛性癫痫持续状态

强直—阵挛性癫痫持续状态又称大发作持续状态。强直—阵挛性发作连续反复出现，间歇期意识不恢复。开始时与一般强直—阵挛发作相似，以后症状加重，发作时间延长，间隔缩短，昏迷加重。出现严重自主神经症状，如发热、心动过速或心律失常、呼吸加快或呼吸不整。血压开始时升高，后期则血压下降，腺体分泌增加，唾液增多，气管、支气管分泌物堵塞，以致上呼吸道梗阻，出现发绀。此外，常有瞳孔散大，对光反射消失，角膜反射消失，并出现病理反射。

这种发作类型可以从开始就表现为全身性强直—阵挛发作，也可能由局限性发作扩展而来。患儿意识障碍程度与强直—阵挛发作所致脑缺氧、脑水肿有关，每次发作又可引起大脑缺氧、充血、水肿，多次反复发作后，则造成严重脑缺氧和脑水肿，而脑缺氧和脑水肿又可产生全身性强直—阵挛发作，形成恶性循环。

发作可持续数小时至数日。发作可以突然停止；或逐渐加长间隔，发作减轻，然后缓解。强直阵挛发作持续状态的病死率约为 20%，死因为呼吸循环衰竭、肺部感染、脑水肿或超高热等。

（二）半侧性癫痫持续状态

半侧性癫痫持续状态表现为半侧肢体抽搐，这一类型癫痫持续状态主要见于小儿。常见于新生儿或小婴儿。虽为半侧发作，但定位意义不大，可由代谢紊乱（如低血钙、低血镁、低血糖等）或缺氧所引起，有时表现为左右交替性发作。

发作开始时双眼共同偏视，然后一侧眼睑和面肌抽搐，继而同侧上肢和下肢呈阵挛性抽动，发作持续时间长短不等，平均 1h 左右，间歇期数秒至 10min，有时更长些。

在发作间歇期常有神经系统异常体征，惊厥一侧的肢体可有偏瘫和病理反射。偏瘫程度轻重不等，常为暂时性瘫痪，称为"Todd 瘫痪"。若有脑器质性病变时，可出现永久性偏瘫。

如发作由局部开始（如面部或手指），然后扩展至整个半身者，其脑电图常在颞部、中央区或顶枕部有局限性异常。也有发作一开始就出现整个半身的阵挛性抽动；或表现为左右两侧交替发作，又称为"半身性大发作"。其脑电图常表现为弥散性两侧同步性异常。这种发作是小儿癫痫的特殊类型，发作持续时间长，常表现为癫痫持续状态。

（三）局限性运动性癫痫持续状态

发作时抽动常见于面部，如眼睑、口角抽搐；也可见于拇指、其他手指、前臂或下肢。

抽动持续数小时、数日、数周或数月。发作时意识不丧失，发作后一般不伴麻痹，又称为"持续性部分性癫痫"。多由大脑皮层中央的局限性病灶所引起。常是病毒性脑炎、生化代谢异常引起的脑病所致，由肿瘤所引起者较少见。

也有些患儿局限性运动性癫痫泛化，继发成全身性强直阵挛发作持续状态。

（四）失神癫痫持续状态

多见于 10 岁以内原有癫痫的小儿。失神发作频频出现，呈持续性意识障碍，但意识并未完全丧失。发作持续时间长短不一，由数小时、数日甚至数月不等。半数病例在数小时内缓解。

因意识障碍程度不同可分为四种类型。

1. 轻度意识障碍

思维反应变慢，表达迟钝，不易被发觉，但年长患儿自己可感觉到。

2. 嗜睡

约 7% 的患儿表现闭目，眼球上转，精神运动反应少，嗜睡。用力呼唤时，患儿可勉强回答，或用简单手势或单个字回答。不能自己进食，不能控制排尿，勉强行走时表现为步态蹒跚和行走困难。

3. 显著意识混浊

患儿不说话或语音单调，少动，定向力丧失。患儿的感觉、思维、记忆、注意、认识、运用等高级神经活动都有障碍，有时误认为中毒性脑病或中枢神经变性病。

4. 昏睡

表现为癫痫木僵状态，昏睡，闭目不动，仅对强烈刺激有反应，不能进食，膀胱括约肌失禁。有时可出现上肢不规则肌阵挛。

失神发作持续状态时，意识障碍程度时轻时重，发作可以自然缓解，或须用药后才能停止，有时可以进展为继发性全身性强直阵挛发作。典型的失神发作持续状态在发作时脑电图呈持续性双侧同步性、对称性 3 次 /s 棘慢波，短者持续数分钟，长者持续数日。

（五）精神运动性癫痫持续状态

精神运动性癫痫持续状态又称颞叶癫痫持续状态，可表现为长时间持续性的自动症及精神错乱状态。有时与失神癫痫持续状态很相似，需要依靠病史和脑电图特点来鉴别。失神癫痫的脑电图异常放电从开始就表现为双侧发作性放电。而精神运动性癫痫的脑电图先由一侧颞叶开始，然后向对侧扩散，成为继发性双侧放电。

（六）新生儿癫痫持续状态

新生儿期癫痫持续状态较常见，其临床多不典型，常表现为"轻微"抽动、呼吸暂停、肢体强直。发作形式易变，不定型，常常从某一肢体抽动转到另一肢体抽动，很少有典型的强直阵挛发作或整个半身的抽搐发作。

病因多样，如颅内出血、脑缺血缺氧性脑病、脑膜炎、代谢紊乱（低血钙、低血镁、低糖等）。新生儿癫痫持续状态预后较差现出死亡及后遗症的概率均较高。

三、鉴别诊断

不同年龄患儿中引起癫痫持续状态的原发病不同，持续状态的发作类型也与年龄有关。故癫痫持续状态的病因诊断，应首先考虑年龄因素。

癫痫持续状态如伴高热多为急性感染所致，此时首先应慎重排除颅内感染。典型病例诊断多无困难，但6个月以下婴儿，可无脑膜刺激征，应及时行脑脊液检查明确诊断。18个月以下的患儿，高热惊厥呈持续状态，或惊厥前发热已持续2～3天者，须认真排除颅内感染的可能。对无热性惊厥持续状态的患儿，则应详细询问患儿出生史、智力、体格发育状况、既往有无类似发作、有无误服毒物及药物史，有无脑外伤，突然停用抗癫痫药物史等。

了解发作为全身性或局限性，痉挛性或强直性，有无意识丧失等，有助于明确癫痫持续状态的发作类型。

如患儿发作前后均无神经系统阳性体征，则考虑原发性癫痫持续状态或因代谢异常所致。伴有其他特殊体征时，常可作为鉴别诊断的重要线索，如特殊面容、头颅、皮肤、骨关节、眼及眼底异常、多发性畸形等，常提示先天性或遗传代谢性疾病。对癫痫持续状态患儿应注意检查生命体征及瞳孔改变，以便及时给予紧急处理。

四、实验室及辅助检查

根据病情进行必要的化验及辅助检查以协助诊断。

（一）血液检查

包括血常规，血中钙、磷、钠、氯含量，血糖，二氧化碳结合力、血气分析以及肝、肾功能，凝血酶原时间、血培养、抗癫痫药物血浓度测定等。

（二）尿便检查

应进行尿、便常规，尿糖、酮体、三氯化铁、尿胆红素、尿胆原及尿氨基酸筛查等。

（三）脑脊液检查

一般包括脑脊液常规、生化检查及细菌培养等。如有颅压增高征象时，应在紧急降颅压后再行腰穿，以防形成脑疝。如疑有颅内肿物则切忌腰穿。

（四）头颅 X 线检查

如证实存在颅骨骨折，常有助于对外伤性癫痫的诊断。脑回压迹增多与加深是慢性颅压增高的表现；由于正常变异范围较大，故须结合临床表现全面分析。X 线检查对局限性颅骨缺损亦有诊断价值。脑肿瘤及宫内感染等患儿头颅 X 线所示病理性钙化影，远不如 CT 扫描的阳性率高。

（五）硬膜下穿刺

前囟未闭的小儿，当疑有硬膜下积液、积脓或血肿时，经颅骨透光检查证实后，可进行硬膜下穿刺明确诊断。

（六）脑电图检查

常规脑电图检查有助于对癫痫的诊断。癫痫异常波形如棘波、尖波、棘慢波、高幅阵发慢波等的出现，可排除非癫痫性发作疾病，并可根据波形区分发作类型，以选择相应抗癫痫药物进行治疗，还可结合临床判断预后，有助于对颅内肿瘤、脓肿、瘢痕形成等颅内病灶的定位，但对定性诊断无意义。如经多次脑电图检查，并附加各种诱发试验，80% ~ 90% 患儿的脑电图常有异常表现。由于记录时间长，易发现异常放电，可提高癫痫的诊断率。对非惊厥性癫痫持续状态（如失神癫痫持续状态）及复杂部分性癫痫持续状态（精神运动癫痫持续状态），应用脑电图连续观察，十分重要，常有助于诊断与治疗。脑电图正常并不能排除脑病变的可能，脑电图异常程度与病情严重性也不完全一致。

（七）脑超声检查

脑超声检查是诊断婴幼儿脑部病变安全、简便、易行的诊断技术。可用于诊断脑室扩大、脑内出血、脑肿瘤等脑实质性病变。适用于天幕上占位病变的诊断，可根据中线波移位的情况，判断病变所在部位。

（八）CT 扫描

对幕上肿瘤、脑室系统扩张、脑萎缩及脑结构改变诊断率最高；对颅内出血、脑脓肿、颅内钙化等也有诊断价值。

（九）磁共振成像（MRI）

由于磁共振成像能获得解剖及组织化学的独特诊断信息，并具有安全性，近年来在临床应用上已取得迅速进展。其优点在于不须经静脉或鞘内注射造影剂，且不通过离子性辐射即能辨别中枢神经系统的对比差别，特别是磁共振成像能显示颅后窝肿瘤及其血管性质。由于对软组织的对比度和血流的差异很敏感，常应用于 CT 难以辨别的脑水肿和血块的诊断；尚能显示婴儿发育过程中脑部髓鞘的形成。总之，MRI 对小儿中枢神经系统病变很敏感，能早期检出微小病变，为非侵入性检查手段，无辐射危害。凡患儿以惊厥为主要症状，临床疑有颅内病变，CT 检查正常者，以及为了证实脑发育异常、脱髓鞘脑病、脑血管病等为癫痫持续状态的病因时，均可进行 MRI 检查。

五、治疗

（一）治疗原则

（1）尽快控制癫痫发作，选择作用快、疗效好的抗癫痫药物，并采用静脉途径足量给药。

（2）维持脑及呼吸循环功能，保证氧的充分供应，避免发生缺氧缺血性脑损伤。

（3）预防及控制并发症。应特别注意避免过高热、低血糖、酸中毒、水和电解质代谢紊乱及脑水肿。并应维持药物的有效血浓度。

（4）发作停止后，应立即开始长期抗癫痫药物治疗，防止惊厥反复。

（5）尽快明确病因，及时进行病因治疗。

（二）一般治疗

确保患儿呼吸道通畅，及时清除鼻咽腔的分泌物。患儿头部应转向一侧，以防误吸与窒息。常规给氧，并注意退热，积极控制感染，纠正水和电解质代谢紊乱等。保持安静，禁止一切不必要刺激。

（三）抗惊厥药物

1. 地西泮

地西泮是治疗各型癫痫持续状态的首选药物。地西泮的优点是作用快，静脉注射后 1 ～ 3min 即可生效，有时在注射后数秒钟就能停止惊厥。地西泮静脉注射剂量为每次 0.25 ～ 0.5mg/kg，10 岁以内小儿一次用量也可按每岁 1mg 计算。幼儿一次不得超得 5mg，婴儿不超过 2mg。地西泮原药液可不经稀释，直接缓慢静脉注射，速度 1mg/min。因药量较小，不易保证缓慢注射，也可将原药液稀释后注射，用任何溶液（注射用水、0.9% 盐水、5% 葡萄糖液等）稀释均产生混浊，但不影响使用。注射过程中如惊厥已控制，剩余药液不必继续注入。如惊厥控制后再次发作，在第一次注射地西泮后 20min 可重复应用一次，在 24h 内可用 2 ~ 4 次。

应用地西泮时应密切观察呼吸、心率、血压。曾用过苯巴比妥或水合氯醛等药物时，更要注意呼吸抑制的发生。

地西泮水溶性较差，静脉注射时可能有沉淀，甚至发生血栓性静脉炎，所以在注入药后用少量 0.9% 盐水冲洗静脉。

地西泮静脉注射后数分钟即达血浆有效浓度，但在 30 ~ 60min 内，血浆浓度即降低 50%，故应及时给予长效抗惊厥药。由于地西泮肌内注射吸收比口服还慢，所以在癫痫持续状态时，不宜采用肌内注射。

2. 劳拉西泮

本药作用快，静脉给药数秒钟即达脑内，对各种类型持续状态均有效，很少有呼吸抑制。作用可持续 24 ~ 48h，偶尔有呕吐、幻觉等不良反应。每次 0.05 ~ 0.1mg/kg，最大一次量不超过 4mg，静脉注射 15min 后若仍有发作可再用一次。

3. 咪达唑仑（咪唑安定）

为水溶性安定类药物。不良反应少，作用迅速，静脉注射每次 0.05 ~ 0.2mg/kg，肌内注射每次 0.2mg/kg。

4. 苯妥英钠

本药脂溶性较强，静脉给药后 15min 即可在脑内达高峰浓度。由于苯妥英钠 70% ~ 95% 与蛋白结合，只有 10% 具有抗惊厥作用，所以须用较大剂量。一次苯妥英钠负荷量为 15 ~ 20mg/kg，溶于 0.9% 盐水中静脉滴注，注入速度 1mg/（kg·min），不超过 50mg/min，12h 后给维持量，按每日 5mg/kg 计算。每 24h 给维持量 1 次。

应用苯妥英钠负荷量时，须注意注射速度不宜过快，注射太快可使血压下降、呼吸减慢、心率变慢，甚至心跳停止，注射时最好有心电监护。苯妥英钠与葡萄糖液相混时，可能形成沉淀，故应使用 0.9% 盐水稀释药物。

5. 氯硝西泮

本药是较好的广谱治疗癫痫持续状态药物，一般用量 1 次 1 ~ 4mg，不超过 10mg，静脉或肌内注射，注射后可使脑电图的癫痫放电立即停止。对于非惊厥性癫痫持续状态也有较好的效果。本药在应用后可有肌弛缓或嗜睡等不良反应，要注意呼吸和循环的改变。

6. 苯巴比妥

用其钠盐每次 5 ~ 10mg/kg，肌内注射。但本药作用较慢，注入后 20 ~ 60min 才能在脑内达到药物浓度的高峰，所以不能立即使发作停止，但在地西泮等药控制发作以后，可作为长效药物使用，具有较好的效果，负荷量按 15 ~ 20mg/kg 计算，分 2 次肌内注射，2 次中间间隔 2 ~ 4h，24h 给维持量，每日 3 ~ 5mg/kg。注射苯巴比妥时，要密切注意呼吸抑制的发生，应准备好气管插管和人工呼吸机。

7. 副醛

抗惊厥作用较强，疗效较好且安全，发生呼吸抑制者较少。但本药由呼吸道排出，婴儿及肺炎者慎用，每次 0.2mL/kg 肌内注射，也可肛门给药，每次 0.3 ~ 0.4mL/kg，最大量 8mL，用花生油稀释后灌肠。最好在肠内保留 20 ~ 30min，必要时 1h 后可重复一次。本药与塑料管可发生反应并产生毒性物质，所以不宜用塑料管或一次性注射器注射。

8. 硫喷妥钠

属于快速作用的巴比妥类药物，在其他药物无效时可试用，可肌内注射或静脉缓慢注射。由于此药有引起中枢性麻痹的不良反应，所以要慎用。用时要先准备好气管插管及人工呼吸机。将硫喷妥钠 0.25g 用 10mL 注射用水稀释，按 0.5mg/（kg·min）的速度缓慢静脉注射，惊厥停止后不再继续推入药液。最大剂量每次 5mg/kg。

（四）维持生命功能，预防并发症

对于癫痫持续状态的小儿要采取严密的监护措施，要保持呼吸道通畅，维持正常呼吸、循环、血压、体温，并避免发生缺氧缺血性脑损伤。由于患儿多处于昏迷状态，故应静脉输液以维持水电解质平衡，供给足够的热量。开始时输液量限制在每天 1000 ~ 1200mmol/L 体表面积。监测出入量，发热时，要进行物理降温、擦浴，或用亚冬眠疗法。还要注意避免低血糖所引起的不良后果。可静脉注入葡萄糖，使血糖维持在 8.4mmol/L 左右。在癫痫持续状态时常发生脑水肿继发性颅内压增高，可应用地塞米松抗炎及甘露醇脱水等药。

（五）寻找病因，进行病因治疗

原来已有癫痫的患儿，发生癫痫持续状态最常见的原因是突然停用抗癫痫药物，也可能由于感染、中毒、严重应激反应、睡眠不足等引起，应找出原因给予对症治疗。对于原来没有癫痫病史的患儿，应根据病史、体检及实验室检查寻找原因。也有部分癫痫患儿，第一次发作的形式就是癫痫持续状态。

（六）长期应用抗惊厥药

对于所有癫痫持续状态的患儿，不论原来是否有癫痫史，在本次发作控制以后，都应使用抗癫痫药，在原发病（如感染、高热）尚未完全控制之前，用量宜稍大，数日后改用维持量，以避免在近期内癫痫复发。

第七节　狭颅症与小头畸形

一、病因

很多因素可引起狭颅症：遗传，染色体异常，母亲怀孕时受药物及射线影响，怀孕期间母亲代谢及内分泌紊乱如低血糖、甲状腺功能低下、垂体功能低下等。有报道怀孕期母亲摄入丙戊酸钠可引起胎儿额缝早闭，形成三角头畸形。另外，胎儿或新生儿期间中枢感染、颅内出血、颅脑损伤、缺血缺氧性脑病以及严重营养不良还可以引起脑发育不良，导致小头畸形。

二、病理

正常头颅骨的生长，是由于脑组织的生长，将颅骨缝撑开，使头颅骨扩大。婴幼儿期，脑组织处于快速生长期，颅脑不断地生长扩大，使得骨缝不断地被撑开、再愈合，头颅骨因而逐渐扩大。若当一条骨缝先天性闭合时，而其余骨缝随脑组织生长不断扩大，此条骨缝未能生长，导致头颅骨不均匀扩大，从而产生头颅畸形。不同部位颅缝闭合产生不同形状的畸形。小头畸形是由于颅脑发育缓慢，不能够在短期内对整个颅缝造成足够的撑开力，使颅骨缝逐渐趋于失用性闭合。

三、临床表现

原发性狭颅症可以伴有颅内压升高，少数情况下甚至对智力造成一定影响。继发性狭颅症，即小头畸形，因大脑发育落后所致，常常伴有智力低下。

（一）矢状缝早闭（Sagital Synostosis）

称舟状头畸形，头颅外形长而窄，呈"船形"。前囟通常已闭合，双顶径狭窄伴前额突出，枕部后突，沿着矢状缝可触及骨嵴。舟状头畸形是严重的颅面骨畸形。男性占80%。沿矢状缝常可触及骨嵴，这是狭颅症最常见的畸形，约占50%。

（二）双侧冠状缝早闭（Bilateral Coronal Synostosis）

称短头畸形，颅骨前后径短，并向两侧过度生长，呈短、宽、高头形。冠状缝闭合常伴有常染色体显性疾病 Apert 综合征和 Crouzon 综合征。女性略占多数。

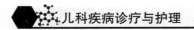

（三）额缝早闭（Metopic Synostosis）

又称三角头畸形，"子弹头样"前额。前额尖、有角、狭窄，前额中线有明显骨嵴。眼眶向前成角，导致两眼间距缩短，眼眶侧面后移。

（四）单侧冠状缝早闭（Unilateral Cororial Synostosis）

为前额斜头畸形，病变侧前额扁平，对侧正常冠状缝处前额外突。鼻子向对侧偏移。同侧耳朵向前、向下移位。受影响的眼眶变小。

（五）人字缝早闭（Lambdoid Synostosis）

呈后枕斜头畸形，病变处枕骨扁平伴同侧额骨突出。

（六）矢状缝和冠状缝早闭（Sagital And Coronal Synostosis）

又称尖头畸形，呈"尖塔样头"。颅骨向顶端扩张生长，形成长长的、窄窄的呈尖顶或圆锥状外观。

（七）小头畸形

头形外观匀称，但头围狭小，比正常头围低 2 ~ 3 个百分点。由于颅脑生长异常缓慢，导致颅骨无法正常生长，所有骨缝趋于闭合，甚至完全闭合。

四、诊断

原发性狭颅症的筛查可在新生儿早期作为新生儿体检的一部分，通过触摸骨缝和囟门来诊断。典型的狭颅症，除了有上述描述的各种畸形头颅外，在闭合的骨缝处可触及隆起的长条形骨嵴。头颅三维 CT 扫描，可以明确显示闭合的颅缝。小头畸形头颅狭小，骨缝闭合处平坦，无骨嵴隆起，有时局部骨缝可有重叠。小头畸形须做智力测定，评估智商。MRI 检查能够了解有否脑发育异常，如灰质、白质病变，脱髓鞘病变等。

五、治疗

狭颅症的早期诊断和及时处理能够预防颅脑生长的紊乱、颅内压的升高以及严重的颅面骨畸形。这类患儿平均智商是 75 分（45 ~ 100 分）。6 个月前行手术纠治的狭颅症患儿，IQ 分数可以显著增高。

（一）矢状缝早闭

出生 3 个月内的患儿可行简单的矢状缝切开术。6 个月以上者可行各种相关的颅骨整形手术。

（二）双侧冠状缝早闭

须早期治疗。将骨缝切开，眶上缘前移。额骨瓣重新塑形，并下降、后移。通常前额和脸面可以正常生长。6 个月以后才手术的孩子在 3 ~ 4 岁时常须再次行颅面整形术，以纠正因前颅窝未充分发育而引起的中颅面发育不全及外突畸形。

（三）额缝早闭

额骨拆下，额缝再造后和眶上缘一起重新排列。许多额缝早闭可不引起头颅畸形，则不需要手术治疗。

（四）单侧冠状缝早闭

前额颅骨切开术纠正单侧的额、眶畸形。

（五）人字缝早闭

有多种手术方法如双侧枕骨切开、骨边缘翻转整形、枕骨条状切开整形。

（六）矢状缝和冠状缝早闭

需要手术干预以利于颅脑生长防止颅内高压。不同部位的骨缝闭合采取相应的手术方法。

（七）小头畸形

对于智力落后的患儿，目前尚无有效的治疗方法使其智力恢复正常。颅骨整形手术对颅脑发育没有帮助；神经营养药物治疗是否有效，值得探讨；康复治疗对智力的改善有一定的帮助。

第八节　脑积水

一、病因

在正常情况下，脑脊液的产生量与吸收量保持平衡。在下列三种情况下可造成脑脊液的产生和吸收不平衡引起脑积水：①脑脊液产生过多：除脑室系统内脉络丛乳头状瘤以外，脉络丛的弥漫性绒毛状增生是引起脑脊液产生过多的极为少见的原因。②脑脊液吸收障碍：颅内出血或中枢神经系统感染的患儿，出现颅底蛛网膜下腔粘连，导致蛛网膜颗粒对脑脊液吸收的减少，绝大多数脑积水是脑脊液吸收障碍所致。③脑脊液循环通道梗阻：为先天性或后天性因素所致，脑脊液循环通道梗阻有脑室内梗阻（非交通性脑积水）和脑室外梗阻（交通性脑积水）两种类型。

二、分型

根据病因，婴儿脑积水分为以下类型：

（一）先天性脑积水

主要由各种畸形引起：

（1）中脑导水管阻塞：由导水管狭窄或隔膜形成、导水管分叉、神经胶质增生所致，引起侧脑室和第三脑室扩张。

（2）第四脑室正中孔或两个侧孔闭锁，引起全脑室系统扩张，特别是第四脑室。侧脑室室间孔闭锁，一侧室间孔闭锁引起单侧脑室积水，双侧室间孔闭锁则引起双侧脑室扩张。

（3）小脑扁桃体下疝（Chiari 畸形）和 Dandy-Walker 畸形：Chiari 畸形第 V 型，由于第四脑室出口位置异常导致脑积水。Dandy-Walker 畸形伴有脑积水的患儿出生时不存在脑积水，婴儿时也不明显，延迟出现脑积水原因尚不明确。

（4）其他先天性畸形伴发脑积水：脊髓脊膜膨出可伴发脑积水，出生时脑室可不扩大，但在手术修补后继发出现脑室扩大，可能与膨出的组织切除后使脑脊液吸收不全或脑脊髓膜炎致蛛网膜下腔梗阻等有关。

（二）后天性脑积水

主要病因如下：

（1）颅内出血：最常见于未成熟儿，足月儿颅内出血多因产伤或维生素 K 缺乏导致脑室内蛛网膜下腔出血造成导水管阻塞、狭窄或蛛网膜下腔粘连而发生脑积水。

（2）颅内感染：细菌性、真菌性、病毒性、结核性感染引起的脑膜炎，都可造成炎性粘连和纤维化而发生脑积水

（3）颅内肿瘤：约 20% 的儿童脑积水是占位病变所致，引起继发性脑积水最常见的病变是后颅窝肿瘤及第三脑室区肿瘤。此外，罕见的 Galan 大脑大静脉瘤压迫中脑导水管亦可引起脑积水。

三、临床表现

由于婴儿颅骨骨缝未闭合，脑积水时头颅亦增大，因此，颅内压力增高的症状不十分明显。重度脑积水患儿的容貌极为典型，头颅巨大，与躯干比例不相称，测量头围与正常同龄婴儿的正常值相比较，即可得出头围增大的确切值。间隔一段时间，重复测量头围，更容易看出头部增大速度的不正常，额部突出、颅盖的头皮紧张发亮、头皮静脉扩张、前囟宽而饱满，将患儿竖起时，前囟不下凹，亦不见搏动。脑积水进一步发展，头部扪诊时能扪及颅骨缝裂开，头部叩诊时可闻及"破壶声"。脑积水压迫中脑顶盖部或由于脑干的轴性移位，产生眼肌麻痹综合征，即婴儿的眼球上视不能，眼球复转向下方，上部巩膜外露，即所谓的"日落征"。有时亦可向不同方向斜视或自发性眼球震颤。眼底检查往往存在视神经盘水肿及萎缩。虽然婴儿期未闭颅缝具有缓冲颅内压力的作用，但仍有限度。脑积水早期患儿常抓头、摇头、哭叫等，表示头部不适和疼痛，小儿运动功能和智力发育均无减退，晚期可出现锥体束征、痉挛性瘫痪等。

四、诊断

婴儿有典型症状体征，不难做出脑积水的临床诊断。对头围较大或有颅内压增高症状者，疑为脑积水的患儿须做系统检查。病史中须注意有无头颅外伤史，有无颅内感染性疾病史。

（一）头颅 B 超检查

这是一种无创、安全的诊断方法。通过未闭的前囟，了解两侧脑室、第三脑室的大小，后颅窝的情况。超声检查可以确定脑室扩大程度，但 B 超超声图像对脑部结构性病损尚不能获得满意的检测结果。

（二）CT 检查

为最常用的检查方法，可显示脑室扩大程度和脑皮质的厚度，以及有无其他颅内病变，并可用作追踪脑积水有无进展及其治疗效果评价。交通性脑积水时，脑室系统和枕大池均

扩大。非交通性脑积水阻塞在导水管以上仅侧脑室和第三脑室扩大，而第四脑室正常；如阻塞在第四脑室出口，显示全脑室系统扩大，第四脑室扩大明显。导水管阻塞引起的脑积水，CT检查后应再行MRI检查，以明确是单纯性良性导水管狭窄所致还是CT不能发现的其他病变所引起。

（三）MRI检查

MRI采用轴位、冠状位和矢状位扫描，较CT能提供形态学结构方面更详细的病损变化，能准确地显示脑室、导水管和蛛网膜下腔各部位的形态、大小和是否存在狭窄。MRI可以更好地检测小的病变及脑室的解剖，但可能遗漏小的钙化。

五、鉴别诊断

主要与脑萎缩鉴别：脑萎缩所引起的脑室系统扩大与脑脊液循环障碍所致脑室扩大，影像学检查显示形态学上有差异性，支持脑积水的表现包括侧脑室颞角扩大，第三脑室不成比例地扩大，脑室角变窄，前角半径增宽，皮质沟消失，脑室周围间质水肿。临床上头围增大伴影像学检查脑室系统扩大提示脑积水，头围缩小提示脑萎缩。

六、治疗

脑积水的治疗应首选解除脑脊液循环通路梗阻，故手术治疗是唯一的选择。药物治疗包括使用多种利尿剂和渗透性药物如甘露醇等，只能暂时缓解症状。手术治疗主要方式为脑室分流和脑室镜下第三脑室造口术。脑室分流通过改变脑脊液的循环途径，将脑脊液分流到人体的体腔被吸收。手术须植入特制的分流管，有低、中、高压三种类型，在手术时经脑室测压后选择使用，近年来，可调压脑脊液分流管已在临床应用。

（一）侧脑室—腹腔分流术

适用于各种类型脑积水，是目前应用最广的术式。脑室引流管最好放置在额角，经颈部胸壁皮下达腹部在剑突下正中做腹壁小切口，将导管引入腹腔。

（二）脑室—心耳分流术

该术式将脑脊液引流到心脏进入循环系统。在额角将脑室管插入侧脑室后，再做颈部切口，分离颈内静脉将远端导管插入右心耳。该术式弊端是较侧脑室—腹腔分流多，临床上小儿应用较少。

（三）脑室镜下第三脑室造口

适用于非感染性、非出血性梗阻性脑积水，该术式是替代植入性分流的首选治疗方法。切口选择中线外侧 2.5 ~ 3cm，脑室镜导入侧脑室，识别 Monro 孔，脑室镜穿过此孔时看到乳头体，选择在乳头体和基底动脉的前方，漏斗隐窝和视交叉后方为穿通点，然后插入 Fogarty 气囊行裂隙内扩张。该术式的禁忌证包括：①第三脑室小，宽度不到 3mm；②丘脑中间块巨大或第三脑室底小；③裂隙样侧脑室。

第九节　脑脓肿

一、病因

脑脓肿可由各种各样的原因引起，根据感染来源可分为：①直接来自邻近感染灶：以慢性化脓性中耳炎或乳突炎最常见，称为耳源性脑脓肿，约占脑脓肿的 48%，2/3 发生在颞叶，1/3 在小脑半球。慢性化脓性中耳炎通过颞骨的鼓室盖或岩部直接扩散至颅内，乳突感染可直接播散至颅内。由鼻窦炎引起的称为鼻源性脑脓肿，可因额窦、筛窦、蝶窦或上颌窦的炎症蔓延至颅内所致。②血源性脑脓肿：约占脑脓肿的 30%，多因远处感染的微生物经血行播散到脑内形成。原发病灶为胸部化脓性疾病（脓胸、肺脓肿、支气管扩张等）引起的称为胸源性脑脓肿。由细菌性心内膜炎、先天性心脏病，特别是青紫型先心引起的称为心源性脑脓肿。青紫型先心存在右向左的分流造成长期低氧血症，血黏度升高，易造成腔隙性脑梗死，为细菌生长繁殖提供了良好环境。其他如皮肤疖痈、骨髓炎、牙周脓肿、膈下脓肿等均可血行播散到脑内。③损伤性脑脓肿：约占 9%，由开放性颅脑损伤所引起，尤其易发生在硬脑膜有破损的开放伤。污染的碎骨片、异物进入颅内可将细菌带入。脑脓肿可发生在外伤后数周或数年后。④隐源性脑脓肿：此类脑脓肿原发感染灶不明显或隐蔽，未能发现。多为血源性，其病原体大都毒力低或机体抵抗力强，急性化脓性炎症期表现不明显。脑脓肿常见的致病菌有链球菌、金黄色葡萄球菌、变形杆菌、大肠埃希菌、肺炎球菌、铜绿假单胞菌等。也可以为混合性感染，同时须注意厌氧菌性脑脓肿，在做脓液培养时同时做厌氧菌培养。

二、病理

特点是脓腔大、壁薄，周围脑组织水肿明显。婴幼儿的脑脓肿常位于脑室周围的白质中，靠近脑室，加上脓肿壁薄弱，容易向脑室内破裂。儿童脑脓肿病理组织学特点上与成人的没有明显差别，一般将脓肿形成分为以下三个阶段：

（一）急性脑炎期

感染的局部出现白细胞浸润、水肿、渗出，血管外壁周围局限性炎性反应，血管栓塞出现软化坏死灶，中央有液化表现。

（二）化脓期

局限性液化区扩大，相互沟通形成大的液化腔，其中出现脓细胞。病灶周围或纤维细胞和神经胶质细胞增生，形成一个界限不清楚的—薄层炎症性肉芽组织，邻近脑组织水肿明显。

（三）包膜形成期

脓腔周围的成纤维细胞和神经胶质细胞形成的肉芽组织纤维化逐步形成脑脓肿包膜。但包膜形成的快慢不一，其取决于炎症的性质、机体的反应程度。一般感染后至少2周时间形成包膜。脑脓肿可单发或多发，单房或多房。脓肿大多发生于幕上，小脑脓肿占2% ~ 14%；脑干脓肿更少见，为1% ~ 3%。

三、临床表现

（一）颅内感染的症状

早期症状如发热、头痛、呕吐、乏力、嗜睡困倦及不同程度的意识障碍。高热时可出现抽搐、颈部抵抗、直腿抬高试验及脑膜刺激征阳性。腰椎穿刺可见压力正常或升高，血细胞数升高。

（二）颅内占位性病变的症状

由炎性化脓到形成脑脓肿，出现颅内压增高的一系列症状。患儿有头痛、呕吐和视盘水肿，如未及时诊断治疗，可因脑疝而死亡。婴幼儿表现为前囟饱满、头颅增大、频繁呕吐、意识障碍等。

（三）脑局灶定位症状

脑脓肿所在不同部位导致局灶定位症状，额叶脑脓肿时表现昏睡，颞顶叶出现失语、偏瘫，小脑出现步态不稳、运动失调、眼球震颤等。

四、诊断

（一）一般检查

病史中注意有无身体其他部位的感染灶及全身感染病史，有无发热、抽搐等症状。对于先前有中耳炎、鼻窦炎、先天性心脏病及开放性头颅外伤，后出现颅内压增高离者，均要考虑存在颅内感染的可能。此外，体格检查时注意头颅中线部位有无皮肤窦道，皮肤窦道合并颅内皮样囊肿继发感染时亦可引起脑脓肿。

（二）实验室检查

外周末梢血液中白细胞数增高、血沉加快，腰穿脑脊液化验示白细胞数增多。

（三）头颅 CT 扫描

脑炎早期 CT 平扫显示病灶呈边界模糊的低密度区，增强扫描有时可有斑片状强化。脑炎后期病灶仍为低密度，周围有水肿，增强扫描可见病灶中心有强化。脓肿期 CT 平扫时病灶呈低密度，可见密度稍高的环，增强扫描时该环明显强化，环中央的低密度区为脓液，无强化表现。脓肿可单房或多房，脓肿周围常有明显水肿伴占位效应。

（四）头颅 M R I检查

在脓肿期占位病灶在 T1 加权像上为高信号，T2 加权像上呈长 T2 高信号，周围有低信号壁围绕伴大范围脑水肿，增强扫描病灶呈环形强化，中央及周围水肿无强化。

五、治疗

由于诊断技术和抗感染药物的改进和提高，脑脓肿的死亡率已有明显的降低。儿童脑脓肿在不同的炎症阶段，不同的年龄，有不同的针对性治疗措施。

（一）非手术治疗

适用于颅内感染早期或经血液循环扩散的多发的小型脑脓肿。抗生素的选择基于对脑脓肿最常见致病菌的了解。鼻源性脓肿大多由链球菌所引起，可能存在 β - 内酰胺酶类病菌，选择甲硝唑和氯霉素。耳源性脓肿常由需氧和厌氧菌混合感染引起，选择多种抗生素联合治疗，如青霉素、甲硝唑、三代头孢。血源性脓肿有很多致病菌，使用覆盖革兰阴性需氧菌和厌氧菌的广谱抗生素，外伤后脓肿大多由金黄色葡萄球菌引起，选择万古霉素，抗生素的使用一般要持续 4 ~ 6 周。

（二）手术治疗

1. 穿刺抽脓术

适用于单发单房较大的脑脓肿。额顶颞叶脑脓肿，如婴儿囟门尚未闭合，可经前囟侧角对准脓腔穿刺抽脓。年龄较大的儿童，在 CT 定位下穿刺。在麻醉后，颅骨钻孔，插入脑针穿刺抽脓，抽吸的脓液做涂片检查、细菌培养和药物敏感试验。同时冲洗脓腔至无明显脓液，根据脓液性质，判断细菌种类，用适量抗生素冲洗液，冲洗后抽出多余液体，拔出脑针，缝合切口。

2. 置管持续引流

麻醉后，颅骨钻孔，用硅胶管穿刺到脓腔的中心，并将管固定在头皮上。抽取脓液做细菌培养、厌氧菌培养及药敏试验，同时冲洗脓腔，以后每日经导管冲洗或注入抗生素。复查 CT，脓肿缩小，脓腔闭合，方可拔除引流管。

3. 脓肿切除术

适用于多房脑脓肿或经穿刺、置管不能治愈的脑脓肿，外伤性脑脓肿含有异物或碎骨片者。

第六章　新生儿疾病

第一节　新生儿呼吸窘迫综合征

一、概述

新生儿呼吸窘迫综合征（NRDS）又称新生儿肺透明膜病（HMD），系指出生后不久即出现进行性呼吸困难、呼吸衰竭，病理特征为肺泡壁上附有嗜伊红透明膜和肺不张。

二、病因

（一）早产儿

早产儿肺发育未成熟 PS 合成分泌不足。胎龄 15 周时，可在细支气管测得 SP-B 和 SP-C 的 mRNA，胎龄 24 ~ 25 周开始合成磷脂和活性 SP-B，以后 PS 合成量逐渐增多，但直到 35 周左右 PS 量才迅速增多。因此，胎龄小于 35 周的早产儿易发生 NRDS。胎龄越小，发生率越高。

（二）围生期窒息

这是增加发病率和影响其严重限度的重要因素，围生期窒息可能影响肺泡表面活性物质的产生和肺动脉痉挛。

（三）糖尿病

母亲 NRDS 的发病率为无糖尿病母亲的同胎龄新生儿的 5 ~ 6 倍。糖尿病母亲的胰岛素水平升高，具有拮抗肾上腺皮质激素的作用，可延迟胎儿的肺发育成熟。

（四）其他的危险因素

正常分娩的子宫收缩可使肾上腺皮质激素水平升高，促进肺发育成熟，剖宫产缺乏这种刺激。

三、发病机制

本病因缺乏由 II 型肺泡细胞发生的表面活性物质所造成。表面活性物质的 85% 由脂类组成，在胎龄 20 ~ 24 周时出现，35 周后迅速增加，故本病多见于早产儿。表面活性物质具有降低肺表面张力，保持呼气时肺泡张开的作用。表面活性物质缺乏时，肺泡表面张力增高，肺泡半径缩小，吸气时必须增加压力，吸气时半径最小的肺泡最先萎陷，导致进行性呼吸困难和肺不张。低氧血症等又抑制表面活性物质的合成，由于肺组织缺氧、毛细血管通透性增高、细胞外液漏出、纤维蛋白沉着于肺泡表面形成透明膜，严重妨碍气体交换。

四、临床表现

本病多见于早产儿。出生时或生后不久（4 ~ 6h 内）即出现呼吸急促、呼气性呻吟、鼻扇和吸气性三凹征等典型体征。病情呈进行性加重，至生后 6h 症状已十分明显。继而出现呼吸不规则、呼吸暂停、发绀，甚至面色青灰合并四肢松弛；心音由强转弱，两肺呼吸音减弱，早期多无啰音，以后可闻及细湿啰音。

五、辅助检查

（一）肺成熟度检查

1. 磷脂酰胆碱 / 鞘磷脂比值

胎儿肺内液体与羊水相通，故可测羊水中磷脂酰胆碱 / 鞘磷脂比值（US），L/S < 1.5 表示肺未成熟，RDS 发生率可达 58%；L/S1.5 ~ 1.9 表示肺成熟处于过渡期，RDS 发生率 17%；L/S2.0 ~ 2.5 表示肺基本成熟，NRDS 发生率仅 0.5%。

2. 磷脂酰甘油（PG）

小于 3% 表示肺未成熟，敏感度较高，假阳性率较 US 低。

3. 泡沫试验

生后 1h 内从新生儿胃内抽出胃液 0.5mL，加等量 95% 乙醇溶液在试管内，振荡 15s，然后静立 15min，观察管壁内泡沫多少来判断结果。"−"为管壁无泡沫；"+"为气泡占管周< 1/3；"++"为> 1/3 管周至单层泡沫；"+++"为有双层气泡排列。"−"者示肺泡表面活性物质不足，易发生 NRDS；"+++"示可排除 NRDS；"+" ~ "++"为可疑。

（二）肺 X 线检查

本病 X 线检查有特异性表现，须在短期内连续摄片动态观察。通常按病情限度将 NRDS 的 X 线所见分为以下四级：

1. I 级

肺野透亮度普遍减弱，细小网状及颗粒状阴影分布于两肺野，无肺气肿。

2. II 级

除全肺可见较大密集颗粒阴影外，出现支气管充气征。

3. III 级

肺野透亮度更加降低，呈毛玻璃样，横隔及心界部分模糊，支气管充气征明显。

4. IV 级

整个肺野呈"白肺"，支气管充气征更加明显，似秃叶树枝。胸廓扩张良好，横隔位置正常。

六、诊断与鉴别诊断

NRDS 须与围生期引起呼吸困难的其他疾病鉴别，如吸入综合征、肺湿、宫内肺炎、膈疝和肺出血等。通过病史、临床症状和胸部 X 线片不难区别。此类引起呼吸困难疾病大多见于足月儿。

（一）早产儿宫内感染性肺炎

早期胸部 X 线片很难区别。下述症状提示婴儿有肺炎：胎膜早破超过 24h；发热或持续有低体温；四肢肌张力减弱，反应低下；生后 12h 内出现黄疸；早期出现呼吸暂停和持续性低血压。可抽取胃液检菌协助诊断。

（二）青紫型先天性心脏病

先天性心脏病体格检查有异常体征，胸部 X 线片可见心影增大，肺血增多或减少。

七、治疗措施

（一）肺泡表面活性物质替代疗法

目前已常规性地用于预防或治疗 NRDS 新生儿。目前主张预防性给药，仅限于确有表面活性物质缺乏可能的早产儿，生后 15min 内给药。确诊患儿，应立即给药。临床推荐治疗剂量：首剂为 100 ~ 200mg/kg，必要时再重复 1 ~ 2 次，剂量减为 100mg/kg，每隔 8 ~ 12h 给药 1 次。

（二）一般治疗

1. 维持中性温度

适度保持温度与湿度以减少氧气的消耗。使用呼吸器的患儿应置于远红外线开放暖箱，监护呼吸、心率、血压、血氧饱和度等，给予氧气时亦应加热与湿化。

2. 维持营养、体液及电解质平衡

生后最初 2 ~ 3 天内禁止经口喂养，应静脉滴注维持营养需要和体液平衡，生后 2 ~ 3 天液体需每日 60 ~ 80mL/kg，钠每日 2 ~ 4mmol/kg，生后第 3 天起，钾每日 1 ~ 2mmol/kg。3 天后可经鼻饲胃管喂养，如不能接受经口喂养则进行部分或全部胃肠外营养。加用氨基酸和脂肪乳使热量 > 232kJ/kg（60kcal/kg），并注意补钙，当血浆蛋白低于 2O ~ 25g/L 时，可输血浆或清蛋白 5 ~ 1.0g/kg。

3. 纠正代谢性酸中毒

根据血气结果纠正，5% 碳酸氢钠溶液 5mL/kg，加 2.5 倍 5% ~ 10% 葡萄糖溶液配成等渗液静脉滴注，可提高血 HCO_3^- 3 ~ 5mmol/L。呼吸性酸中毒用呼吸机改善通气纠正，而不应给碱性药。

4. 抗生素使用

由于 NRDS 易与 B 组溶血性链球菌感染等宫内肺炎相混淆，FT 常急剧恶化。经气管内插管可使呼吸道黏膜损伤而发生感染，故所有 NRDS 均应用抗生素治疗。根据呼吸道分泌物培养药敏试验选用有效抗生素。

（三）氧疗

根据缺氧限度选择不同供氧方法。轻症者用面罩、头罩给氧，使 PaO_2 维持在 60 ~ 80mmHg（8 ~ 10.7kPa），吸入氧浓度应根据 PaO_2 值调整，一般为 40% ~ 60%。如吸氧浓度达 60%，PaO_2 仍低于 50mmHg（6.67kPa），青紫无改善，应及早选用 CPAP 给氧。

（四）CPAP 给氧

一旦发生呼气性呻吟，即给予 CPAP。CPAP 一般用于轻型和早期 NRDS，$PaCO_2$ 低于 60mmHg（8kPa），使用 CPAP 后可避免进行机械通气。

（五）机械通气

用 CPAP 治疗时压力＞8cmH$_2$O（0.79kPa），氧浓度 80%，如 PaO$_2$＜50mmHg，呼吸暂停反复发作；血气分析呈Ⅱ型呼吸衰竭，PaO$_2$＞70mmHg（9.33kPa）；胸部 X 线片显示病变在Ⅲ级以上。具有其中任何一条者，均为应用机械通气的指征。呼吸机参数初调值：吸入氧浓度 60%，吸气峰压（PIP）20 ~ 25cmH$_2$O（1.96 ~ 2.45kPa），PEEP4 ~ 5cmH$_2$O（0.139 ~ 0.49kPa），呼吸频率 30 ~ 40 次 / 分，吸呼比（1 ：1）~（1 ： 1.2）。然后根据血气分析和病情变化适当调节参数。

八、预后

病情轻者，72h 后逐渐恢复。病情重者，如无机械辅助通气，多在数小时到 3 日内死亡；如能生存 3 天以上而未并发脑室内出血或肺炎等并发症，则肺泡Ⅱ型细胞可产生足够的表面活性物质，使病情逐渐好转，经数日可痊愈。

第二节　胎粪吸入综合征

一、病因及发病机制

急、慢性宫内缺氧可导致肠系膜血管收缩，肠道缺血，肠蠕动亢进，肛门括约肌松弛而引起宫内排胎粪，宫内缺氧胎儿呼吸时可吸入已被胎粪污染的羊水，婴儿前几次呼吸可将在上呼吸道含胎粪小颗粒的羊水吸入细支气管，产生小节段性肺不张，局限性阻塞性肺气肿及化学性肺炎，使肺的通气、血流比例失调，影响气体交换，造成严重呼吸窘迫，甚或并发气胸及持续肺动脉高压，胎粪吸入综合征患儿有 1/3 并发肺动脉高压，在宫内脐带长时间受压可导致肺血管重构造成持续肺动脉高压。

二、临床表现

婴儿出生时皮肤常覆盖胎粪，指、趾甲及脐带为胎粪污染呈黄、绿色，经复苏，建立自主呼吸后不久即出现呼吸困难、青紫。当气体滞留于肺部时，因肺部过度扩张可见胸廓前、后径增宽呈桶状，听诊可闻粗大啰音及细小捻发音；出生时有严重窒息者可有苍白和肌张力低下，由于严重缺氧可造成心功能不全、心率减慢，末梢循环灌注不足及休克表现。10% ~ 20% 伴有气胸及纵隔积气，严重病例当并发持续胎儿循环时呈严重青紫。

多数病例于 7 ~ 10d 恢复。

三、X 线表现

（一）轻型

肺纹理增粗，呈轻度肺气肿，横隔轻度下降，诊断须结合病史及临床，常仅须吸入低于 40% 氧，吸氧时间＜ 48h。

（二）中型

肺野有密度增加的粗颗粒或片状、团块状、云絮状明影；或有节段肺不张及透亮充气区，心影常缩小，常须吸入＞ 40% 氧，持续吸氧时间＞ 48h，但无气漏发生。

（三）重型

两肺有广泛粗颗粒阴影或斑片云絮状阴影及肺气肿现象，有时可见肺不张和炎症融合形成大片状阴影，常并发气胸或纵隔积气，须进行机械通气治疗，持续通气时间常超过 48h，常伴肺动脉高压。

四、治疗

（一）清理呼吸道

见到胎粪污染羊水时，于婴儿胸部娩出前清理口、鼻、咽分泌物，用大口径吸管吸出含胎粪的黏液、羊水，窒息如无活力婴儿出生时立即在喉镜下用胎粪吸引管做气管内吸引，然后再按复苏步骤处理，必要时须再次气管插管吸引。如自主呼吸有力可拔除气管插管，继续观察呼吸症状，同时摄胸片了解肺部吸入情况。生后的头 2h 内，每 30min 行胸部物理治疗及吸引一次，如有呼吸道症状出现，胸部 X 线片有斑片阴影时，以后每隔 3 ~ 4h 做胸部物理治疗及吸引一次。

（二）一般处理及监护

应注意保温，须将患儿置于合适的中性环境温度中；有呼吸系统症状者应进行血氧监测，可做血气或以经皮测氧仪或脉搏血氧饱和度仪监测氧合状态，及时处理低氧血症。严重窒息者应每隔 2h 监测血压 1 次，当有低血压、灌流不足及心搏出量不足表现时，可输入生理盐水，必要时可考虑血浆或 5% 清蛋白；对于严重窒息患儿尚须精确记录尿量，为防止脑水肿及肾衰竭，须限制液体，生后第一天给液量为 60mL/kg，第 2 天根据尿量可增加至 60 ~ 80mL/kg，有代谢性酸中毒者应以碳酸氢钠纠正。此外，还须监测血糖及血钙，发现异常均应及时纠正。

（三）氧疗

物理治疗过程中须同时供氧，证实有低氧血症时应给予头罩湿化、加温吸氧，随时调整吸入氧浓度，使血氧分压保持在 6.65kPa 以上，因持续低氧会造成肺血管痉挛并发持续肺动脉高压。

（四）机械通气

严重病例当吸入氧浓度增加至 60%，而 $PaO_2 < 6.65kPa$ 或 $PaCO_2 > 7.98kPa$ 时须机械通气治疗，呼吸机应用参数各家报道并不完全一致，但为防止空气进一步滞留于肺内不能用太高呼气末正压，推荐用 0.196 ~ 0.39kPa（2 ~ 4cmH$_2$O，1cmH$_2$O=0.098kPa），有人认为可用较高吸气峰压 2.94 ~ 3.43kPa（30 ~ 35cmH$_2$O），呼吸频率 20 ~ 25 次 /min，吸气时间 0.4 ~ 0.5s，应有足够呼气时间；也有人认为开始呼吸机设置可为：吸入氧浓度 0.8，呼吸频率 60 次 /min，吸气峰压 2.45kPa，呼气末正压 0.29kPa。某些患儿对较快的通气频率及较短的吸气时间（每次 0.2s）反应良好，常规呼吸机治疗失败或并发气漏时，改用高频振荡通气常能取得良好效果。呼吸机应用过程中如有躁动须同时用镇静剂或肌肉松弛剂，胎粪吸入综合征患儿在机械通气时，随时应警惕气胸之发生，须准备好抽气注射器及排气设备。

（五）药物治疗

胎粪会加速细菌生长，故当胸部 X 线片显示肺部有浸润变化时应常规给予广谱抗生素治疗，必要时做气管分泌物细菌培养。

（六）严重低氧血症病例

经上述处理不能使低氧改善时，常并发持续肺动脉高压。

五、预防

对于有胎盘功能不良的孕妇如妊娠毒血症或高血压等，或已确诊为小于胎龄儿及过期产儿时，在妊娠末近分娩期应做胎心监护，发现胎粪污染羊水时，应做好吸引胎粪及复苏准备，力争建立第一次自主呼吸前，吸出咽喉部及气管内胎粪。

第三节　肺出血

一、病因与发病机制

（一）病因

新生儿肺出血病因包括低体温/寒冷损伤、围产期缺氧（包括窒息）及孕母患妊娠期高血压疾病等。

（二）发病机制

经近十多年的动物实验及临床研究，我们发现肺血管内皮细胞受损，是导致新生儿肺出血的根本原因，其中有肺神经内分泌细胞、多种血管活性肽及氧自由基直接或间接参与了 PVEC 的损害过程。

1. 肺神经内分泌细胞

（1）肺神经内分泌细胞的解剖结构。

PNECS 主要是由神经内分泌细胞（NEC）及神经上皮小体（NEBs）所构成。NEC 常以单个细胞形式散在分布于大的气管黏膜及大气管连接处，形态多样，主要为圆锥形或纺锤形，细胞从上皮基膜延伸至近气管管腔，或沿基膜在相邻气道上皮间伸展。NEBs 为至少由两个 NEC 成簇聚集而成的卵圆形小体，多位于气流量大的支气管交叉处，并在终末细支气管—肺泡连接部，乃至肺泡壁均可见到。

NEBs 表面大部分覆盖有一层立方形 Clara 细胞，仅有部分朝向气管管腔的尖端裸露，可有立方形微绒毛出现在裸露尖端表面，与气道管腔相连。电镜下 NEBs 表面有多个突起，与肺毛细血管基膜紧密接触。

NEBs 细胞内显著的结构特征为：胞质内有大小不一、形态各异的大量高密度核心小泡（DCV），直径为 70 ~ 230mn 不等，内含有具强大肺血管及支气管舒缩反应的单胺及多种肽类分泌颗粒。这些颗粒并不是朝向气管腔分泌，而是朝向基膜下迷走神经感觉传入神经纤维、平滑肌细胞、毛细血管床等结构及邻近的气道上皮分泌。

（2）PNECs 促进肺发育和气道上皮细胞分化。

许多研究发现，NEBs 与支气管树的发育存在一定关系：NEC 首先出现于最近端的发育气道中，以后才转变成 NEBS，随着更多远端的气道发育，NEBs 亦以离心的方式生长和发育。NEC 前体细胞在孕 8 周胎儿肺中出现，但数量不多且缺少 DCV，孕 14 周后出现 NEBs，孕 20 周左右 NEC 数量渐达高峰，而 NEBs 则于胎龄末期及新生儿期数量才最多，但 PNECs 总体数量仍然很少，不到全部上皮的 1%，新生儿期后逐渐减少，在成人肺中已极少见到。

（3）PNECs 受感觉传入神经支配。

用免疫组化、迷走神经切断和神经元示踪法均证实，NEBS 受源自迷走神经细胞体的感觉传入神经纤维支配，而 NEC 无神经纤维支配，原因未明。电镜下突触连接特点表明，NEBs 为神经感受器复合体中突触的前成分，神经末梢则为突触的后成分。将顺行荧光神经元示踪剂 DH 注入小鼠迷走神经结节状神经节后，用共轭显微镜观察，可见气道上皮内迷走传入神经纤维树枝状末端与 NEBs 相连，进一步证实支配 NEBs 的神经纤维为感觉性。另外，在鼠气道 NEBs 及与其相连的感觉传入神经纤维中，降钙素基因相关肽（CGRP）免疫组化染色均阳性，故认为 CGRP 与感觉传入神经纤维有关。

2. PNECs 与肺出血相关的生物学功能

（1）PNECs 为对缺氧敏感的气道化学感受器。

肺出血的发生与早产及低出生体重有关，出生体重越低，肺出血发生率越高。过去认为，早产 / 低出生体重儿是肺出血的病因，原因是支气管壁和肺泡壁弹力纤维发育不成熟，肺表面活性物质减少，肺泡容易闭合；肺毛细血管多，血管通透性比成人高 3 ~ 6 倍；肝功不成熟、凝血因子合成不足等，均可导致肺出血发生，但近年来调查资料显示，如无围产期缺氧或感染，单纯早产 / 低出生体重，并不会导致肺出血，国外大量早产 / 低出生体重儿亦罕见发生肺出血的报道，提示上述各种内在因素仅是早产 / 低出生体重儿缺氧性肺出血的易发因素。

近年来研究发现，窒息儿中早产 / 低出生体重儿多发生肺出血的原因，与胎儿晚期及新生儿早期存在特殊的外周化学感受器 NEBS 有重要关系。

人类呼吸化学感受系统包括中枢及外周化学感受器。中枢化学感受器位于延髓表面腹外侧，紧临呼吸中枢和第四脑室，直接与脑脊液（CSF）接触，可感知缺氧及脑脊液 pH 值变化。但早产 / 低出生体重儿的中枢化学感受器发育尚未成熟，仅对 CSF 中的 H^+ 浓度变化敏感，对低氧无感应，当血中 $PaCO_2$ 升高，CSF 中 H_2CO_3 分解出 H^+ 可刺激中枢化学感受器并传导至呼吸中枢，产生通气功能。

外周化学感受器有两类：

①颈动脉体（CBS）：位于颈总动脉分叉处外侧血管壁内，为直径 2 ~ 3mm 的扁平特殊小体，电镜下上皮细胞分两型，Ⅰ型细胞（主细胞）聚集成群，胞质内有许多致密核心小泡（DCV），内含具有调节心血管及呼吸功能的神经分泌颗粒，胞膜与交感神经颈前节、舌咽神经和迷走神经相连并受其支配，Ⅰ型细胞是可感知动脉血 O_2、CO_2 含量及血 PH 值变化的化学感受器，缺氧与 pH 值变化均可通过膜电位改变，将信号通过中枢神经传入呼吸、

循环中枢，调节呼吸及心血管系统；Ⅱ型细胞（支持细胞）位于Ⅰ型细胞周围，胞质中颗粒少；早产/低出生体重儿 CBs 发育亦未成熟。

②NEBs：为胎儿晚期及新生儿早期特有的外周化学感受器，在形态、结构和生理特点上与 CBS 有许多惊人的相似之处，但仅对缺氧敏感，对 CO_2 无反应，因直接暴露于吸入空气中，可更快感知吸入空气中氧浓度的快速信号变化。虽受迷走神经感觉传入纤维支配，但主要是通过胞吐分泌血管活性物质，并经旁分泌途径直接与肺血管平滑肌上相关受体结合而迅速调节肺血流分布，对缺氧机体起保护作用，这对出生时不成熟、气体交换功能相对较差的新生肺来说，尤为重要。

作为外周化学感受器，两者相同之处在于：CBs 与 NEBs 均具有细胞膜—细胞内信号转导功能，能在缺氧时通过细胞膜上 NADPH 氧化酶—氧敏感 K^+ 通道产生低氧化学信号转导，胞吐神经分泌颗粒，并通过与细胞相连的传入神经，将冲动传至脑干中枢。CBs 与 NEBs 两者不同之处在于：

感应对象不同：前者对 PaO_2、$PaCO_2$ 及血 pH 值变化均能感知；后者仅对缺氧敏感，对高碳酸无反应。

分泌物质不同：前者仅分泌神经递质；后者除分泌神经递质外，更以分泌血管活性肽为主。

传递途径不同：前者通过神经传递途径，将信息传至脑干；后者神经递质既通过神经传递途径，将信息传至脑干及通过脊髓反射弧传至肺血管平滑肌，更将血管活性肽信息通过旁分泌与自分泌途径传至 PVEC 与肺血管平滑肌。

作用部位不同：前者主要作用于脑干中枢；后者神经递质既可作用于脑干中枢，亦可作用于脊髓，其血管活性肽更主要作用于 PVEC 及肺血管平滑肌。

感应速度不同：由于两者分布位置的差异，NEBs 位于气道内，直接暴露于吸入空气中，并与肺毛细血管接近，可比 CBs 更快感知氧浓度的信号变化。NEBs 分泌的血管活性肽，可直接与 PVEC 及肺血管平滑肌上相关受体结合而迅速调节肺血流。

由于 NEBs 对缺氧反应迅速，其分泌的血管活性肽直接影响其靶细胞 PVEC 与肺血管平滑肌，这就解释了肺出血多见于缺氧/窒息新生儿尤为早产/低出生体重儿的原因。随着日龄的增长，NEBs 数目迅速减少而作用减弱，CBs 的发育则会渐趋成熟而作用增强，对 PVEC 与肺血管平滑肌的直接影响亦日趋消失。

（2）缺氧导致 NEBs 中的 DCV 发生胞吐现象。

DCV 中的成分：NEBs 胞质的 DCV 中，含有多种调节肽，包括 5- 羟色胺（5-HT）、胃泌素释放肽、降钙素基因相关肽（CGRP）、亮氨酸脑啡肽、降钙素、缩胆囊素、内皮素 -1（ET-1）、Y 肽、P 物质等，它们具有血管和支气管舒缩调节及其他功能。在缺氧情况下，上述 2 或 3 种物质常共存于同一 DCV 中并同时被分泌（胞吐现象），这在正常肺组织中很少见，提示缺氧时 NEBs 的调节肽间确有协同作用。在新生儿弥散性肺出血病理检查中，我们亦证实 NEBs 中 ET-1 和 CGRP 的共存现象。近年来，一系列对 NEBs 膜受体蛋白的研究证实，NEBs 膜上存在有 NADPH 氧化酶及对过氧化物敏感的电压门控 K$^+$ 通道。

① 5-HT：5-HT 既是一种神经递质，也是一种活性肽，仅储存于 NEBs 的 DCV 中，是结合型的、无生物活性的 5-HT。DCV 吐胞后，被分泌的 5-HT 转具活性。5-HT 以神经分泌方式（经组织液传导，作用于邻近传入神经纤维），刺激与 NEBs 相连的感觉传入神经。一方面将冲动传至脑干呼吸中枢，起调节呼吸运动的作用；另一方面通过脊髓反射弧，将冲动直接作用于传出神经（轴突反射），并释放血管活性肽以作用于其邻近的气管及血管平滑肌，导致气管及肺血管痉挛收缩。我们用外源性 5-HT 于新生鼠气管内滴入不久，即有急性缺氧表现并伴轻度肺出血，但不同浓度的 5-HT，其致肺出血的程度并无差异，提示 5-HT 并非呈病理性、持续性分泌，推测其主要是通过脊髓反射弧而对肺出血起间接作用。

② CGRP：CGRP 是应用基因重组技术发现的感觉神经肽，也是迄今为止体内最强的扩血管活性肽，主要存在于 NEBs 的 DCV 及围绕上皮细胞、血管、支气管平滑肌的神经网络中。CGRP 可与 ET-1 共存于同一个或不同的 DCV 中，在生理情况下或轻度缺氧时，DCV 中胞吐 5-HT 与 ET-1 可致肺血管痉挛，为维持肺血管张力新的动态平衡，CGRP 可通过旁分泌途径（经组织液传导，作用于邻近靶细胞）。一方面与血管平滑肌上 CGRP 受体结合，激活腺苷酸环化酶，最终生成环腺苷酸（cAMP）；另一方面亦可与 PVEC 上 CGRP 受体结合，激活一氧化氮合成酶（NOS），最终生成环鸟苷酸（cGMP），cAMP 与 cGMP 增加，使血管平滑肌细胞膜超极化，最终导致肺血管平滑肌松弛，以拮抗 5-HT 与 ET-1 的缩血管作用，共同维持肺血管张力动态平衡。

③ ET-1：被 DCV 分泌的 ET-1，一方面以旁分泌方式使缺氧局部肺血管收缩，血流从通气差的区域流向通气良好的区域，并通过与 CGRP 拮抗，以维持 V/Q 在正常范围；另一方面以自分泌方式（经组织液扩散后又返回作用于自身细胞）作用于 NEBS 自身，以调节 DCV 中血管活性肽的产生与释放。

3. 缺氧与缺氧诱导因子

缺氧抑制 PVEC 膜上的 NADPH 氧化酶，活性氧生成减少，促进缺氧诱导因子（HIF-1）的形成与激活。

（1）HIF-1 基本特征：HIF-1 是 PVEC 在缺氧诱导下产生的一种异源二聚体结构的核转录因子，由 HIF-1α 和 HIF-1β 两个亚基组成。HIF-1α 亚基是 HIF-1 的主要活性亚基，其 N 端含氧依赖性降解区（ODD 区），是两个亚基二聚化和与下游基因 DNA 结合的活性区，氧对 HIF-r 活性调控主要通过该亚基进行；C 端含反式激活结构域区（TAD 区），主要参与缺氧诱导的蛋白稳定、转录激活及介导 HIF-1α 在缺氧状态下的核聚集。HIF-1β 亚基在细胞内属构建性稳定表达，不受环境氧浓度影响，但在 HIF-1 中也必不可少，因只有在两个亚基二聚化并发生适形性变化后，HIF-1 才能与其下游基因结合并发挥调控作用。

（2）HIF-1 的形成与激活：缺氧可导致 NEBs 与 PVEC 膜上的 NADPH 氧化酶活性下调，导致 ROS 生成减少，促使 NEBs 一方面胞吐分泌 5-HT、CGRP、ET-1 等血管活性物质，另一方面促进 PVEC 中 HIF-1 的形成与激活。

①氧化应激参与了 HIF-1 的形成：HIF-1 存在于各肺细胞中，但常氧条件下，HIF-1α 结构中的 ODD 区，可通过激活泛素蛋白—蛋白酶体途径，使 HIF-1α 迅速降解（半减期 < 1min）而无法检测到，仅可检测到 HIF-1β，如果截去 ODD 区，可使 HIF-1α 在有氧条件下保持稳定及完整的转录活性。缺氧 30min，肺细胞的 HIF-1αmRNA 水平开始升高，60min 达最高值，以后维持于高峰水平，当给予高浓度氧后，肺内 HIF-1α 水平迅速下降，4h 后回复至基线水平，但对 HIF-1βmRNA 无明显影响，提示 HIF-1α 的形成与低氧程度及持续时间有高依赖性。

②激活 HIF-1 的途径与机制：活性氧（ROS）在激活、调控 HIF-1α 的过程中起重要作用，但对 HIF-1β 表达无影响，ROS 可减少 HIF-1α 的积累，下调 HIF-1α 的水平，而活化的 NADPH 氧化酶是减少 ROS 的重要来源，其信息传递通路为：常氧下，PVEC 膜上的 NADPH 氧化酶前半段，依据 NADPH 氧化酶—氧敏感 K^+ 通道模型，产生形成 ROS，后半段 ROS 激活脯氨酸羟化酶，使 HIF-1α 的 -SH 基氧化成为 -SS 基，羟基化的 HIF-1α 和 VLH 抑癌基因产物（pVHL）结合后，激活细胞内泛素—蛋白体酶活性，后者促使 HIF-1α 的降解。缺氧时 NADPH 氧化酶活性下降，由其诱生的 ROS 信使分子减少，导致 HIF-1α 活性增强。

③ HIF-1 的表达与对下游目标基因的转录激活：低温缺氧可诱导 HIF-1α 在新生鼠出血肺组织的 PVEC、平滑肌细胞及肺上皮细胞等部位表达，其表达随低温缺氧时间的延长而增强，但进入复温供高氧后，上述组织中 HIF-1α 表达则显著下降。经 3 代培养的 HUVEC 在低温缺氧期，HIF-1α 表达已明显增加，但该细胞并无明显形态学改变；而在复温供高氧阶段，尽管 HIF-1α 蛋白表达已明显下降，但细胞膨胀呈球状，胞质淡染，边界不清，间隙增宽，细胞存活率显著下降；而应用 RNA 干扰方法研究 HIF-1α 对 HUVECs 凋亡情况的影响，则进一步发现，缺氧明显上调 HIF-1α 的 mRNA 和蛋白水平，但未见明显的细胞凋亡；而经复氧处理后，虽 60% 的 HIF-1αmRNA 和蛋白表达受抑制，但细胞凋亡明显增加，提示 HUVEC 受损与 HIF-1α 的表达并无直接相关。

HIF-1 能在转录水平调控其 100 多种下游缺氧反应基因（HRG）的转录，HRG 表达调控区都存在缺氧反应元件（HRE），即 HIF-1 的结合位点。与新生儿肺出血相关的靶基因主要有 VEGF、ET-1 等。

二、病理损害部位

肺出血主要病理损害部位为肺血管内皮细胞（PVEC），亦可涉及毛细血管基膜（BM）。

（一）与肺出血相关的 PVEC 生物学功能

PVEC 为衬附在肺血管腔内表面的连续单层细胞群，细胞间有紧密连接结构，并形成密集的肺毛细血管网。PVEC 除作为血液和组织间物质转运的屏障，并使循环血液保持流动状态外，更具有高度复杂的代谢和内分泌功能，其中与肺出血相关的主要生物学功能有：

（1）选择通透性：PVEC 具有独特的结构和代谢特性，其腔面有一层称为糖萼的细胞衣，对于血浆大分子物质有屏障作用，又能选择性调节小分子至超大分子物质通过血管壁。转运方式有：①通过扩散作用，使气体和某些脂溶性物质通过胞膜脂质层；②利用质膜小泡运转大分子物质；③由质膜小泡互相通连而形成的穿内皮细胞通道，亦便于物质运输；④某些血管活性物质可导致 PVEC 细胞间隙扩大，血浆中大分子物质可透过内皮裂隙，堆积在内皮下层。

（2）分泌血管活性物质：PVEC 能合成与分泌缺氧诱导因子、NO、内皮素 –1 等多种血管活性物质，参与血管舒缩运动的调节。

（3）其他作用：能分泌相应物质，起抗凝与促凝、溶解纤维蛋白及抗血小板黏附和聚集作用。可合成和分泌多种结缔组织成分如蛋白聚糖、弹力蛋白及纤维结合蛋白等粘连蛋白。

（二）与肺出血相关的 BM 的生物学功能

细胞外基质（ECM）是存在于细胞间结构和功能高度复杂的生命大分子，主要由各型纤维状结构的胶原蛋白、弹力蛋白及充填于纤维和细胞间的无定型物质、蛋白聚糖（如透明质酸）及糖蛋白（如纤维连接蛋白）等组成。ECM 的结构包括 BM 和细胞间质，BM 中的弹力纤维由弹力蛋白及纤维结合蛋白构成，弹力蛋白分子以共价键广泛交联成可任意卷曲而富于弹性的弹力纤维网，以保持毛细血管的形态学位置。生理情况下，ECM 受基质金属蛋白酶（MMP）及 MMP 抑制物所调控而处于激活与抑制的动态平衡，对维持血管的完整性及稳定性起十分重要的作用。

（三）肺出血时 PVEC 与 BM 的病理改变

检查肺出血新生儿及新生鼠的出血肺组织：

（1）肉眼检查发现，随肺出血程度的加重，肺组织从正常肺—肺水肿点状肺出血—局灶性肺出血—弥散性肺出血方向发展。

（2）光镜下均出现肺质水肿，肺毛细血管充血及肺泡腔内红细胞浸润等现象，亦随肺出血的加重而加剧。

（3）透射电镜下，见 PVEC、BM 及肺Ⅱ型上皮细胞（TⅡ）有不同程度损害，表现为 TⅡ板层小体排空；线粒体肿胀及微绒毛减少；PVEC 间隙连接（GJ）增宽至断裂、PVEC 肿胀、坏死，BM 变薄甚或弹力纤维网断裂。

离体脐血管内皮细胞经低温缺氧后复温供高氧的实验证实，低温缺氧期，细胞存活率轻度下降，复温供高氧期，细胞肿胀明显，存活率显著下降，说明血管内皮细胞确可受缺氧损害，且损害主要发生于其后的复温供高氧阶段。

缺氧后供高氧的动物肺细胞凋亡原位检测及肺细胞凋亡相关基因 Fas mRNA、FasL mRNA 原位杂交检测后，经普通电镜及萤光电镜发现，随着缺氧及缺氧后供高氧时间的延长，肺上皮细胞与 PVEC 的凋亡指数及肺细胞凋亡相关基因水平均不断增高，说明肺组织缺氧缺血再灌注，可导致肺细胞及 PVEC 受损。

通过病理改变证实：低温缺氧后复温供高氧可导致：①细胞受损，细胞间隙增宽，引起血管通透性增加，肺组织水肿。肺水肿及肺出血虽为不可分割的组织连续过程，但肺水肿先于肺出血发生。② T Ⅱ受损，板层小体排空，致其所含的肺表面活性物质（PS）消耗，肺泡萎陷加重缺氧，亦加重肺出血的发生。③ PVEC 受损、凋亡或坏死，又可致血管通透性进一步增加，PVEC 损伤后不易修复，故最终导致肺泡壁结构破坏而致肺出血。④ ECM 在缺氧性肺动脉高压时，基质金属蛋白酶激活，胶原蛋白、弹力蛋白等降解，导致 BM 弹力纤维网断裂，亦可导致肺出血的发生。

三、诊断

新生儿肺出血，一向以病理诊断为标准，仅指弥散性肺出血一种，但实际上肺出血病理由轻至重包括有点状肺出血、灶性肺出血及弥散性肺出血三种类型。随着新生儿肺出血抢救成功率的提高，只要胃管内无血性液，气道内血性液又非人为损伤性（如插管、吸引），结合其他症状，临床即可诊断为肺出血，但临床无法确知是哪一类型的肺出血，因而过去以病理诊断代替临床诊断的方法，已不适用于临床，尤其是对于肺出血的存活病例。

（一）临床表现

在能明确肺出血诊断前，或可询及或发现有围产期窒息缺氧史，临床表现无特异性，一般有全身症状：低体温、皮肤苍白、发绀、反应差表现；常伴有呼吸障碍，呼吸加快、呼吸暂停、呼吸困难、吸气性凹陷或呻吟。当发现口、鼻腔或气道有血性液，已可确诊。若肺出血量多，此时临床表现可突然加重，出现休克、肺部听诊呼吸音降低或有粗大湿啰音。

（二）辅助检查

（1）X 线检查：弥散性肺出血者胸部 X 线表现为：

①广泛分布的斑片状影，大小不一，密度均匀，有时可有支气管充气征。

②可见肺血管疲血影：两肺门血管影增多，两肺或呈较粗网状影或伴斑片影。

③大量出血时或呈"白肺"征。

④心影增大、肋间隙增宽。

⑤或可见到原发性肺部病变。

（2）实验室检查：

①血气分析可见 PaO_2 下降，$PaCO_2$ 升高；酸中毒多为代谢性。

②外周血红细胞及血红蛋白减少。

（三）关于早期诊断

我们在探索中发现，低体重、低体温、酸中毒、机械通气开始时间及呼吸衰竭类型 5 项，均可影响肺出血抢救成功率，并据此制定了一个评分标准：分值≤ 3 分者可观察；发现评分 4 ~ 6 分者，当时尚无气道出血，但使用机械通气后不久，均发现气道内有血性液，相信这些病例均为相对较早期的肺出血，且经机械通气后存活率可达 81.25%；分值≥ 7 分者，常有鼻、口腔或气管内大量出血，多为晚期出血，此时尽管使用 CMV，效果也不理想。故评分 4 ~ 6 分或可作为肺出血相对早期的诊断依据。

（四）诊断标准

在当前尚无更科学更确切的诊断标准的情况下，可暂时参考《新生儿肺出血的诊断与治疗方案》。

（1）具有肺出血原发病和高危因素：窒息、缺氧；早产、低体重；低体温、寒冷损伤；严重基础疾病（败血症、心肺疾患）等。

（2）症状和体征：除原发病症状与体征外，肺出血可有下列表现：

①全身症状：低体温，皮肤苍白，发绀，活动力低下，呈休克状态，或可见皮肤出血斑，穿刺部位不易止血。

②呼吸障碍：呼吸暂停，呼吸困难，吸气性凹陷，呻吟，发绀，呼吸加快或临床表现突然加重。

③出血：鼻腔、口腔流出或喷出血性液体，或于气管插管后流出或吸引泡沫样血性液。

④肺部听诊：呼吸音降低或有粗大湿啰音。

（3）X 线检查：有典型肺出血胸部 X 线表现：

①广泛分布的斑片状影，大小不一，密度均匀，有时可有支气管充气征。

②可见肺血管疲血影：两肺门血管影增多，两肺或呈较粗网状影。

③心影轻至中度增大，以左室大为明显，部分心胸比＞ 0.6。

④大量出血时或呈"白肺"征。

⑤或可见到原发性肺部病变。

（4）与呼吸窘迫综合征及肺炎鉴别：

①呼吸窘迫综合征可见肺透亮度降低，毛玻璃样改变，心影模糊，肋间隙变窄，而肺出血则心影增大、肋间隙增宽。

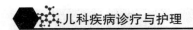
②肺炎可见肺纹理增多，以中下肺野为主，心影常不大。而肺出血则见大片或斑片状影。密度较炎症高且涉及两肺各叶。鉴别困难时最好结合临床并做 X 线动态观察。

（5）实验室检查：血气分析可见 PaO_2 下降，$PaCO_2$ 升高，酸中毒多为代谢性，少数为呼吸性或混合性。外周血红细胞与血小板减少。

四、治疗

新生儿肺出血，由于未能早期诊断，且严重病例病程极短，未及治疗即已死亡，尽管国内外不断开展治疗学研究，但除采用机械通气取得一定成绩外，目前尚无其他突破性进展。近年来，在发病机制研究上开始取得初步成效，某些新的治疗方法已被提出，但尚在基础研究阶段，临床应用并未开展。

（一）常规治疗

1. 病因治疗

针对各种围产期缺氧的病因进行治疗。

2. 一般治疗

注意保暖，保持呼吸道畅通，限制输液量为 60mL/（kg·d），滴速为（3 ~ 4）mL/（kg·h）。

3. 对症治疗

（1）纠正缺氧：纠正缺氧十分重要，但是缺氧性肺血管痉挛，属生理性保护反应，使血液离开缺氧肺泡，以维持适宜的通气 / 灌流比例。目前多过于强调缺氧对机体的损害作用，而忽略机体对缺氧的保护作用。一旦迅速供高浓度氧，使保护作用中断，反而可导致氧中毒损害，故对肺出血患儿，可先供浓度 50% ~ 60% 氧，必要时才逐渐提高吸氧浓度。

（2）纠正代谢性酸中毒：超声心动图测定肺血流及肺动脉压参数后证实，缺氧引发的酸中毒，除可损害机体代谢与生理功能外，亦可致肺动脉压升高，且与缺氧程度平衡。酸中毒引发的肺动脉高压及细胞损害，早期可以逆转，如酸中毒持续，则逆转困难。故应早期应用 1.4% 碳酸氢钠 8 ~ 10mL/kg 静脉注射，必要时重复应用，使 pH > 7.25，既可纠正严重酸中毒，亦有助于降低肺动脉高压。

（3）纠正贫血及低容量性休克：弥散性肺出血，常因失血致贫血，甚或失血性低容量性休克，前者可输新鲜血，每次 10mL/kg，维持 HCT45% 以上。后者除输血外，应做抗休克的相关治疗。

（4）肝素的应用：肺出血为血管因素而非凝血因素所致，一般不须抗凝治疗，但肺出血后期可能发生肺部的局部凝血障碍，如发现血小板少于 $80 × 10^9$L，为预防 DIC 发生，可即用超微量肝素 1U/（kg·h）或 6U/kg 静脉注射，每 6h 一次，以防止微血栓形成。

（5）止血药应用：肺出血为血管因素而非凝血或血小板因素所致，一般不须用止血药。

有报道对肺出血儿气管内滴入巴曲酶或肾上腺素，认为可起止血作用。但巴曲酶对血管因素所致的肺出血作用有限。肾上腺素通过使肺血管强烈收缩而止血，但并不适合在肺动脉高压的情况下应用。

（二）常频机械通气（CMV）

1.CMV 治疗原理

（1）持续正压通气（CPPV）能以一定的压力（吸气峰压 PIP 及呼气末正压 PEEP）将肺泡中血液集中推向肺泡某侧，以减少血性液对肺泡细胞的弥散性覆盖与浸润，防止因 PS 合成与分泌减少、肺间质水肿等而致的肺泡萎陷，从而扩大血气交换面积。

（2）CPPV 在肺泡内维持一定的正压，平衡了肺动脉高压与肺泡低压间的肺血管跨壁压差，减少或避免了血液流经受损的毛细血管、由高压的肺血管流向低压的肺泡。事实上，临床肺出血越严重，机械通气所需的压力也越大。

（3）通过 PIP 及 PEEP，对已破裂的肺毛细血管加以压迫，可导致反应性血管收缩，血管内皮粘连，血管堵塞而起"压迫止血"作用。

2.CMV 参数调节

初选参数可为：$FiO_2$0.5 ~ 0.6，PEEP（4 ~ 6）cmH_2O，呼吸次数（RR）（35 ~ 40）次 /min，PIP（25 ~ 30）cmH_2O，吸呼比（I/E）1：（2 ~ 2.5），气体流量（FR）（8 ~ 12）L/min。保持 pH7.25 ~ 7.35，$PaO_2 > 50mmHg$，$PaCO_2$45 ~ 65mmHg，若 $PIP > 35cmH_2O$ 时仍有发绀，说明肺出血严重，患儿常死亡。呼吸机撤机时间，必须依据肺出血情况及窒息对呼吸的影响综合考虑。

3. 应用注意事项

（1）压力与潮气量调节：机械通气同高氧一样可引起新生儿肺损伤。肺损伤包括：
① PIP 过高所致的气压损伤。
②因 PEEP 过低致肺泡周期性开与关、引起剪切力改变的肺不张损伤。
③ VT 过大，对肺泡过度牵拉所致的容积损伤。
④由上述各种损伤诱发的肺生物学损伤。

（2）呼吸频率调节：应在保证血气值安全的情况下，降低呼吸频率、增加呼吸间歇时间，以适当的呼吸频率进行通气，有利于气道损伤的修复。

（3）吸氧浓度调节：新生儿尤为早产儿临床及动物实验均证实，$FiO_2 > 0.80$ 时，可致出血肺组织中 OFR 大量生成，导致 PVEC 发生脂质膜过氧化损害，诱导 PVEC 凋亡及坏死。而 NO 亦与 OFR 生成高活力的有害物质如 NO_2、NO_3 等，加重 PVEC 损害而发生肺出血，故供氧浓度应加以适当控制。

目前，CMV 治疗新生儿肺出血成功率多维持在 50% ~ 75% 而未能进一步提高，原因与上机时机、参数的选择与调节、呼吸机应用熟练程度、原发病的轻重、肺出血类型（点状、局灶、弥散）、合并症处理等有关。

（三）高频震荡通气（HFOV）

高频通气（HFV）包括四种类型：高频正压通气（HPPV）、高频喷射通气（HFJV）、高频间断气流（HFIF）及高频震荡通气（HFOV）。国外于 20 世纪 70 年代初曾使用 HFOV 治疗新生儿肺出血，发现与 CMV 比较，并无明显优点。但随着呼吸机型的不断更新，近年来的研究报告均肯定了 HFOV 对肺出血的疗效。

1.HFOV 治疗原理

HFOV 治疗肺出血的机制尚不明确，推测与采用高平均气道压（MAP）有关。高 MAP 策略包括：

（1）一开始就采用比 CMV 高的 MAP。

（2）在降低 MAP 前先降低 FiO_2。

HFOV 采用了 CMV 所无法达到的高 MAP，可产生高膨胀压以维持肺泡高容量，有利于肺泡康复而使动脉 / 肺泡氧分压比例升高，$PaCO_2$ 下降以改善通气。尽管采用了高 MAP，但因潮气量少（2.5mL 左右），故肺气压伤的报道较少。

2. 应用指征

在 CMV 治疗后，PEEP 仍 $\geqslant 8cmH_2O$，$a/APO_2 < 0.2$，和（或）有呼吸性酸中毒（$PaO_2 \geqslant 60mmHg$，pH < 7.25）者。

3. 应用方法

HFOV 专用机为 SensorMedics 3100，可提供 10 ~ 15 次 /s 的震动频率。其他参数调节包括：HFOV 震动频率，足月儿为 10Hz（1 出相当于频率 60 次 /min），早产儿为 15Hz；吸 / 呼比（I/E）1 ：（2 ~ 3）；震荡压 30 ~ 40cmH_2O，或以看到或触到胸廓有较明显震动或以能维持 $PaCO_2$ 在目标范围为准；偏置气流 20 ~ 30L/min。

（四）外源性肺表面活性物质（PS）

1. 治疗原理

三种病理类型的肺出血中，肺组织电镜检查均发现，肺泡 II 型细胞表现为轻重不等的线粒体、微绒毛及板层小体受损，后者导致 PS 的合成障碍。另外，肺出血时肺毛细血管通透性升高，血浆蛋白可渗至肺泡腔中，扰乱单分子层的形成而抑制 PS 的表面活性，血液中各种蛋白质抑制 PS 活性的强度顺序依次为纤维蛋白＞纤维蛋白原＞球蛋白＞ IgG 和 IgM。上述情况均使肺泡表面张力升高而致肺泡萎陷，加重缺氧并促进肺出血发生。应用

PS 后，可以：

（1）降低肺泡表面张力，提高肺顺应性，防止肺泡萎陷。

（2）改善通气 / 灌流比例，减少肺内分流。

（3）增加组织氧供，减少酸中毒及无氧酵解产生。

（4）清除 OFR，抑制局部炎性递质损伤作用。

（5）可修复肺泡 n 型细胞中的板层小体。

2. 应用方法

国外对肺出血儿在采用 CMV 或 HFOV 的同时，气管内滴入 PS 天然制剂 Survanta 4mL/kg，1 次 /h，最大剂量为 4 次。

3. 应用注意事项

实际上，对 PS 的疗效，至今仍存在争议，但国外报道采用 PS 治疗的早产儿，无论是用天然制剂 Survanta 或人工合成制剂 Exosurf，其肺出血发生率均显著升高。PS 致肺出血的原理可能为：

（1）动脉导管开放（PDA），有报道证实 PDA 存在时，应用 PS 更易导致肺出血。可能 PS 治疗 RDS 后，肺功能明显改善，肺顺应性增加，肺血管阻力降低，血液通过未闭的动脉导管进入肺循环，增加左向右分流，导致肺毛细血管压力升高，毛细血管与肺泡间跨壁压升高，在缺氧引起 PVEC 受损的基础上，导致血液外渗，甚至毛细血管破裂而发生肺出血。

（2）肺部突然膨胀产生气压伤，药物分布不均匀，PS 较易进入病变较轻的肺泡；或没有及时降低呼吸机参数，使肺泡过度膨胀受损。

（3）PS 触发肺局部凝血障碍，天然 PS 制剂中存在血小板活化因子成分，可直接抑制血小板和凝血因子功能，通过消耗血小板和凝血因子而产生局部凝血障碍，加重肺出血。

但对上述观点，亦有学者持相反意见，认为应用 PS 不会增加肺出血发生率，Braun 报道使用和未使用 PS 的 RDS 患儿，肺出血总发生率无差异，患有严重肺出血的早产、极低出生体重儿，应用 PS 可明显减轻 RDS 病情而没有增加肺出血发生率，超声心动图亦未发现 PDA 与肺出血有关。据估计，得出上述不同结论的原因可能与使用的 PS 制剂不同（有天然、人工合成和半合成三种）、给药方案、用药时间、剂量及受试对象不同等有关，故对肺出血患儿可否用 PS，尚须进一步探讨。但目前大多数学者主张应用。

（五）缓解肺动脉高压

1. 外源性一氧化氮（NO）

（1）应用原理。

由 ET-1 诱导生成的扩血管活性因子 NO，仅属生理性、调节性分泌，无法拮抗缩血管活性肽 ET-1 在缺氧持续时的缩血管作用，从而导致肺血管痉挛、肺动脉高压、肺血管跨壁压升高、红细胞向肺泡渗出。理论上，补充 NO 可拮抗 ET-1 的缩血管作用及其所致的肺动脉高压。动物实验表明，给予 NO，可通过拮抗 ET-1 的致肺动脉高压，反馈抑制 ET-1 的分泌及其对 PVEC 的损害，从而减轻肺出血。

（2）应用方法。

新生儿持续性肺动脉高压时，5ppm 即取得最大氧合，增加剂量并未能进一步改善氧合，以上提示，NO 吸入具有不同的浓度效应，故应以最低吸入浓度以取得最好疗效。由于肺血管对 NO 会产生高反应性，在 NO 吸入治疗的 5d 内，肺血管对 NO 的反应会随时间的延长而升高（高反应期），但此后则随时间的延长而下降，提示 NO 既不宜使用单一剂量，亦不宜间断使用，其剂量应根据情况随时调整，且应于 5 ~ 6d 后才停用。

（3）不良反应。

①高铁血红蛋白血症（MHh），NO 与 Hh 的反应生成高铁血红蛋白的速度大于 MHh 的还原速度，从而导致 MHh 堆积。

② NO 能抑制血小板的激活和聚集而易致出血。

③生成 NO_3：NO 和 OFR 结合可生成对细胞有毒性作用的 NO_3。

2. NO 供体

NO 供体药物能够在体内释放出 NO 而具有生理活性的药物，是临床上治疗心绞痛的重要药物。NO 又称内皮舒张因子（EDRF），是一种气体小分子，可以有效地扩张血管，降低血压。在血管内皮细胞中存在 NO 合成酶（NOS），体内能自行合成 NO，当内源性 NO 供应不足时，可以通过外源性 NO 来补充。NO 供体药物首先和细胞中的巯基形成不稳定的 S- 亚硝基硫化物，然后分解释放具有脂溶性的 NO 分子。NO 激活鸟苷酸环化酶，升高细胞中 cGMP 的水平。cGMP 激活 cGMP 依赖型蛋白激酶，蛋白激酶的激活引起相应底物磷酸化状态的改变，导致肌凝蛋白轻链去磷酸化。改变状态的肌凝蛋白不能在平滑肌收缩过程发挥正常作用，导致血管平滑肌松弛、血管扩张。

（六）其他正在进行探索的药物

1. ET-1 拮抗剂

ET-1 的生物学效应为通过其特异受体所介导，因此拮抗 ET-1 受体的治疗是目前研究的重点，波生坦是口服的 ET-1 受体拮抗剂，可与 ETA 和 ETB 受体竞争结合，因而同时拮抗 ETA 与 ETB 受体，与 ETA 受体的亲和力比与 ETB 稍高，可降低肺和全身血管阻力。是目前美国 FDA 批准用于肺动脉高压治疗的一种口服制剂，成人剂量为 62.5 ~ 125mg，每日 2 次。波生坦类似药替唑生坦对胎粪吸入患儿，同样可明显改善血流动力学状态及肺动脉高压，尚可通过减轻肺内炎症而减轻肺损伤程度。新生儿剂量不详，同时价格昂贵，国内目前没有该药物。

2. 外源性降钙素基因相关肽（CGRP）

内源性 CGRP 是由 NEBs 分泌的强烈扩血管活性肽，生理状态下可调节 ET-1 的强缩血管作用，但在病理状态下，CGRP 的分泌不足以拮抗 ET-1 持续分泌所造成的 PVEC 损害。动物实验亦发现，肺出血时 CGRP 尽管亦呈阳性表达，但并不随 ET-1 的不断升高而升高。由此推测，补充 CGRP 可有效拮抗 ET-1 所引起持续血管痉挛、肺动脉高压及肺血管与肺泡间升高的跨壁压，并可改善 PVEC 损害程度，降低肺出血发生率及严重度。

3. OFR 拮抗剂

低温缺氧后复温供高氧，实际是缺氧缺血及其后再灌注过程，缺氧期肺组织持续分泌的 ET-1，可通过自分泌途径产生 OFR，而吸高浓度氧产生的再灌注过程，则可生成大量 ROS，ROS 可通过对细胞膜脂质过氧化过程，损伤 PVEC 而导致肺出血，理论上可采用 ROS 拮抗剂治疗。

ROS 拮抗剂可分为酶类拮抗剂如超氧化物歧化酶、过氧化氢酶、过氧化物酶、谷胱甘肽等，以及非酶类拮抗剂如维生素 C、维生素 E、β- 胡萝卜素、别嘌呤醇、N- 乙酰半胱氨酸及褪黑素等。目前较常用的是维生素 C 0.5 ~ 1.0g/d 静脉滴注、维生素 E25mg/d，服或 10mg/（kg·d）肌内注射。OFR 拮抗剂虽能拮抗已生成的 ROS，但实际作用较弱，且不能修复已受 ROS 损害的 PVEC。近年来发现，ROS 拮抗剂对新生儿 ROS 损伤性疾病，在预防或治疗上均未能取得满意的效果，甚至会对机体带来不利影响：如维生素 E 干扰中性粒细胞和单核细胞对细菌的杀伤作用，维生素 C 促进氧化损伤，N- 乙酰半胱氨酸可通过抑制核转录因子而影响基因调控。此外，还有抑制细胞生长和分化、干扰细胞信号转导等报道。故相信 ROS 拮抗剂对肺出血的治疗作用不大，或仅能起辅助治疗作用。

4. 基质金属蛋白酶（MMPS）抑制剂

毛细血管壁细胞外基质（ECM）受 MMPS 及 MMPS 抑制物所调控，处于激活与抑制的动态平衡。当缺氧引起肺血管痉挛、肺动脉高压时，或于供高浓度氧时，均可使 MMPS 过度激活，致 ECM 中胶原蛋白、弹性蛋白等降解，血管基膜弹力纤维网断裂，最后肺血管破裂而有助于肺出血的发生。因而推测应用 MMPS 抑制剂，可能帮助肺血管基膜的修复辅助治疗肺出血。

综上所述，由于新生儿肺出血病情凶险，病死率高，治疗困难，故防重于治，预防的重点在于防治肺出血的病因。

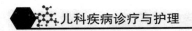

第四节　感染性肺炎

一、VAP 的发病机制

重症监护室院内感染发病率是最高的，常常是由多个危险因素所致，包括频繁的侵入性操作、医疗器械的应用和长期暴露在耐药的病原菌环境中等。欧洲多中心试验报道，肺炎是儿童重症监护室最常见的院内感染，占院内感染的 53%。机械通气患儿呼吸机相关性肺炎（VAP）发病率高出 6 ~ 13 倍。事实上，VAP 在机械通气患者中是最常见的院内感染，25% ~ 95% 的院内感染肺炎是发生在机械通气患儿的。

近年来，我国新生儿危重病的救治技术得到空前发展，新生儿重症监护病房（NICU）整体水平有了很大提高，呼吸机在 NICU 中的应用日益普及，极早产儿的存活率在过去几十年大大提高。区域化的围产期保健、产前类固醇激素应用、产后补充外源性肺泡表面活性物质等这些干预措施有助于提高早产儿的存活率。此外，MCU 引入的一些变化也有助于降低极低体重儿的病死率，包括机械通气的新模式、更有效的抗生素应用、营养支持、非侵入性的超声诊断。然而，机械通气的发展同时使得一些存活的早产儿的生活质量下降。来自呼吸机的压力及容量损伤导致了肺结构的异常重塑和慢性肺疾病的发生。还有其他一些并发症，包括气漏、间质性肺气肿、声门下狭窄和 VAP 等。到目前为止，对于新生儿呼吸机相关性肺炎的诊断是新生儿医师面临的一大难题，各种检查手段均存在各自的弊端。各种侵入性和非侵入性的微生物诊断方法都有描述，通常是与临床和放射学标准相搭配，但没有绝对敏感的金标准或直接肺组织培养证据。

根据 VAP 发生的时间，可分为早发型（机械通气 48 ~ 96h 内发生）、晚发型（机械通气 96 小时后发生）。早发型 VAP 通常是由敏感微生物引起的，而晚发型往往是多重耐药细菌感染的结果。在正常情况下，解剖屏障、咳嗽反射、支气管分泌物、黏膜纤毛上皮细胞、细胞免疫和体液免疫以及巨噬细胞和中性粒细胞会保护肺实质免受感染。如果这些防御功能受损、缺乏或被毒力较强的病原体侵袭，即会发生 VAP。气管插管破坏了机体解剖结构的保护作用；镇静剂及肌松剂的应用、黏膜创伤抑制了咳嗽反射及呼吸道黏膜纤毛上皮细胞的清除作用均为发生 VAP 的高危因素。VAP 的发病机制首先是细菌通过气管导管定植到下呼吸道，宿主的免疫力与细菌的毒力及数量之间复杂的相互作用决定了定植菌是否会发展为肺实质炎症。气管内细菌定植和呼吸机相关性气管支气管炎被认为是 VAP 的前序，但是这三者之间是很难区分的。当细菌、真菌或病毒病原体进入通常无菌下呼吸道和肺实质时，患儿就可能并发 VAP。

　　VAP 感染的病原体可能有不同的来源，例如，口咽、鼻窦、胃肠道、呼吸回路、加湿后的气体混合物、污染的呼吸囊手工通气等。主要可分为内源性和外源性。内源性主要为口咽、胃部定植的细菌移位。外源性主要为医护人员的手卫生、呼吸机通气管路中细菌定植等。以上来源的细菌被吸入下呼吸道进而导致 VAP 的发生，气管导管的存在为细菌入侵肺组织提供了一条与众不同的道路。

（一）内源性

1. 口咽部和胃部细菌移位

　　健康人口咽部可有革兰阴性杆菌定居，而应激状态可显著增加口咽部细菌的定植。插管者由于口腔分泌物明显增多，分泌物沿插管下流，在机械通气患者的声门下区分泌物积聚在导管气囊周围形成细菌储存库。尤其是革兰阴性杆菌的定植概率明显增加，并通过微量误吸进入肺部。而新生儿吸入污染的分泌物的可能性更大，因为新生儿的气管导管多没有导管气囊。而呼吸道分泌的黏多糖可作为细菌的营养物质，利于细菌生物被膜的形成。生物被膜中的细菌既不受宿主免疫机制的作用，又逃避了抗生素的杀灭作用，而一些应用严格的培养技术研究表明，口咽部细菌移位比胃部细菌移位导致 VAP 更多，只有少部分细菌是通过血液或胃肠道进入下呼吸道的。

2. 体位

　　据报道，平卧位降低了功能残余气量和黏膜纤毛的清除作用，增加了胃内容物的反流的风险，从而解释了为什么一些重症卧床患者 VAP 的发病率逐渐增加。对气管插管新生儿研究发现，仰卧位患儿痰培养菌落数显著多于侧卧位患儿；仰卧位患儿痰培养细菌数量及新增细菌种类较侧卧位患儿增多数倍。提示侧卧位有降低新生儿 VAP 发病率的可能。

3. 胃部 pH 值

　　胃部 pH 值的变化可造成胃部细菌移位。几乎没有细菌能在胃部 PH 值小于 2 的环境中生存，但当胃部 pH 值大于 4 时，微生物成倍增加。成人研究表明，胃部 pH 值的升高与胃内革兰阴性杆菌的数量成对数关系，使用升高胃液 pH 值的药物如 H_2 受体拮抗剂会导致胃内细菌的定植移行，增加发生 VAP 的危险。但是也有研究表明，H_2-RAS 使用与否对于减少 VAP 的发生率是没有明显差异的。对于新生儿的相关报道较少。

（二）外源性

1. 可能暴露于污染的通气设备

　　呼吸机回路、呼吸道吸入设备、增湿器、雾化吸入器等携带的病原体也可以引起VAP。呼吸机通气管路中细菌定植率高，常有冷凝液形成。冷凝液是很好的细菌库。机械

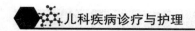

性通气时间越长，患者发生 VAP 的机会越大。

2.医护人员的手卫生

也许最重要的污染来源于医护人员的手，革兰阴性菌定植后比革兰阳性细菌更容易通过护理人员的手传播。

二、VAP 的危险因素

VAP 发生的危险因素有很多，其中早产和机械通气时间与 VAP 的相关性较大。机械通气持续时间被认为是 VAP 发生的最大危险因素。在一项成人研究中发现，机械通气持续时间达到 10 天的患者，其 VAP 发生率可达到 6.5%，且其后每增加一天，发生 VAP 的风险增加 1%。亦有研究表明，机械通气的时间在第 5 天时患者发生 VAP 的风险最高，其后反而逐渐下降、早产儿的特点是呼吸道及肺解剖结构不完善，且其机体防御及免疫系统不成熟。这些特点导致了呼吸支持的必要性及感染倾向性，所有这些都可能导致 VAP 的发生。极低出生体重儿是 VAP 发生的一个独立的危险因素，因为极低出生体重儿可能需要较长的机械通气时间。其他已知的新生儿 VAP 危险因素还包括免疫缺陷、气管再插管、手术、持续肠内喂养、支气管镜检查和药物治疗，特别是类固醇、H_2 受体拮抗剂、免疫抑制剂、抗生素预防应用等。菌血症和胃食管回流也显著与新生儿 VAP 发生相关。

三、VAP 的诊断

VAP 的诊断缺乏"金标准"，它无特异临床表现，诊断比较困难。值得注意的是，VAP 的诊断需要结合临床表现、放射学检查及实验室标准。然而，从新生儿呼吸道获取标本的困难性阻碍了病原学的诊断，在成人 VAP 的相关研究中报道，为了避免过度诊断VAP，病原学的诊断至关重要。单独有微生物病原学诊断依据，而不具备临床及放射学依据的患儿是不能诊断 VAP 的，只能考虑为呼吸道的定植菌。

由于目前新生儿 VAP 诊断标准的不完全统一，导致有关新生儿 VAP 的发病率和病死率报道相差甚大。美国疾病预防和控制中心推荐 1 岁以下患儿 VAP 的临床诊断标准为：

（1）机械通气时间≥ 48h。

（2）胸片中有至少两项下列改变：新出现的、渐增多的、持续的渗出性改变；实变；空洞；肺大疱；无基础心肺疾病（如呼吸窘迫综合征、慢性阻塞性肺疾病、支气管肺发育不良、肺水肿等）时一项即可。

（3）气体交换不断恶化：动脉血氧饱和度降低、吸入氧浓度增加或机械通气需求增加。

（4）至少符合下列标准的三项：

①排除其他原因引起的体温不稳定。

②血白细胞＜ 4×10^9 L 或＞ 15×10^9 L 及杆状核白细胞＞10%。

③新出现化脓性痰，痰性质改变或呼吸道分泌物增加，须增加吸痰次数。

④呼吸暂停，呼吸急促，鼻翼翕动伴有胸壁回缩，或呻吟。

⑤喘鸣音、水疱音或干啰音。

⑥咳嗽。

⑦心动过缓（＜100 次 /min）或心动过速（＞170 次 /min）。

该诊断标准缺乏特异性临床表现、影像学资料、培养和其他化验结果，其中吸入氧浓度增加、机械通气需求增加或气体交换恶化等均缺乏明确的量化指标，医师主观因素影响很大。

而我国也有医院获得性支气管—肺感染诊断标准：如符合下述条件中的第 1 ~ 3 条或第 1、第 2、第 4 条，此外肺水肿、肺出血、肺不张、肺栓塞、非感染性肺间质疾病等即可诊断 VAP。

（1）机械通气时间至少 48h。

（2）在机械通气≥ 48h 后胸部 X 线片发现新的肺部炎症病变。

（3）气管内吸引物培养阳性。

（4）培养阴性者须有其他感染证据（4 项中至少具备 1 项）。

①新出现的发热。

②气管内出现脓性分泌物。

③有肺实变体征和（或）肺部听诊可闻及湿啰音。

④白细胞（WBC）计数＞ 12×10^9/L。

不同医师用不同的诊断标准，其结果有明显差异。因此，新生儿 VAP 的诊断标准尚须进一步完善。

（一）临床标准

最常见的 VAP 的临床诊断标准主要是呼吸道分泌物的量增多、脓性分泌物出现，其他症状包括体温不升、发热、白细胞增多或白细胞减少症、新出现的或加重的咳嗽、呼吸困难、呼吸急促、湿啰音和气体交换恶化。这些标准的特异性和敏感性相对于病理学差。VAP 的临床标准与广义败血症或全身炎症反应综合征区别不大。因此，临床表现一般考虑结合放射学、实验室诊断标准。

（二）放射学标准

放射学标准包括出现的或逐渐进展的肺浸润、空洞、肺大疱等。然而，因为机械通气患者的肺炎没有统一的放射学迹象，故胸部 X 线表现特异性也是有限的。放射学标准在儿童通常是很难定义的（尤其是新生儿），新生儿急性呼吸窘迫综合征、肺出血、肺梗死的影像上的改变可能与肺炎的影像学表现相仿。出于这些原因，所以，如果根据临床和放射学诊断的标准疑似 VAP 者，我们应该进一步行微生物学的检测来确诊。

（三）实验室标准

1. C- 反应蛋白

C- 反应蛋白（CRP）是感染的急性期反应物。组织炎症时，由巨噬细胞释放白细胞介素（IL）等刺激肝细胞合成 CRP 参与机体反应，尤其是细菌感染其阳性率可高达 96%，它不受其他因素的影响，即使是反应低下、常规检查正常的患者，CRP 也可阳性，并随感染的加重而升高。在 VAP 中，监测 CRP 的动态变化也有助于对抗菌药物治疗反应和预后的判断，临床中可作为是否停用抗生素的一项辅助性判断指标，但由于其特异性较差，故临床价值受限。

2. 降钙素原

血清降钙素原（sPCT）是由 116 个氨基酸组成的蛋白质，肝、肺、肾、肌肉和脂肪等组织都是 sPCT 的分泌来源。当细菌感染或其他因素导致的炎症时，sPCT 的浓度明显上升并与感染严重程度相一致，而病毒感染后诱导的干扰素 $-\gamma$（INF$-\gamma$）却减弱 sPCT 的分泌。因此，sPCT 被应用于临床作为判断细菌感染的指标，并通过检测 sPCT 的浓度，可快速确定患者是否存在细菌感染及感染的严重程度，评估感染性疾病进展及预后。PCT 的动态变化是非常重要的一个临床标志物。然而，PCT 在感染发生后的 6 ~ 12h 开始上升，感染一旦控制 PCT 值会迅速下降。目前，PCT 已被广泛应用于成人 VAP 的诊断，研究表明，血清 PCT 水平对 VAP 的早期诊断比 CRP 更有特异性价值。然而，关于 PCT 的相关研究提供的结果非常不一致，报告的截止值、波动范围、敏感性、特异性都有很大变化，甚至有的研究发现 PCT 的浓度与 VAP 发生及抗生素治疗之间没有明确的联系，尽管在一些感染性休克未存活儿中 PCT 值会相当高，但 PCT 也不能强有力地预知结局。

3. TNF-α、IL-β、IL-6、IL-8

TNF-α 是炎症递质连锁反应中最早的启动因子，由它激活了体内的细胞因子，激发 IL-1β、IL-8 等一系列炎症递质，导致体内产生瀑布样反应，造成肺组织损伤，病情越重，该反应越强烈，肺组织的损伤也越重。同时 TNF-α、IL-1β、IL-6、IL-8 刺激 T 细胞、B 细胞、NK 细胞、单核细胞等，使其功能活性增强，加强感染症状。急性感染期 4 种细胞因子急剧增高，促进机体抵抗感染，激发呼吸系统抗菌性或抗病毒炎症反应，其升高程度可以反映患儿病情严重程度。

4. 可溶性髓系细胞触发受体 -1

TREM-1 是一个和炎症相关的免疫球蛋白超家族成员，可用于炎症性疾病的诊断。在

G^+ 或 G^- 细菌和真菌引起的感染性炎症反应中，TREM-1广泛表达于皮肤、淋巴结、肺组织中，在中性粒细胞、CD4+ 单核 / 巨噬细胞、肺泡巨噬细胞、炎症肉芽肿及周围的单核细胞源性的上皮样细胞上高表达，能诱导中性粒细胞和单核细胞分泌肿瘤坏死因子 α（TNF-α）、IL-1β、γ - 干扰素（IFN-γ）、IL-8 等，活化单核细胞表面的 CD40、CD86、CD54 等共刺激分子，还能诱导中性粒细胞释放髓过氧化物酶；在非感染性炎症或异质体引起的肉芽肿感染及某些特殊感染（如分枝杆菌属结核菌）中很少或不表达。sTREM-1 是 TREM-1 的可溶形式，性质基本相同，感染过程中，sTREM-1 可以释放入血液、体液、BALF 中，并且与多种疾病如脓毒症、肺炎、细菌性脑膜炎、炎症性肠病等密切相关，成为一种早期诊断炎症性疾病的新指标与感染严重程度密切相关，可以用于诊断和评估预后。

5. 其他感染标志物

除了巨噬细胞外，中性粒细胞也在吞噬作用中扮演了很重要的角色，在外周血粒细胞中数量最多，在天生免疫中也具有重要作用，是机体抗细菌及真菌的主要免疫细胞 a 在促炎细胞因子、sTREM 作用下，中性粒细胞发生活化，穿过血管内皮单层，进入局部组织，生物学功能也随之增强。它的生物学功能与胞质内的多种颗粒密切相关，其中髓过氧化物酶是中性粒细胞中含量最多的酶类，催化底物主要是过氧化氢，在氯离子的存在下生成次氯酸，次氯酸是中性粒细胞产生的最强有力的杀菌分子之一。髓过氧化物酶、次氯酸、过氧化氢一起组成了髓过氧化物酶系统，是该细胞最有效的杀灭微生物的途径之一。但次氯酸生存时间太短暂，以至于不能被生物材料检测出。但是，次氯酸对其他分子如酪氨酸的影响，可以通过质谱分析体液中的 3- 氯酪氨酸浓度水平进行检测。另一个与次氯酸氧化反应相关的是谷胱甘肽磺酰胺（GSA），GSA 是还原型谷胱甘肽（GSH）的稳定的氧化产物，GSH 在细胞质内含量特别丰富，尤其在肺液中。因此，GSA 可以很容易地在支气管肺泡灌洗液中被检测出。有研究表明，GSA 在检测细菌感染方面有很好的敏感性及特异性，尤其是在检测是否存在肺部感染方面。目前，需要进一步的研究来确认这个新的标志物的有效性。

6. 病原学诊断

病原学诊断主要是指对下呼吸道分泌物进行定性和定量培养，超过诊断阈值，可考虑 VAP 诊断，其目的是判断何种微生物感染和选择何种抗菌药物治疗。病原学的检查找出致病微生物是至关重要的，因为它可以指导治疗。通过侵入性和非侵入性的各种方法可以得到标本，从而进行培养。目前，采用肺组织微生物学检查联合病理学诊断被认为是最为准确的诊断方法，但该诊断方法的主要问题是需要获得感染部位的肺组织，这种创伤性检查临床难以实施；即使做活检，也不可能在肺炎的早期进行，而抗生素的初始经验治疗将影响后来的组织病理学检查和定量培养。故目前较多应用的获得标本的方法主要包括支气管肺泡灌洗液、气管导管内抽吸物、经防污染标本刷液（PSB）等。

近年来，侵入性标本采集技术，如支气管肺泡灌洗、保护性毛刷技术已经在成人

VAP 病原学诊断中广泛应用。由于可直接采集下呼吸道感染部位支气管、肺实质组织进行检测，因此提高了 VAP 病原学诊断的敏感性和特异性，有助于早期诊断和治疗。但是，目前仍缺乏儿童的临床应用资料，同时，相对于儿童的解剖特点，支气管镜和气管导管管径相对较大，操作时可能出现低氧血症，导致出血、肺和胸膜损伤等。新生儿气管管径相对于儿童，则更为狭窄，因此，目前支气管镜等侵入性操作在新生儿中应用存在损伤大、难以普及等困难。而非支气管镜气管内抽吸具有侵袭性损伤轻、容易重复、减少了口咽部细菌污染、操作时对气体交换影响小、可在新生儿中应用等特点，而且非支气管镜气管内抽吸物和运用支气管镜获得的标本，对诊断肺炎的敏感性、特异性和预测值相似，因此临床应用较多。

四、VAP 的预防

直至今日，虽然儿科学在突飞猛进地发展，但怎样减少新生儿 VAP 发病率及病死率仍然是很大的挑战。通常公认的一些预防方法包括：加强医护人员的手卫生管理、穿防护服、改善呼吸机的呼吸回路管理、采用经口气管插管法、选择合适的气管插管类型、加强医护人员的培训等。然而，实施卫生措施和尽早拔管无疑是最有效的预防策略，另外还有其他一些，例如抬高头的高度、H_2 受体阻滞剂、硫糖铝及其他抗酸剂药物应用等预防方法目前存在争议。

（一）气管导管的选择与呼吸道分泌物的清理

对于成人和儿科患者，美国疾病预防控制中心建议可采用声门下吸引气管导管，此种气管导管可以有效地清除贮留在声门下和套囊间的分泌物，防止口腔分泌物流至气道。另外，就是尽可能采取经口插管法及在呼吸回路出现故障或明显污染时更换呼吸机。因此，成人使用带套囊的气管导管可以有效降低 VAP 的发病率。而在新生儿，我们为了避免气道损伤，常常应用无套囊气管导管，无套囊气管导管应用是新生儿 VAP 发生的一个危险因素。有研究表明，在儿科患者中，应用可控制压力的带套囊的气管导管，可以减少再插管的概率，而且并不会增加拔管相关性喉喘鸣的发生率。但这种设备目前还没有正式投入临床使用，我们期望未来可以有专门应用于新生儿的这种气管导管投入使用。

通常对机械通气患儿下呼吸道分泌物的清理是确保下呼吸道开放的例行程序。传统的开放式气管内吸痰要求断开呼吸机，这样就会导致组织缺氧及患儿气道内压力降低，容易肺泡萎陷。新型的密闭式吸痰器是不要求患者脱离呼吸机的，这样就避免了缺氧的问题。

（二）口腔卫生

通过清理口腔可以减少口腔内细菌移位到下呼吸道的概率，有机械清洗和药物清洗两种方式。对于成人，药物清洗可考虑应用 0.1% 氯己定及庆大霉素、万古霉素等，新生儿此类报道较少，可靠性仍未可知。

（三）医护人员的手卫生

对抗院内感染行之有效的一种方法就是防止患者之间的交叉感染。当医务人员处理患者时，医务人员的手就会出现严重的细菌污染。对于手卫生的重要性的理解，已经不是新鲜事了，但近年来与住院患者的呼吸机相关性肺炎的手卫生研究仍很多。有效地保持严格的洗手消毒原则，严格执行手卫生制度，可以使 VAP 的发生率明显下降。

（四）尽早撤机

机械通气持续时间是 VAP 发生的一个重要危险因素，所以，尽早撤机是预防新生儿 VAP 的理想策略。实施尽早脱机是减少新生儿 VAP 的新策略。

（五）益生菌的应用

如双歧杆菌、乳酸杆菌等肠道益生菌的缺失与长期的抗生素应用、延迟的肠内喂养、长期保温箱护理等相关。表面上看，补充益生菌来增强肠道微生物群是一个预防新生儿 VAP 的好策略。然而，最近的一项成人的随机对照试验荟萃分析认为，益生菌并没有显著 VAP 的发生率，不应该推荐为常规临床应用。到目前为止，关于益生菌能预防 VAP 的说法还没有确切的依据。

（六）医务人员的培训

尽管采取很多有效的预防控制院内感染的措施，但如果医务人员不能充分、智慧地应用，其作用也是微乎其微的。很多文章指出，针对护理机械通气患者的医务人员进行相关培训是有很大好处的。一些培训机构会向接受培训并合格的医务人员发放资格证书。给护理新生儿的医护人员发放这种资格证书可以有效降低 VAP 的发生率。

五、VAP 治疗

（一）经验性治疗

VAP 初始阶段治疗需要靠经验用药。经验性抗生素治疗应尽早开始，它包括要选择多种广谱抗生素、足够的剂量、足够的疗程等。对于 VAP 早期进行抗生素治疗尤为重要，延误治疗将导致 VAP 住院病死率增加。经验性抗生素治疗应被考虑到。目前，许多抗生素应用在 VAP 的治疗，这些包括三代、四代头孢菌素，碳青霉稀类抗生素等。VAP 早期，应根据患儿原发病、存在的危险因素、患者的营养及免疫状态、本地抗生素应用情况和微生物流行病学特征等选择强效抗生素进行治疗，避免早期抗生素治疗不足。然而，滥用抗生素会增加医疗费用和产生耐药菌。因此，在经验治疗疑似 VAP 时应该在充分涵盖潜在病原菌和防止滥用抗生素之间保持平衡。对于抗生素选择性经验用药，医师应该充分了解患儿感染多重耐药菌的危险因素、最近所用的抗生素情况以及本地病原菌的耐药情况。如早产儿应考虑感染表皮葡萄球菌的可能；免疫功能低下患儿需要警惕真菌感染。

　　另外，对于 VAP 的新生儿经验性抗生素治疗存在的问题是过量输液、肝肾功能损害、药物的相互作用及体内突然的血清蛋白水平改变。过量输液可能会导致危重患儿的血流动力学不稳定。它导致水溶性抗生素的血药浓度降低。急性肝肾功能损害会导致延迟抗生素的排泄并且增加它们的毒性。突然的血清蛋白的变化显著影响机体血液中的免疫因子水平。虽然说很少有发生 VAP 的新生儿需要血浆置换或者血液透析，但是一旦患儿接受此类操作，其血清药物浓度会大大下降，甚至低于所需的最低抑菌浓度。所以，在这种情况下，只有积极监测血药浓度才可提供足够的抗生素血清水平，从而达到有效的抗生素治疗。

（二）病因学治疗

　　VAP 可能是多重耐药菌感染所致，例如 VRE（耐万古霉素肠球菌）、MRSA（耐甲氧西林葡萄球菌）、产 ESBLs 革兰阴性菌、耐亚胺培南鲍曼不动杆菌、耐亚胺培南铜绿假单胞菌等。病原学检查结果出来之后，应根据痰培养结果及药敏情况选择有效、有针对性的窄谱抗生素；从联合抗生素治疗转换成单一抗生素治疗，用药的剂量和时间与经验性治疗没什么不同。国外有研究推荐，可以采用吸入氨基糖苷类抗生素治疗铜绿假单胞菌感染所致的囊肿性纤维化儿童，其目的是避免全身及长期应用抗生素的不良反应。

（三）抗生素治疗的持续时间

　　到目前为止，对于发生 VAP 的患儿抗生素治疗持续时间还没有统一定论。8d 疗程法和 15d 疗程法各有其优缺点。疗法可以减少二重感染的发生率，但另一方面，此类患者亦会出现感染再反复的情况。而盲目的长时间应用抗生素疗法则会导致不必要的抗生素使用时间。美国胸腔学会和传染病学会在新版本成年 VAP 处理指南中建议：早期、适当应用广谱抗生素的经验性治疗；提高患者最近所使用的抗生素等级；联合用药治疗医院获得性肺炎；根据临床症状改善情况及药敏结果降级应用抗生素治疗；缩短抗生素治疗无并发症的 VAP 时间。这些准则都是根据成年 VAP 临床研究数据得出的，对临床研究数据不充足的儿童及新生儿 VAP 有一定的参考价值。

　　综上所述，VAP 是 NICU 常见的院内感染，是多种危险因素相互作用的结果。而 VAP 的预防必然包括所有已经被证实有效的预防措施，例如严格的手卫生、工作人员的防护服、更换被污染的呼吸管道、经口插管法、引入一个统一的医务人员培训方案等。NICU 的卫生管理及员工培训是与 VAP 的发生率密切相关的。

新生儿 VAP 的早期诊断是目前医学存在的难题，及时准确的诊断对改善患者的预后至关重要，作为金标准的病理活检以及组织学培养，由于其为有创操作，难以在重症患者中实施，且往往不能及时诊断，所以，目前临床医师常结合患者的临床表现影像学实验室检查以及病原学结果来及时综合诊断，以便指导临床用药。然而，即便如此，有时仍难以区分是全身炎性反应还是真正的感染，有可能导致抗生素过度使用，增加耐药菌产生的风险，所以，目前急需那些既快速又准确而且无创的方法来协助 VAP 的早期诊断。

第七章 新生儿护理基础知识

第一节 新生儿的生理特点

一、正常足月新生儿的外观特点

新生儿是指从出生后脐带结扎至产后满28天的婴儿。尽管从子宫中娩出到独立生活是一个自然生理过程，但对于新生儿来说却经历了一次内外环境的巨大改变。新生儿各种器官组织较为稚嫩，功能均不成熟，适应外界环境的能力差，极易发生疾病和异常情况。因此，无论在家庭还是在医院，母婴护理员都应该熟练掌握新生儿的身心特点和新生儿护理的基础知识，以便能科学合理、娴熟正确地为新生儿提供精心的照护。新生儿期是指胎儿出生后断脐到满28天的这段时间。足月新生儿是指出生时胎龄满37周不足42周，体重大于等于2500克不足4000克，身长超过47cm。

新生儿刚出生时头部占整个身长的1/3，腿和手臂较细小，肚子较鼓，脸有较多皱褶。

二、正常足月新生儿的生理特点

对正常足月新生儿的生理特点，从呼吸、循环、消化、血液、泌尿、神经、免疫、体温调节、皮肤黏膜、生殖系统和代谢11项内容进行介绍。

（一）呼吸系统

1. 鼻

婴幼儿鼻腔无鼻毛，灰尘、病原体易侵入呼吸道。新生儿的鼻腔相对短小狭窄，黏膜娇嫩且血管较多，上呼吸道感染时易致鼻黏膜充血肿胀甚至鼻腔阻塞。因新生儿不会张口呼吸，所以易造成新生儿烦躁不安、呼吸困难、拒绝吸乳。

2. 咽鼓管和鼻泪管

新生儿的咽鼓管短、宽、直，呈水平位，所以鼻咽部炎症易导致中耳炎。鼻泪管开口近内眼角，瓣膜发育不全时，小儿鼻腔感染后病原体易上行感染造成眼部发炎。

3. 喉

新生儿喉腔、声门狭窄，黏膜柔嫩且富含血管和淋巴组织，发炎时易致呼吸困难、声嘶甚至窒息。

4. 气管、支气管

气管、支气管黏膜幼嫩且较干燥，纤毛运动差，不能较好地清除病原体和黏液，故易发生气管、支气管炎症。新生儿易因气道发炎狭窄致呼吸困难；右侧支气管短粗且较垂直，易入异物。

5. 肺

新生儿肺结缔组织多，弹力组织发育差，血管丰富、含气少，肺间质发育旺盛，肺泡数量较少，故感染时易被黏液堵塞引起肺间质炎症甚至发生肺不张、肺气肿。

6. 胸廓

新生儿的胸廓前后径较长，呈圆筒状。胸腔较小，肺脏相对较大，几乎填满整个胸腔，易造成肺换气不足而发生缺氧症状，如口唇发紫等。3 岁后才逐渐接近成人。新生儿期以腹式呼吸为主，呼吸浅快，呼吸次数每分钟 40 ~ 50 次。

（二）循环系统

新生儿血流主要分布在躯干、内脏，而四肢少，所以四肢易发凉，末梢易出现青紫。这是正常现象。新生儿血压较低，血压平均为 70/50mmHg（9.3/6.7KPa）。心率波动范围较大，通常为 90 ~ 160 次 / 分钟，平均 120 ~ 140 次 / 分钟。

（三）消化系统

新生儿消化道面积相对较大，肠壁薄且通透性强，易吸收营养，有助于生长。胃呈水平位、容量小，贲门松弛，幽门相对较紧张，易发生溢乳。新生儿出生后 10 ~ 12h 开始排出墨绿色胎粪，2 ~ 3 天过渡到正常黄色软便。新生儿的唾液及唾液淀粉酶较少，所以不宜食用淀粉多的食物。

（四）血液系统

新生儿出生后随着自主呼吸的建立，血液中红细胞和血红蛋白数量会逐渐下降，出生后 2 ~ 3 个月降至最低，出现轻度贫血现象，称生理性贫血。无须特殊处理，3 个月后会逐渐回升，12 岁达成人水平。新生儿血红蛋白约占 70%，血红蛋白对氧有较强的亲和力，故新生儿缺氧时往往发绀不明显。新生儿出生时白细胞总数较高，出生后第 3 天开始下降，

维持每升血中含 10×10^9 个白细胞，8 岁后接近成人水平。

（五）泌尿系统

新生儿一般出生后 24h 内排尿，若出生后超过 48 小时仍无排尿，须寻找原因，排除先天畸形。女婴尿道短、宽、直，尿道外口暴露且接近肛门，易发生尿道上行感染；男婴尿道虽长，因包皮过长容易积垢，也可引起上行感染。

（六）神经系统

新生儿的大脑皮质兴奋性低，睡眠时间长。刚出生的新生儿除了吃奶外，几乎都处于睡眠状态。初生婴儿需要睡眠 20 小时，2 ~ 6 个月每天需要睡眠 14 ~ 18 小时，7 ~ 12 个月每天需要睡眠 13 ~ 15 小时，1 ~ 3 岁每天需要睡眠 12 ~ 13h，5 ~ 7 岁每天需要睡眠 11 小时。新生儿出生时已具有觅食、吸吮、吞咽、恶心、呕吐、拥抱、握持等原始反射。正常情况下出生后数月这些反射自然消失，若出生后 6 个月仍存在，属病理现象，应及时到医院就诊。

（七）免疫系统

新生儿的免疫功能尚不成熟，非特异性免疫功能较差，如皮肤、黏膜娇嫩，屏障功能较差；胃酸少，杀菌能力较弱。新生儿可通过胎盘从母体获得免疫球蛋白 G（IgG），但出生 6 个月后逐渐消失，所以 6 个月后小儿更易发生感染性疾病。母乳中含较高免疫球蛋白 A（IgA），可增强新生儿的机体抵抗力，减少呼吸道和消化道感染的发生。

（八）体温调节

新生儿皮肤皱褶多，体表面积相对较大；皮下脂肪薄，血管丰富，易散热。由于体温调节中枢发育不完善，新生儿体温易随环境温度改变而改变。新生儿主要通过皮肤蒸发和出汗散热，寒冷时主要依靠腋下棕色脂肪代谢来产热，产热量相对不足，易致体温下降，故须注意保暖。当室温过高而未及时给新生儿补水时，易引起体内水分过多丢失造成发热，称为"脱水热"。

（九）皮肤黏膜

新生儿皮肤薄嫩，仅有成人皮肤厚度的 1/6，角质层薄，真皮层胶原弹性纤维较少，皮肤保护功能差，易导致细菌感染。新生儿皮肤新陈代谢较快，分泌物较多，应经常清洗，如不及时清洁，容易发生皮肤感染。新生儿皮肤渗透性强，容易吸收有毒有害物质。护理新生儿时不宜留长指甲，戴首饰、手表、胸卡，以防止刮擦新生儿皮肤和黏膜。

（十）生殖系统

新生儿生殖系统发育缓慢，青春期后才发育迅速。女婴出生时卵巢发育已较完善，但原始卵泡还未成熟；男婴出生时睾丸大多已降至阴囊，但仍有约 10% 位于下降途中某一部位，一般在 1 岁内下降到阴囊。

（十一）代谢

新生儿需要的热量取决于维持基础代谢和生长的能量消耗，每天需要能量约 418～502kJ/kg。早产儿吸吮力较弱，食物耐受力差，出生后 1 周内仍无法达到上述需要量。

三、新生儿常见的特殊生理状态

新生儿常见的特殊生理状态主要有生理性体重下降、生理性黄疸、"马牙"和"螳螂嘴"、腺肿大和假月经、新生儿红斑及粟粒疹。

（一）生理性体重下降

新生儿出生后因摄入量少、水分丢失多以及粪、尿排出而引起体重下降，但最多不超过 10%，出生后 10 天左右恢复到出生时体重。

（二）生理性黄疸

因新生儿胆红素代谢特点，引起新生儿出生后皮肤、巩膜黄染的现象称为生理性黄疸。足月新生儿出生后 2～3 天出现黄疸，4～5 天达高峰，5～7 天消退，最迟不超过 2 周。早产儿多在出生后 3～5 天出现，5～7 天达高峰，7～9 天消退，最长可延迟至 3～4 周。若新生儿皮肤、巩膜黄染进行性加重且精神状态差、拒乳，应及时送医院就诊。

（三）"马牙"和"螳螂嘴"

1. 马牙

新生儿口腔上颚中线和齿龈切缘上有黄白色、米粒大小的颗粒，是由上皮细胞堆积或黏液腺分泌物积留所致，俗称"马牙"。"马牙"数周后可自然消退，禁忌刮擦，以免发生感染。

2. 螳螂嘴

新生儿口腔内两侧颊部各有一突起的脂肪垫，俗称"螳螂嘴"。"螳螂嘴"对吸吮有利，不可挑割，以防发生感染。

（四）乳腺肿大和假月经

1. 乳腺肿大

新生儿出生后体内因有来自母体的雌激素，易造成部分新生儿在出生后 3 ~ 5 天乳房稍肿大现象。新生儿乳腺肿大 2 ~ 3 周后会自行消退，为正常生理现象，故在护理新生儿时不要挤压乳腺，以免发生乳腺感染。

2. 假月经

由于来自母体的雌激素中断，部分女婴出生后 5 ~ 7 天阴道可排出少量血性分泌物，持续 1 周左右，称假月经。

（五）新生儿红斑及粟粒疹

1. 新生儿红斑

新生儿出生后 1 ~ 2 天，在头部、躯干及四肢常出现大小不等的多形性斑丘疹，称为新生儿红斑。新生儿红斑 1 ~ 2 天后可自行消退。

2. 新生儿粟粒疹

新生儿皮脂腺堆积在鼻尖、鼻翼、面颊部，可形成小米粒大小、黄白色皮疹，称为新生儿粟粒疹。新生儿粟粒疹可自行消退。

上述症状均为新生儿正常生理现象，不必特殊处理。

第二节　　新生儿的行为特点

一、睡眠和觉醒

新生儿一天几乎 90% 的时间在睡眠状态，只有 10% 处于觉醒状态。了解新生儿睡眠和觉醒的规律有助于母婴护理员指导产妇与新生儿进行有效沟通和亲子关系的建立。

（一）睡眠和觉醒状态

新生儿大脑皮质的兴奋性较低，外界刺激容易造成神经细胞兴奋，使之易于疲劳，而睡眠状态可帮助不够成熟的大脑皮质得到休息，从而恢复功能，这对大脑发育起着十分重要的作用。新生儿除了吃奶外几乎都处于睡眠状态，但随着皮质的逐渐成熟和年龄的增长，睡眠时间将逐渐减少。新生儿一昼夜须睡眠 16 ~ 20 小时（大于 15 小时）。

（二）睡眠的作用

1. 休息

在睡眠时可减少机体新陈代谢活动，重新储备能量物质，使新生儿在睡眠后精力和体力得到恢复。

2. 促进生长发育

睡眠时生长激素分泌较多，能促进机体生长发育。

3. 促进大脑发育

充足的睡眠能促进新生儿大脑发育。

（三）优质睡眠的标准

（1）清晨自动醒来，精神状态良好。
（2）精力充沛，活泼好动，食欲正常。
（3）体重、身高按正常生长速率增长。

二、感觉

感觉是反映当前客观事物个别属性的认知过程，是新生儿凭借完好的感觉器官最先发展起来的。最先出现的感觉是触觉，然后逐步出现敏锐的视觉、听觉、味觉和嗅觉。

（一）视觉

新生儿出生时就有光觉反应，能看清 15 ~ 20cm 的事物，能注视抱他的人，但注视持续时间短，眼睛不会追踪物体。新生儿的双眼运动不协调，有短暂的斜视，见光亮会眨眼、闭眼和皱眉。新生儿 1 个月可凝视光源，眨眼睛；2 个月起可协调注视物体；3 ~ 4 个月可追寻活动的物体或人；4 ~ 5 个月开始认识母亲或乳瓶，见到母亲表示喜悦；5 ~ 6 个月可以注视远距离的物体；6 ~ 7 个月出现眼手协调动作，追随跌落物体，喜欢鲜亮颜色；8 个月时开始出现视深度觉，能看小物体；18 个月时已能区别各种形状；2 岁时能区别垂线与横线；5 岁时能区别各种颜色；6 岁时深度觉已充分发育。母婴护理员可通过展示色彩鲜艳的图片来锻炼新生儿的视觉。

（二）听觉

新生儿听力差，刚出生时对声音反应较弱，两周后能集中听力；3～4个月有定向反应，4个月听到喜好的声音会展露笑颜；6个月能区别父母的声音并有反应；7～9个月能确定声源，区别语气；1岁能听懂自己名字；2岁可精确区别不同声音。母婴护理员可以通过播放轻柔音乐的方式锻炼新生儿的听觉。

（三）触觉

新生儿在触觉方面发展较好，母婴护理员可以在1～2个月时让新生儿自己抓握一些玩具，5个月时选一些形状各异的玩具让其抓握来锻炼孩子的双手触觉。

（四）味、嗅觉

新生儿味、嗅觉比较灵敏，能辨别不同的味道，不同刺激可表现出不同的面部表情，能以五官动作表达对各种味道的情绪反应，如伸舌、挤眉弄眼等小动作，故在健康状况许可的条件下，母婴护理员应指导产妇母乳喂养，在给婴儿饮水时不可加糖，做到早开奶、早吸吮，产后6个月内纯母乳喂养。为发展新生儿的嗅觉，母婴护理员可以给予令人愉悦的气味刺激。

（五）皮肤感觉

1. 触觉

新生儿触觉灵敏，如唇、口周、手掌及足底等可出现先天的反射动作。当新生儿产生不安情绪时，母婴护理员可以通过抚摸其皮肤，以此锻炼新生儿的肤感，促进与新生儿的情感交流，增进新生儿对外部环境的反应。

2. 痛觉

新生儿出生时已具有痛觉，但反应较迟钝，2个月后才逐渐完善。

3. 温度觉

新生儿对温度感觉很灵敏，环境温度骤降时即啼哭，保暖后即可安静下来。

三、反射

新生儿反射是人类婴儿期固有的先天反射，是人一生下来就具有的不受意识控制的反应。通过对新生儿反射行为的观察，可以判断新生儿大脑皮质功能的成熟程度，断定他们神经功能发育是否正常。

（一）出生时已存在的永久反射

新生儿出生时就有角膜反射、结膜反射、瞳孔对光反射和咽反射等，当这些反射减弱或消失提示着神经系统病变。

（二）出生时已存在，以后逐渐消失的反射

新生儿的觅食反射、吸吮反射、握持反射、拥抱反射、颈肢反射和迈步反射等，一般于出生后 2 ~ 7 个月消失。若这些反射出生后缺乏，或未按照规律消失则提示异常。

（三）出生时不存在，以后逐渐出现的永久反射

新生儿的腹壁反射、提睾反射及各种腱反射，若未按照规律出现或反射减弱则为异常。

（四）病理反射

巴宾斯基征婴儿 2 岁以内为双侧阳性，若出现单侧阴性或 2 岁后仍出现阳性则为病理现象。

（五）脑膜刺激征

脑膜刺激征是脑膜病变所引起的一系列症状，包括颈强直、凯尔尼格征，布鲁津斯基征。出生 3 ~ 4 个月内的婴儿肌张力较高，凯尔尼格征呈阳性，为正常生理现象。

第三节　新生儿保健与护理要点

一、居家环境

新生儿居室应符合安静整洁、环保的要求，并安置在阳光充足、空气流通的朝南区域，房间内须备有空调和空气净化装置。一般室温可保持在 22 ~ 24℃，湿度为 55% ~ 65%，室内空气清新，避免对流风。新生儿睡眠时不得长时间开灯，以免影响其休息。

二、清洁卫生

（一）鼻腔护理

新生儿鼻腔常会因分泌物堵塞鼻孔而影响呼吸，母婴护理员可用婴儿棉签或小毛巾角

蘸水后湿润鼻腔内干痂，再轻轻按压鼻根部，然后用棉签取出，以保持新生儿鼻腔通畅。

（二）脐部护理

新生儿脐带残端在出生后 3 ~ 7 天自行脱落，在脱落前后会有少许分泌物，这属正常现象，可用 75% 酒精轻拭并保持该处清洁干燥。有少许渗血者不必处理；渗血多者，须求助医师处理，必要时可重新结扎。有化脓者，可在医师建议下用过氧化氢清洗，再用 0.2% ~ 0.5% 的碘伏涂抹等。

（三）眼睛护理

在分娩过程中，胎儿通过产道时眼睛易被细菌污染，故出生后要注意眼部清洁护理。如果有分泌物，可用干净小毛巾或棉签蘸温开水从内眼角向外眼角轻轻擦拭；如果分泌物增多，可用 0.25% 氯霉素眼药水滴眼，每日 2 ~ 3 次。

（四）耳部护理

洗发、洗澡时注意勿将污水灌入新生儿耳内，洗澡后可用干棉签轻轻拭干外耳道、耳朵，并注意耳后的清洁。

（五）口腔护理

新生儿口腔黏膜薄嫩，不宜擦拭。若发现口腔黏膜有白色乳凝块状物附着，轻擦不去，强擦后剥离面有渗血则可能是鹅口疮，此时，可用棉签蘸 2% 的碳酸氢钠溶液清洁口腔，在病变部位涂 1% 甲紫或制霉菌素鱼肝油溶液，每日涂 2 ~ 3 次。患处恢复后，须继续涂 4 ~ 5 天，方可根治。也可同时服用益生菌抑制真菌生长，同时注意哺乳前后消毒手和清洁乳头。

三、睡眠护理

（一）避免睡前精神过度兴奋

睡前不应安排新生儿活动，以免过分兴奋，可调暗灯光、播放轻柔音乐或故事引导平静入睡。玩耍时间过长、过于疲劳、曾受惊吓、焦虑、恐惧、忧伤、情绪紧张等，均会造成新生儿不易入睡、睡眠不宁的现象。

（二）避免睡眠环境不适

调节适宜的温度、湿度，一般室温夏季 26 ～ 28℃，冬季 18 ～ 20℃，室内湿度以55% ～ 65% 为宜；勿穿过厚、过紧、不透气衣物，勿盖过厚、过紧的被子。一般让新生儿穿贴身睡衣，盖被保暖即可。

（三）避免睡前过饱或饥饿

新生儿睡眠时消化功能会降低，若新生儿饮食正常，则不会有饥饿感，因此夜里不用加餐，以免影响睡眠。

（四）睡眠姿势

睡眠姿势一般由新生儿自由选择，但以侧卧为佳，避免手、脚、胸部受压。若发现有受压情况，可轻轻调整新生儿睡姿，解除肢体受压。

（五）改良睡眠环境

养成良好生活规律，避免住房迁移、卧室改动、抚育人变换等扰乱新生儿睡眠的因素。

（六）避免疾病引起的不适影响

避免发热、鼻塞、寄生虫等不适影响。

（七）养成良好的生活习惯

不要抱睡，应让新生儿独自入睡，这样新生儿睡得更沉稳，也有利于心肺、骨骼发育和抵抗力的提高。

四、排泄护理

（一）大便

1. 正常大便

大多数新生儿出生后 12h 开始排出墨绿色、黏糊状、无臭味的粪便，即胎便。胎便通常在出生后 2 ～ 3 天内排净，然后过渡到黄色便。若出生后 24h 无胎便排出，应请医师检查肛门有无闭锁、腹部有无膨隆和包块等情况，以确定新生儿消化道有无异常。

母乳喂养儿粪便呈黄色或金黄色、均匀糊状，偶有细小乳凝块，不臭，呈酸性反应，每日排 2 ~ 4 次，在 1 ~ 3 个月时次数慢慢减少。

牛乳喂养儿粪便呈淡黄色，较干稠，成形，含乳凝块多，略有臭味，呈中性或碱性反应，每日排 1 ~ 2 次。

2. 异常大便。

（1）大便呈黄色，粪与水分开，大便次数增多，说明新生儿消化不良，提示母乳中含糖过多或婴儿摄入过多的淀粉类食物（如米糊、乳儿糕等）。糖分过度发酵会使新生儿出现肠胀气，大便多泡沫、酸味重，故应调整新生儿的饮食结构或限制产妇的摄糖量。

（2）新生儿的大便有硬结块、臭味特别重，说明母乳中蛋白质过多或新生儿蛋白质摄入过量而消化不良。此时，应限制产妇鸡蛋的摄入量或适当稀释奶液及限制奶量 1 ~ 2 天。若已给新生儿添加蛋黄、鱼肉等辅食，可以考虑暂时停止添加此类辅食，待新生儿大便恢复正常后再逐步添加。

（3）粪便量少，次数多，呈绿色黏液状，新生儿常因饥饿而哭闹，这种情况往往是因为喂养不足引起，故这种大便也称"饥饿性大便"。只要给予足量喂养，大便即可以转为正常。

（4）大便稀薄或为水样的黏液便，且呈脓性，有腥臭味，多见于肠道感染。

（5）大便稀，呈黄绿色且带有黏液，有时呈豆腐渣样，多见于真菌性肠炎。

（6）大便变稀，含较多黏液或混有血液，且排便时新生儿哭闹不安，多见于细菌性痢疾或其他病菌引起的感染性腹泻。

（7）水分增多，呈汤样，水与粪便分离，排便次数和量有所增多，多见于肠炎、秋季腹泻等疾病。

（8）大便为淘米水样，排便无腹痛，新生儿快速出现脱水、抽搐、休克等症状，提示新生儿患霍乱病的可能。

（9）大便呈白色或陶土色，且伴有黄疸、瘙痒等症状，多见于胆道梗阻。

（10）大便呈赤豆汤样，颜色为暗红色并伴有恶臭，多见于出血性坏死性肠炎。

（11）大便呈果酱色，多见于肠套叠。

（12）大便呈柏油样黑色，多见于上消化道出血。

（13）大便呈鲜红色的血便，表明血液来源于直肠或肛门。

若新生儿有上述不良症状，应立即带其到医院就诊。

（二）小便

（1）正常情况下新生儿出生后 2 ~ 3 天尿色深、稍浑浊，放置后有红褐色沉淀，为尿酸盐结晶的正常现象，一般不必特殊处理，只须增加喂奶量，即可逐渐消失。

初生儿尿量约 10mL，2 天内平均为 30 ~ 60mL，3 ~ 10 天间每日平均约 200mL，1 ~ 3 个月间为 300 ~ 400mL。因新生儿新陈代谢旺盛、摄入水量多、膀胱容量小，从出生至一周后，小便次数可由每日 4 ～ 5 次增至 20 次左右，小便颜色也逐渐变为淡黄透明状。

早产儿肾浓缩功能较差，易出现低钠血症、糖尿。其肾排泄能力差，如进食普通牛乳易引起肾负担加重，因此人工喂养的早产儿应采用早产儿配方奶粉。

（2）异常情况：新生儿尿液能有效地反映其身体健康状况。

小便次数多，且尿量少而浑浊，小便时疼痛哭闹，多见于尿道炎症。小便呈浓茶色、烟灰水样色或发红为肉眼血尿，多见于肾小球基膜受损。小便呈棕黄色或浓茶色，摇晃尿液时黄色沾在便盆上，泡沫也发黄，多见于黄疸型肝炎或病理性黄疸。尿液出现特殊臭味，多见于泌尿系统感染、糖尿病、苯丙酮尿症等严重疾病。

以上异常情况须立即送医院就诊，并在出发前用清洁容器提前留取新生儿的尿液，以便到医院能及时进行化验，尽早得到诊治。

（三）大、小便后的清洁护理

3 岁以内小儿排尿中枢不完善，会不自主排出大、小便，同时新生儿皮肤和黏膜较薄嫩，容易导致臀部、会阴处出现发红、湿疹、破溃、感染等情况，故在新生儿大、小便后要及时清洁。清洁时，先用婴儿护臀湿巾或尿布擦去污物，再用温开水彻底洗净会阴及臀部的皮肤，最后用棉质干毛巾吸干水分后，涂护臀霜或油保护臀部、会阴皮肤。注意清洁时动作轻柔、敏捷，水温适宜。清洁顺序由前往后，勿将污物带入尿道外口或阴道，尤其注意皮肤皱褶处要彻底清洁。

五、早期教育

（一）定义

早期教育指从出生到小学以前（0 ～ 6 岁）阶段的婴幼儿教育。早期教育应根据婴幼儿身心发展特点进行有针对性的指导和培养，为婴幼儿多元化和健全人格的培养打下坚实的基础。

（二）意义

1. 促进脑部发育

早期教育要抓住关键期，才能事半功倍，取得较好的效果。出生后 6 个月是婴儿学习咀嚼的关键期，错过此关键期，婴儿可能拒绝咀嚼；出生后 9 个月至 1 岁分辨多少、大小；9 个月 ～ 3 岁是学习口头语言的第一个关键期，错过此关键期，小儿会出现语言障碍；2 岁半 ～ 3 岁半是教育幼儿形成良好的卫生习惯和遵守作息制度习惯的关键期；4 岁以前是形象视觉发展的关键期；4 ～ 5 岁是开始学习书面语言的关键期；5 岁左右是掌握数学概念的关键期，也是儿童口头语言发展的第二个关键期；5 ~ 6 岁是掌握语言词汇能力的关键期。

2. 促进智力的飞速发展

新生儿是通过感知觉来与外界取得联系和认识周围世界的。所谓感知觉，指人类通过眼睛、鼻、耳等感觉器官，对周围环境中物体的颜色、气味、味道、形状等各种特性的认识。适时给予新生儿适当的刺激，可锻炼各种感觉器官和神经系统功能，促进新生儿智力发展。

（三）早教原则

1. 早教应注意安全

早教不可操之过急，须兼顾年龄、智能基础、体力体质等因素，适当选报合适课程。

2. 早教不等同于学习

早教重点是创造快乐，按小儿身心发育的特点，科学合理地给予愉悦的、适当的、有益的良性刺激，积极开发小儿的感觉、语言、智能、体能、社交、想象等能力。

3. 早教不可溺爱

早教应多鼓励婴幼儿自立活动，如自己吃饭、自己收拾玩具，让其更有成就感、满足感。

4. 早教要遵循因材施教

早教须根据孩子自身气质、能力特点和兴趣爱好，选择以激发潜能为目的的早教方向和项目。

5. 早教内容以启发智慧和潜力为主

早教宜选择听音乐、做游戏、绘画、体能训练、讲故事、生活教养等，而不能以灌输知识为主。

第四节　新生儿预防接种与计划免疫知识

一、计划免疫

计划免疫根据小儿的免疫特点和传染病发生的情况制定的免疫程序。通过有计划地使用生物制品进行预防接种，以提高人群的免疫水平、达到控制和消灭传染病的目的。

（一）免疫方式及常用制剂

1. 主动免疫及常用制剂

主动免疫是指给易感者接种特异性抗原，刺激机体产生特异性抗体，从而产生免疫力。这是预防接种的主要内容。主动免疫制剂在接种后经过一定期限产生的抗体，在持续 1 ～ 5 年后逐渐减少，故还要适时地安排加强免疫，巩固免疫效果。

主动免疫常用制剂包括如下三类：

（1）菌苗。

用细菌菌体或细菌多糖体制成，包括死菌苗和活菌苗。

①死菌苗。

死菌苗进入体内不能生长繁殖，对人体刺激时间短，产生免疫力不高，因此，须多次重复注射，且接种量大。如霍乱、百日咳、伤寒菌菌苗等。

②减毒活菌苗。

活菌苗接种到人体后，可生长繁殖，但不引起疾病，产生免疫力持久且效果好，因此，接种量小，次数少。如卡介苗、鼠疫、布鲁氏菌菌苗等。

（2）疫苗。

用病毒或立克次体接种于动物、鸡胚或组织中培养，经处理后形成，包括灭活疫苗如乙型脑炎和狂犬病疫苗等和减毒活疫苗如脊髓灰质炎和麻疹疫苗等。活疫苗不可在注射丙种球蛋白或胎盘球蛋白后的 3 周内应用，以免发生免疫抑制作用。

（3）类毒素。

用细菌所产生的外毒素加入甲醛变成无毒性而仍有抗原性的制剂，如破伤风和白喉类毒素等。

2. 被动免疫及常用制剂

未接受主动免疫的易感者在接触传染病后，被给予相应的抗体，而立即获得免疫力，称为被动免疫。由于抗体留在机体中的时间短暂（一般约 3 周），故主要用于应急预防和治疗。例如，给未注射麻疹疫苗的麻疹易感儿注射丙种球蛋白以预防麻疹；受伤时注射破伤风抗毒素以预防破伤风。

用于人工被动免疫的生物制品称被动免疫制剂，包括特异性免疫血清、丙种球蛋白、胎盘球蛋白等，其中特异性免疫血清来自动物血清，对人体是一种异性蛋白，注射后容易引起过敏反应或血清病，特别是重复使用时，更应慎重。

（二）预防接种的注意事项

1. 准备工作

①环境准备光线明亮，空气清新，温、湿度适宜；②物品准备物品齐全、消毒严格、

摆放合理；③受种者做好准备，积极合作、部位清洁、饭后接种，以免晕针。

2. 禁忌证

（1）一般禁忌证。

急性传染病，慢性疾病急性发作，严重皮肤病，有癫痫和惊厥病史，急性心、肺、肾、肝疾病，孕妇和哺乳期妇女等。

（2）特殊禁忌。

有过敏史者慎用动物血清制品；发烧、腹泻禁服脊髓灰质炎糖丸；进行免疫抑制剂治疗者；1 个月内用过丙种球蛋白者。

3. 操作要点

（1）严格核对。

受种者：仔细核对小儿姓名、性别和年龄，严格按规定的剂量接种，注意接种的部位及次数，按各种制品需要的间隔时间接种。

生物制品：检查制品标签（名称、批号、有效期、生产单位），安瓿有无裂痕，药液有无异物及变质。

（2）严格操作。

无菌操作：局部用 2% 碘酊及 75% 乙醇消毒皮肤，待干后注射活菌苗、死菌苗，按规定稀释、溶解、摇匀后使用，抽吸后用干纱布盖好瓶口，空气中不能超过 2 小时，余液废弃、活菌苗烧毁。

（三）预防接种的反应及处理

作为异物的免疫制剂进入人体后，在诱导人体免疫系统产生对特定疾病的保护力的同时，疫苗本身的生物学特性和人体的个体差异，可能会引起不同程度的不适，可分为一般反应和异常反应，其临床表现及处理措施如下：

1. 一般反应

（1）局部反应。

接种后数小时至 24 小时左右，注射部位会出现红、肿、热、痛，有时还伴有局部淋巴结肿大或淋巴管炎。红晕直径在 2.5 cm 以下为弱反应，2.6 ~ 5 cm 为中等反应，5 cm 以上为强反应。局部反应一般持续 2 ~ 3 天。如接种活菌（疫）苗，则局部反应出现较晚、持续时间较长。

（2）全身反应。

一般于接种后 24 小时内出现不同程度的体温升高，多为中低度发热，持续 1 ~ 2 天。体温 37.5℃左右为弱反应，37.5 ~ 38.5℃为中等反应，38.6℃以上为强反应。但接种活疫苗须经过一定潜伏期（5 ~ 7 天）才有体温上升。此外，还常伴有头晕、恶心、呕吐、腹泻、全身不适等反应。个别儿童接种麻疹疫苗后 5 ～ 7 天出现散在皮疹。

多数儿童的局部和（或）全身反应是轻微的，无须做特殊处理，注意适当休息、多饮水即可。局部反应较重时，用干净毛巾热敷；全身反应可对症处理。如局部红肿继续扩大，高热持续不退，应到医院诊治。

2. 异常反应

（1）过敏性休克。

于注射免疫制剂后数秒钟或数分钟内发生。表现为烦躁不安、面色苍白、口周青紫、四肢湿冷、呼吸困难、脉细速、恶心、呕吐、惊厥、大小便失禁以至昏迷。如不及时抢救，可在短期内危及生命。此时应使患儿平卧，头稍低，注意保暖，给予氧气吸入，并立即皮下或静脉注射 1 ∶ 1000 肾上腺素 0.5 ～ 1 mL，必要时可重复注射。

（2）晕针。

晕针是各种刺激引起反射性周围血管扩张所致的一过性脑缺血。儿童在空腹、疲劳、室内闷热、紧张或恐惧等情况下，在接种时或几分钟内，出现头晕、心慌、面色苍白、出冷汗、手足冰凉、心跳加快等症状，重者呼吸减慢，血压下降，知觉丧失。此时应立即使患儿平卧，头稍低，保持安静，饮少量热开水或糖水，必要时可针刺人中、合谷穴，一般即可恢复正常。数分钟后不恢复正常者，皮下注射 1 ∶ 1000 肾上腺素，每次 0.5 ～ 1 mL。

（3）过敏性皮疹。

荨麻疹最为多见，一般于接种后几小时至几天内出现，经服用抗组胺药物后即可痊愈。

（4）全身感染。

有严重原发性免疫缺陷或继发性免疫功能遭受破坏者，接种活（疫）苗后可扩散为全身感染。应对症治疗。

二、预防接种的护理

（一）预防接种后局部反应

接种后数小时至 24h，接种部位红、肿、热、痛，一般持续 2 ～ 3 天。反应强度：轻度，红肿直径小于 2.5cm；中度，红肿直径为 2.6 ～ 5cm；重度，红肿直径大于 5cm。

（二）预防接种后全身反应

接种后 24h 内，小儿出现发热、头晕、恶心、呕吐、腹痛、腹泻、全身不适等，一般持续 1 ～ 2 天。

反应强度：轻度，体温在 37.5℃左右；中度，体温为 37.5 ～ 38.5℃；重度，体温在 38.6℃以上。

（三）预防接种反应的处理方法

轻度反应不用特殊处理，只须多休息、多喝水，局部用干净毛巾热敷即可；中、重度反应须立即到医院就诊。

第五节　新生儿常见异常的护理知识

一、新生儿腹泻

（一）定义

腹泻是一种以大便次数增多、稀便和电解质紊乱为主要临床表现的胃肠功能紊乱。

（二）分类和病因

1. 按病因分类

可分为感染性腹泻和非感染性腹泻两类。前者主要与细菌、病毒、真菌等因素有关；后者主要由理化因素所致，如进食过浓、过稀食物或腹部受凉。

2. 按病程分类

可分为急性、慢性、迁延性腹泻三类。急性腹泻指病程在 2 周以内的腹泻；慢性腹泻指病程超过 2 个月的腹泻；迁延性腹泻指病程在 2 周和 2 个月之间的腹泻。急性腹泻严重时易脱水、电解质紊乱；慢性和迁延性腹泻容易造成菌群紊乱或营养不良。

3. 按病情分类

可分为轻型腹泻和重型腹泻两类。轻型腹泻大便次数每天在 10 次以下，呈蛋花水样便或水样便，不伴水、电解质紊乱和酸碱失衡，可以口服补水或电解质溶液；重型腹泻大便次数每天在 10 次以上，呈稀水样便，常伴水、电解质紊乱和酸碱失衡，须立即送医院进行静脉补液。

（三）症状

大便次数增多、性状稀薄，呈蛋花水样便或水样便。

（四）护理

（1）调整饮食：母乳喂养的婴儿暂停添加辅食，但可继续喂母乳。人工喂养的婴儿可喂稀释过的新生儿配方奶粉，腹泻减少后可给予半流质米粥或米粉，少量多餐，病情好转后逐渐恢复生病前饮食。

（2）补足体液：因新生儿体液总量多，血中钾、氯、磷酸盐、乳酸、有机酸含量稍高，钠含量少且波动范围大，并且新生儿对水、电解质、酸碱平衡调节能力差，所以要注意补水、能量及电解质，但补液总量和速度应控制。

（3）体温过高的护理：让新生儿多休息、多喝水，及时擦干身上汗液并更换衣物。当体温 ≥ 39℃时，可给予美林或泰诺林等退热剂。

（4）皮肤护理：排便后须用温水清洗臀部并用柔软卫生纸或布擦干，选柔软、吸水性好的尿布或纸尿裤。平时勤洗、勤换尿布并涂护臀霜保护，以防止发生红臀。

（5）腹泻病情严重时及时送医院就诊。

（五）预防

（1）护理人员接触新生儿前后严格消毒双手。

（2）严格消毒新生儿奶瓶、餐具，严格消毒感染性腹泻患儿的尿布或纸尿裤。

（3）注意配奶的浓度和温度，不可过热、过凉、过稀或过浓。新生儿一次未喝完的乳液下次不能继续饮用，须现配现用新鲜乳液。

（4）避免长期使用抗生素，以免造成肠道菌群失调，引起腹泻或真菌性肠炎。

（5）科学合理地增加辅食的种类和量，循序渐进地减少乳类的摄入。一般于出生后10 ～ 12 个月断奶，最迟不超过 24 个月，避免夏季或新生儿生病时突然断奶。

二、吐奶

（一）定义

吐奶或溢奶是新生儿和婴儿常见的现象之一。多数情况下吐奶是生理性的，较严重的吐奶有可能是消化功能紊乱或消化道梗阻的表现。

（二）病因

1. 内因

（1）新生儿咽喉软骨发育尚未成熟，控制力不好。

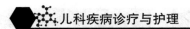

（2）胃呈水平位，贲门松弛，幽门紧缩，当胃内乳汁稍多时，可以冲开贲门而倒流回食管和口腔。

（3）胃容量小，摄食过多而未竖抱叩背排气。

2. 外因

（1）奶嘴孔太大，会因短时间内通过奶嘴的奶量过多，新生儿来不及吞咽而呛奶。

（2）喂奶姿势不正确、喂奶过快、喂奶量过多、喂奶前较长时间哭闹、喂奶时吞入大量空气等；新生儿喂奶后体位变动过大，如换尿布等均可引起呕吐。

（3）新生儿感冒时因鼻子堵塞引起吞咽不协调而造成吐奶。

（4）有胃食管逆流情况的新生儿易呛奶。

（5）早产儿、有唇腭裂、心脏病、重度唐氏综合征或脑性麻痹的新生儿因吮吸能力弱易吐奶。

（三）症状

口角有奶溢出或吐奶。

（四）护理

（1）轻微呛奶：时常伴剧烈咳嗽、大哭等情形，应抬高其上身，快速轻拍其背部，令其机体自行调适到正常状态。

（2）中重度呛奶：脸部发紫或呼吸困难时，母婴护理员应立即端坐位，让新生儿呈头低足高位，面朝下俯卧于护理员腿上。护理员一手抱新生儿，一手空心掌叩击新生儿背部，促使新生儿将气管内呛入的乳汁咳出。紧急处理应该持续进行到新生儿哭出声音，青紫、憋气的情况明显缓解才暂告一段落，若情况严重者须立即转送医院就诊。

（3）如果新生儿脸部发黑，没有哭泣，此时新生儿可能已昏迷，母婴护理员应先刺激新生儿的脚底帮助其恢复呼吸，并紧急送医。

（五）预防措施

（1）喂乳后，不可立即将新生儿放平，应一手将新生儿竖抱，使其下颌靠在母婴护理员肩膀上，一手呈空心掌轻拍婴儿后背，由下到上，力度以使空气泡从胃壁震落为度，帮助其排出吞入胃中的空气。直到新生儿打几个嗝后，再垫高其上半身右侧卧位放置。

（2）改善喂乳方法

①适量喂乳，避免过量哺喂。

②喂乳时不要太急、太快，中间应暂停片刻，以便新生儿的呼吸更顺畅。

③奶嘴开孔适中，开孔太小，则须大力吸吮；开孔太大，则容易因乳汁吞咽不及而发生呛奶。

④喂乳前让乳汁充满整个奶嘴，避免新生儿吞入过多空气。

⑤在喂乳后禁止摇动或晃动新生儿。

三、发热

（一）概念

正常新生儿肛温为 36.2 ~ 37.8℃，腋下温度为 36 ~ 37℃；新生儿肛温超过 37.8℃，腋温超过 37℃，即为发热。发热常由环境因素、感染引起。

（二）病因

1. 环境因素

室温过高、新生儿包裹过严过多，可引起新生儿体温迅速升高。

2. 新生儿脱水热

多发生于出生后 3 ~ 4 天正常母乳喂养的新生儿，发病原因为摄入水分不足。因新生儿出生后经呼吸、皮肤蒸发以及排大小便等丢失相当数量的水分，而出生后 3 ~ 4 天内母乳量较少，如未及时补充水分，可造成体内水分丢失过多，导致新生儿血液浓缩而发热。待补充水分及降低环境温度后即可缓解。

3. 新生儿感染

各种病原体引起的感染性疾病，包括肺炎、脐炎、败血症、化脓性脑膜炎以及各种病毒感染性疾病等。要注意，发热不是新生儿感染的统一症状，有些严重感染的新生儿可表现为体温过低或体温不升。

4. 其他原因

可能由新生儿代谢率升高引起，如骨骼肌强直和癫痫持续状态；先天性外胚叶发育不良的患儿，因汗腺缺乏、散热障碍，可引起发热；新生儿颅内出血可引起中枢性发热；分娩时接受硬膜外麻醉也可引起产妇和新生儿发热。

（三）症状

1. 体温上升期

此期新生儿面色苍白、寒战、皮温降低，须注意保暖、多饮水。

2.高热持续期

此期新生儿皮肤潮红、灼热，体温超出正常范围，无汗，须注意积极降温，以防止高热性惊厥。

3.体温下降期

此期新生儿大量出汗、皮温降低，不可以用冷敷降温，要注意补水。

（四）护理

1.积极降温，防止婴幼儿高热性惊厥

体温低于38℃，一般不须特殊处理；体温超过38.5℃，可行物理降温，如温水擦浴；体温达39℃以上，可物理降温或遵医嘱给予药物降温。

2.注意休息，避免劳累

轻、中度发热可进行日常活动，但应避免剧烈运动。高热时应卧床休息。

3.饮食管理

给予婴幼儿清淡、易消化的流质或半流质饮食，多饮水。母乳喂养婴儿可继续母乳喂养，人工喂养婴儿可将奶液稀释后哺喂，少量多餐，或暂停辅食添加。

4.注意事项

（1）冰袋冷敷禁忌放在颈部前后、心前区、腹部、足底、阴囊等部位。

（2）麻疹患儿和有出血倾向、凝血功能障碍者禁用酒精擦浴。

（3）小儿服退热剂后须多喂水，因退热可引起大量出汗而导致脱水。如果服后无效，须间隔4～6h再次服用。

（4）禁用阿司匹林、安乃近等退热剂，否则可致婴儿皮肤青紫、贫血、颅内出血、Reye综合征（肝、脑弥散性脂肪变性甚至衰竭）等，可遵医嘱服用退热剂。

（5）对于发热患儿，除了物理、化学方式降温外，还须到医院就诊，查找发热原因，进行对因治疗。

（五）预防

（1）增强体质：①在小儿健康状态下进行适量的体育锻炼，如婴儿游泳、被动体操等；②在条件适宜的情况下进行三浴训练，即空气浴、日光浴、温水浴；③加强营养，生病期间可继续母乳喂养，人工喂养可稀释婴儿配方奶粉，待病情好转后逐渐恢复正常。

（2）避免去人群拥挤的公共场所。

（3）患有感冒、发热或其他感染性疾病人员应避免直接接触新生儿。

四、惊厥

（一）定义

惊厥是指由于神经细胞异常放电，引起全身或局部肌群发生不自主的强直性或阵挛性收缩，同时伴有意识障碍的一种神经系统功能暂时紊乱的状态。

（二）病因

1. 内因

脑神经髓鞘 3 个月才开始形成，4 岁左右完全形成，因此 4 岁以内婴幼儿易发生惊厥。

2. 外因

由各种颅内外感染、中毒、发热、颅压增高、缺氧、酸碱失衡、电解质紊乱、代谢病、严重心肾疾病引起。新生儿最常见的惊厥是高热性惊厥。

（三）症状

1. 典型表现

患儿全身或局部肌群出现不随意的收缩，呈强直性或阵挛性，眼球上翻、凝视或斜视，多伴有意识障碍，持续数秒钟至数分钟。

2. 惊厥持续状态

抽搐发作持续超过 30min 或 2 次发作间歇期意识不能恢复。

3. 非典型表现

常见于新生儿，3 个月以内的婴儿前囟和骨缝没有闭合，颅压增高时颅腔容积扩大，使颅内压降低，故新生儿和小婴儿脑膜刺激征不明显，表现为体温升高或不升、拒乳等。

（四）急救护理

（1）减少刺激以避免诱发。应原地抢救，不可搬运、大声喊叫、摇晃患儿，所有操作集中进行并保持安静。

（2）保持呼吸道通畅。去枕仰卧，头偏一侧，将舌轻轻向外牵拉，松解衣领、腰带。

（3）及时清除口鼻分泌物、呕吐物。

（4）防止受伤。将患儿周围的物品移开；在床栏杆处放置棉垫；切勿用力强行牵拉或按压患儿肢体，防止骨折或脱臼；在患儿的手中或脑下垫上纱布，防止皮肤摩擦受损；

用纱布包裹压舌板置于患儿上下磨牙之间，防止舌咬伤。

（五）预防

及时治疗中毒、发热、癫痫、感染、颅压增高、缺氧、酸碱失衡、电解质紊乱、代谢病和严重心肾疾病。

五、尿布皮炎

（一）定义

尿布皮炎是指婴儿臀部皮肤长期受尿液、粪便以及漂洗不净的湿尿布刺激、局部摩擦或湿热，如用塑料膜、橡胶布等，引起皮肤潮红、溃破甚至糜烂及表皮剥脱。尿布皮炎往往发生于外生殖器、会阴及臀部，病损可轻可重，易继发感染。

（二）症状

尿布皮炎皮损情况分为如下两种：

1. 轻度

表皮颜色潮红。

2. 重度

Ⅰ度，局部皮肤潮红，伴有皮疹；Ⅱ度，除以上表现外，有皮肤溃破、脱皮；Ⅲ度，皮肤大片糜烂或表皮剥脱，有时可继发感染。

（三）护理

1. 目的

为减轻患儿疼痛，促进受损皮肤康复。

2. 操作

母婴护理员洗净双手，准备臀部护理用物，用温水清洗臀部（禁用肥皂以防刺激），将臀红部位暴露在空气中保持干燥或用红外线灯照射。红外线灯管距臀红部位30～40cm，每天照射1～2次，每次照射15min左右，之后用无菌棉签蘸药膏在臀红处滚动涂药。

3. 注意事项

（1）臀部皮肤溃破或糜烂时禁用肥皂水，清洗时用手蘸水冲洗，避免用小毛巾直接擦洗。

（2）室内气温较低时，暴露臀部治疗应注意保暖。若用红外线照射臀部时，一般每天 2 ~ 3 次，且应有专人守护患儿，避免烫伤。

（3）根据臀部皮肤受损程度选择油类或药膏。轻度涂紫草油或鞣酸软膏；重Ⅰ、Ⅱ度涂鱼肝油膏；重Ⅲ度涂鱼肝油膏或康复新液，每天 3 ~ 4 次；当继发细菌或真菌感染时，可用 0.02% 高锰酸钾溶液冲洗吸干，涂红霉素软膏或硝酸咪康唑霜（达克宁霜），每天 2 次，用至局部感染控制。

4. 涂抹

涂抹油类或药膏时，不可在皮肤上反复涂搽，以免加剧疼痛和导致脱皮。

5. 保持臀部清洁干燥

重度臀红者所用尿布应煮沸、消毒液浸泡或在阳光下暴晒以消灭细菌。

（四）预防

每次排便后清洗臀部皮肤，禁用肥皂，涂油保护臀部皮肤；勤换清洁衣裤和透气尿布，常做空气浴和日光浴，禁用塑料布或纸尿裤包裹臀部。

六、肛门周围感染

（一）定义

新生儿肛门周围感染是指因使用粗糙、不清洁的布或纸擦拭新生儿娇嫩的肛周皮肤导致肛门周围皮肤擦伤，又因新生儿肛门括约肌松弛、大便不自主流出而造成擦伤部位发生感染。肛门周围感染疾病较常见，由于临床症状不严重而容易被忽视。肛门周围感染者处理不当，可形成肛瘘。

（二）病因

1. 内因

新生肛门周围皮肤娇嫩，抵抗力差；新生儿肛门括约肌松弛，大便不自主流出。

2. 外因

使用粗糙、不清洁的布或纸擦破新生儿娇嫩的肛门周围皮肤。

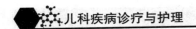

（三）症状

发病时在患儿肛门处可摸到有花生米大小、中心发软的红肿硬块，数天后破溃并流出少量脓液。患儿在大便时常哭闹。只有少数患儿可自愈，大部分患儿可留有小瘢痕，偶尔还流出少量分泌物，炎症经常反复发作，容易造成肛瘘。

（四）护理

若肛门周围脓肿，应及早到医院进行切开排脓。切开后要定时排便，每次排便后用温水或 1 ∶ 2000 呋喃西林液清洗。

（五）预防

（1）禁用质地粗糙、不清洁的尿布或纸擦新生儿肛门及周围的皮肤。

（2）新生儿大便后可以先用温水为其清洗肛门，再用软布轻轻拭干。

（3）新生儿腹泻或已有臀红时，每次排便后要用温水冲洗肛门并保持清洁干燥。

七、湿疹

（一）定义

湿疹是新生儿常见的一种有遗传倾向的过敏性皮肤病，主要原因是对食物、吸入物或接触物不耐受或过敏。以出生后 2 ~ 3 个月最多见，多见于对牛奶过敏的婴儿，人工喂养的婴儿比母乳喂养发病率高。

（二）病因

病因较复杂，多由某些外界或体内因素的相互作用所致。

1. 内因

父母双方有一方有过敏性疾病或发过湿疹就可能会遗传。

2. 外因

（1）牛奶、鸡蛋、海鲜、杜果、花生等食物。

（2）环境中的尘螨、花粉、油漆、动物毛发等。

（3）闷热潮湿、出汗都可以造成湿疹。

（4）心理因素：过度紧张可致湿疹或湿疹加重。

（三）症状

湿疹常从新生儿出生后第二或第三个月开始发生，好发于颜面部及皮肤皱褶部，如颈后、肘内侧、腘窝、肛门周围、外阴部位，也可累及全身。初期局部皮肤发红，严重时出现红色或粉红色粗糙、脱屑皮疹，触之如同触摸砂纸一样，常伴有奇痒。病情易反复，可多年不愈，也可在成年后痊愈。因为瘙痒，婴儿会用手抓皮疹的部位，造成皮肤破溃甚至可致皮肤细菌感染而使病情进一步加重。通常遇热、遇湿都可加重湿疹表现。

（四）护理方法

（1）饮食护理：提倡母乳喂养，因母乳是最低敏的蛋白之一。母乳喂养时，产妇应忌食辛辣刺激性食物、牛奶、鸡蛋、海鲜等。对于人工喂养的新生儿，出现湿疹后应考虑更换奶粉。为了保证新生儿的生长发育，除非找到导致或加重湿疹的食物，一般不必禁食奶类。

对食用鸡蛋过敏的患儿，若湿疹不严重，可以试着去掉鸡蛋清只吃蛋黄。一般情况不可随意禁止食用某些食物，以防发生新生儿营养不平衡。

（2）皮肤护理：减少洗澡时间和次数，每周最多洗 3 次澡，时间不超过 10min。洗澡水温不要太高，以 36 ～ 38℃的温水沐浴为宜。禁用肥皂、过热的水清洗患处，因肥皂和热水可将皮肤表面的油脂洗掉，使皮肤更加干燥，还会刺激肌肤。禁止带患儿去游泳池或含盐分的水（海水）中游泳。保持患儿双手清洁，勤剪手指甲，避免搔抓而引起感染。给新生儿使用清洁、柔软的棉质、宽大透气、浅色衣服和被褥，避免衣被摩擦加重湿疹，同时注意避免让新生儿吹冷风和暴晒。

（3）慎重用药：①轻症仅有皮肤干燥损害时，选择一些无刺激性的儿童润肤霜外用即可；②用润肤保湿剂无法改善症状、皮损继续加重时，可选择弱效皮质激素软膏有选择地、间断性地外用；③皮损面积大、渗出、糜烂、结厚痂的重症患儿可以用清热、解毒、收敛的中药液洗浴或湿敷使之干燥、去痂，再加用皮质激素、外用抗生素软膏，迅速缓解症状；④皮损消失时即可停用皮质激素软膏，但润肤保湿剂的应用不应间断，坚持应用润肤保湿剂可改善皮肤屏障功能，减少皮质激素软膏的用量，减少复发；⑤瘙痒严重到影响新生儿睡眠时，可遵医嘱给予口服抗组胺药物以改善睡眠。

（4）湿疹急性期应暂缓预防接种。

（五）预防

（1）避免接触花粉、尘螨、化纤等易致过敏的物品，衣着应以全棉为宜，宽大、柔软、清洁，尿布应勤换洗。

（2）避免环境过湿、过热。

（3）尽量母乳喂养，添加辅食时应由少到多，使新生儿慢慢适应，也便于观察是何种食物引起过敏。

（4）婴幼儿应多食用清淡、易消化、含有丰富维生素和矿物质的食物，如菜汁、胡萝卜水、鲜果汁、西红柿汁、菜泥、果泥等，以调节生理功能，减轻皮肤过敏反应；应避免或减少进食鱼、虾或蟹等海味品和刺激性较强的食物。

（5）适当多摄入植物油。新生儿身体内的必需脂肪酸含量通常较低，因此可在喂养中适当多用植物油，少吃动物油以免使湿疹加重，不利于治疗。

（6）母亲饮食多选用清热利湿的食物，如绿豆、赤豆、苋菜、荠菜、马齿苋、冬瓜、黄瓜、莴笋等，少食鱼、虾、牛羊肉和刺激性食物。

八、鹅口疮

（一）病因

新生儿鹅口疮是由白色念珠菌引起的口腔黏膜感染。产道感染或乳头不洁、乳具污染为常见传染途径，菌群紊乱的患儿也可发病。

（二）症状

口腔黏膜覆盖着白色乳凝块样片状物，强行剥离后局部黏膜可有渗血。

（三）护理

患儿可用医用消毒棉签蘸 2% 碳酸氢钠溶液清洁口腔，涂 1% 甲紫或制霉菌素鱼肝油混悬溶液。棉签以不滴水为度，以免消毒液过多滴入小儿气管或误吞入食管引起刺激和中毒。

（四）预防

（1）喂乳前产妇清洗消毒双手，用温水清洁乳头。

（2）勿用纱布擦拭新生儿口腔。

（3）防止家庭成员中有皮肤癣病者直接接触新生儿及其用具，以免传染。

（4）新生儿的奶具须煮沸 10min 消毒或微波炉微波杀菌后使用。

九、脓疱疮

（一）定义

脓疱疮俗称黄水疮，是由化脓球菌（尤其以金黄色葡萄球菌）感染引起的一种小儿最常见的化脓性、接触传染的皮肤病，尤其在早产儿或营养不良的新生儿中最多见。炎热潮湿季节发病率高，发病常见于出生后 4 ~ 10 天。

（二）病因

（1）新生儿皮肤娇嫩易破损，防御功能不健全和对细菌抵抗能力弱是发病的重要因素。

（2）新生儿皮肤皱褶的地方容易潮湿积垢，为细菌繁殖提供方便。

（3）新生儿穿的衣服、衣领及纽扣过厚硬，会擦损皮肤；或用存放已久、未消毒的衣物、污染的尿布。

（4）新生儿与鼻咽部携带有致病金黄色葡萄球菌的产妇、母婴护理人员接触。

（三）症状

常发生于手臂、下肢、尿布区及皮肤皱褶部位的脓疱，高出皮肤表面，周围微红。脓疱壁薄，极易破溃，破溃后露出红而湿润的疮面，并有脓疱液流出。脓疱液初期为清亮液，后期迅速变为黄色混浊液向周围蔓延并结痂。轻症者脓疱局限于小区域而不再发出新疮，无全身症状；重者新的脓疱不断出现，可有严重的中毒症状及体征，甚至并发败血症、脑膜炎。

（四）护理

（1）每天沐浴后拭干皮肤，用 75% 酒精消毒脓疱疮周围皮肤，待干后用消毒的细针或无菌注射器将脓疱的下缘轻轻刺破，再用消毒棉签将脓疱液吸干，涂上 2% 新雷夫软膏，有收敛干燥和抑菌的作用，可防止感染面扩大。对脓疱周围的皮肤用 75% 酒精擦拭保持清洁，每天勤换衣物。如果脓疱疮较多，应去医院及时诊治。

（2）及时采取消毒隔离措施。患儿的衣服、毛巾每天煮沸消毒不少于 10min，置于阳光下暴晒；患儿枕席、床单应在日光下连续暴晒不少于 6h，每 2 小时要翻一次面；被污染的玩具应用稀释的含氯消毒液（如 0.5% 的 84 溶液）浸泡消毒不少于 30min，再用清水冲洗后晾干；患儿周围的家具应用稀释的含氯消毒液（如 0.5% 的含氯消毒溶液）擦拭，再用清水冲洗晾干。

（3）轻症一般做局部治疗，如用无菌棉签滚动法搽涂莫匹罗星软膏。若损害范围广泛或全身症状较重者并伴有发热（脓疱可能导致小儿肾炎），可全身使用敏感抗生素和抗组胺药（如氯雷他定糖浆）等，治疗无效时及时到医院就诊。

（五）预防措施

（1）不可给新生儿使用存放多年、没有经过清洁消毒处理的、较硬的旧衣服、床单做的包被和尿布。新生儿应着宽松的新棉布内衣，不可裸身直接包裹在包被里，以避免皮肤与皮肤紧贴，造成局部潮湿而导致细菌侵入引发感染。

（2）若新生儿娩出后体表胎脂过多过厚，应用棉球蘸液状石蜡将其轻轻擦去，特别是腋下、腹股沟等部位，以免脂类氧化成脂肪酸刺激皮肤。严禁强行擦除，以免损伤皮肤。

（3）注意皮肤卫生，夏季应给婴儿勤洗澡、勤换内衣、剪指甲。沐浴时应注意清洁婴儿腋下、颈部、肘窝、腹股沟等皮肤皱褶处，沐浴后注意要用柔软、棉质、吸水性强、不掉毛絮的优质小毛巾或浴巾及时拭干。

（4）天热时勿包裹过严、过紧，以免汗液多、潮湿而诱发脓疱疮，同时可避免新生儿闷热综合征。若发生痱子或瘙痒性皮肤病，应及时治疗，尽量避免细菌感染。

（5）禁止与鼻咽部感染的母婴护理员、产妇直接接触。无法避免时，感染者应戴多层口罩，护理新生儿前及时将手清洁消毒，及时服用抗生素治疗。

第八章 儿科常见病的护理

第一节 循环系统疾病患儿的护理

一、先天性心脏病患儿的护理

（一）护理评估

1. 健康史

了解母亲妊娠史，妊娠 2～3 个月内有无感染史，接触放射线和用药史；母亲是否患有代谢性疾病，家族中是否有先天性心脏病患者。了解发现患儿心脏病出现的时间，详细询问患儿有无青紫、青紫出现的时间及有无诱因；小儿生长发育的情况，有无喂养困难、声音嘶哑，反复呼吸道感染，活动后是否喜欢蹲踞、有无阵发性呼吸困难或突然昏厥发作史。

2. 评估身体状况

评估患儿生长发育的各项指标，皮肤黏膜有无青紫及其程度，有无杵状指（趾）。胸廓有无畸形，心前区是否有隆起，心前区是否有震颤。检查心率是否加快、心律整齐，心脏瓣膜各听诊区，心音性质和程度，特别注意肺动脉瓣区第二音是增强还是减弱，是否有分裂。检查患儿有无呼吸急促、鼻翼扇动，呼吸困难；以及肺部音、肝脏增大等心力衰竭的表现。了解 X 线、心电图、超声心动图、血液检查的结果和临床意义。

3. 心理社会状况

评估患儿是否因患先天性心脏病生长发育落后，不能正常活动、游戏、学习，而出现抑郁、焦虑、自卑、恐惧等心理。评估患儿及家长的心理状态及对疾病的病因、性质、护理知识的认知程度。了解家长是否因本病的检查和治疗比较复杂、风险较大、预后难于预测、费用高而出现焦虑和恐惧等。

4. 评估患儿生活自理能力程度

（二）护理问题

心排血量减少与心肌收缩无力有关。

活动无耐力与氧供失调有关。

营养失调低于机体需要量，与喂养困难有关。

生长发育改变与体循环血量减少或组织缺氧有关。

有感染的危险与抵抗力低下有关。

潜在并发症心力衰竭、感染性心内膜炎、脑血栓。

（三）护理目标

保持充足的心输出量。

患儿活动耐力增加，能进行日常活动。

患儿获得充足的营养，满足生长发育的需要。

患儿不发生感染。

患儿不发生并发症或发生时能被及时发现，得到及时适当的处理。

（四）护理措施

1. 休息

休息是恢复心脏动能的重要条件。因休息可使组织耗氧量减少，使心率减慢，心脏负荷变小，心收缩力增强，射血增多，临床表现有所缓解。

（1）先天性心脏病学龄前患儿，医疗、护理依从性差，易出现烦躁、哭闹，使病情加重，此时须遵医嘱给镇静剂，避免哭闹，减轻心脏负荷，避免病情恶化。

（2）先天性心脏病学龄儿童，能部分服从护理计划，自我控制能力差，活动量大，护理人员须对患儿进行耐心讲解疾病知识，认识到休息的重要性，自觉地遵守作息时间。

（3）先天性心脏病青少年患儿，对疾病有部分了解，思想负担重，护理人员须做认真细致的思想工作，使患儿树立战胜疾病的信心，积极配合医疗、护理。

（4）对心功能不全的重症患儿，如出现呼吸困难、心率加快、烦躁不安、肝大、水肿等症状，须立即报告医师，遵医嘱给镇静剂，须绝对卧床休息、密切观察尿量、严格记录出入量。

2. 病室环境设置及要求

（1）室内温度适宜，20 ~ 22℃，湿度55% ~ 60%，空气新鲜，环境安静。

（2）根据患儿病情程度，室内备有抢救设备，如急救车、吸痰器、吸氧设备、心电监护仪等。

（3）半坐位或坐位，使回心血量减少，减轻心脏负荷，保持床单平整、干净、舒适，利于身心放松。

3. 注意观察病情，防止并发症发生

观察患儿情绪、精神、面色、呼吸、脉率、脉律、血压等。患儿突然烦躁、哭闹、呼吸加快、拒奶、听诊或数脉发现心律不齐、期前收缩、心率加快，立即报告医师，遵医嘱对症处理，详细记录病情变化。

4. 预防并发症

（1）注意观察，防止法洛四联症患儿因活动、哭闹、便秘引起缺氧发作，一旦发生应将小儿置于膝胸卧位，给予吸氧，与医生联系并给予吗啡及普萘洛尔抢救治疗。

（2）法洛四联症患儿血液黏稠度高，发热、出汗、吐泻时，体液量减少，加重血液浓缩易形成血栓，因此要注意供给充足液体，必要时可静脉输液。

（3）观察有无心率加快、呼吸困难、端坐呼吸、吐泡沫样痰、浮肿、肝大等心力衰竭的表现，如出现上述表现，立即置患儿于半卧位，给予吸氧，及时与医生取得联系并按心衰护理。

5. 饮食护理

心功能不全的患儿需准确记录出入量，饮食应是高蛋白、高维生素、清淡易消化的食物，对喂养困难的小儿要耐心喂养，以少量多餐为宜。注意控制水及钠盐摄入，入量学龄儿按 60 ~ 70mL/d，婴幼儿按 70 ~ 80mL/d，盐量 0.5 ~ 1g/d。每日保证热量摄入。

6. 对症护理

（1）呼吸困难的护理：呼吸频率加快，青紫明显或出现三凹征时，让患儿卧床休息，抬高床头，呈半坐位或坐位，低流量氧气吸入，烦躁者遵医嘱给镇静剂。

（2）水肿：给无盐或少盐易消化饮食。尿少者，遵医嘱给利尿剂。每周测量体重2次，严重水肿者，每日测体重1次。

（3）皮肤护理：定时翻身，预防褥疮的发生；如皮肤有破损应及时处理。

（4）咳嗽的护理：抬高床头，备好吸痰器，必要时协助患儿排痰；详细记录痰量、性质，应送痰培养检查，咳嗽剧烈的，应遵医嘱给止咳药物；严重肺水肿，痰稠不易咳出，应用超声雾化稀释痰液，协助痰液排出，保持呼吸道通畅；病情发生变化，立即配合医师抢救。

（5）注意排便通畅。防止便秘，多食含纤维素丰富的食物。患儿3天无大便，应立即报告医师处理，遵医嘱给缓泻剂，防止发生意外。

7. 药物治疗护理

服用洋地黄药物后，应观察药物的作用，如呼吸平稳、心音有力、脉搏搏动增强。观察洋地黄毒性反应，如胃肠道、神经、心血管反应。服用利尿剂，注意观察患儿的尿量的变化。

8. 预防感染

注意天气变化，及时加减衣服，避免受凉引起呼吸系统感染。

9. 健康教育

指导家长掌握先天性心脏病患儿的日常护理，建立合理的生活习惯，合理用药，预防感染和其他并发症。

（五）服用洋地黄药物的护理要点

服用洋地黄药物前数脉搏 1 分钟，儿童低于 60 次 / 分钟结性心动过速时须停药，婴儿低于 90 次 / 分应停药。并通知医生。

口服洋地黄药物时，剂量一定要准确，如为地高辛水剂药物，可用 1mL 针管抽取后，直接口服。应避免与其他药物同时服用，如服用维生素 C 药物时，应间隔 30 分钟以上，以免影响洋地黄药物的疗效。

应用利尿药物时，应熟悉利尿药物的药理作用，注意水、电解质的平衡，防止低钾引起药物的毒性作用。

用药后，应观察药物的作用，如心音有力，脉搏减慢，脉搏搏动增强，呼吸平稳，口唇、指甲发绀好转等。

观察中毒反应，应注意观察以下几项指标的变化：

（1）胃肠道反应：食欲不振、恶心、呕吐、腹泻。

（2）神经反应：头晕、嗜睡、黄视、复视。

（3）心血管反应：房室传导阻滞、房性及室性早搏、室速、室颤等心律失常。

二、病毒性心肌炎患儿的护理

（一）概述

心肌炎是指因感染或其他原因引起的局灶性或弥漫性的心肌间质炎性渗出的心肌纤维的变性或坏死，导致不同程度的心功能障碍和周身症状性的疾病。此病是小儿时期较常见的心脏病之一。能引起心肌炎的病原有很多种，主要是病毒，现已知病毒有 20 余种，常见的有柯萨奇病毒、脊髓灰质炎病毒、流感病毒、EB 病毒、腺病毒、传染性单核细胞增多症病毒等。

本病的发病机理尚不完全清楚。随着分子病毒学、分子免疫学的发展，揭示病毒性心肌炎的发病机制涉及病毒对感染的心肌细胞直接损害和病毒破坏人体自身免疫反应而引起心肌损害。

（二）护理评估

1. 健康史

患儿出现心脏症状前两三周内有上呼吸道感染或其他病毒疾患史。

2. 分期

（1）急性期：病程6个月以内，病毒性心肌炎分型。

（2）恢复期：急性期经积极治疗，以及足够的休息，临床表现和实验室检查逐渐好转，而进入临床恢复期，但此时尚未痊愈，病程多在半年以上。

（3）迁延期：急性期过后，临床症状反复出现，心电图和X线改变迁延不愈，病程多在1年以上。

（4）慢性期：进行性心脏增大，病程长达1年以上。患本病后机体抵抗力降低，易患呼吸道感染而致心肌炎复发，甚至心力衰竭。有的还可逐渐演变成心肌病。

3. 治疗要点

（1）休息：一般应休息至症状消除后3～4周，心脏扩大者，休息应不少于6个月。在恢复期应限制活动至少3个月。

（2）保护心肌药物

大量维生素C治疗：维生素C是一种较强的抗氧化剂，有清除自由基的作用，从而保护心肌，改善心肌功能。开始时需大剂量维生素C，加入葡萄糖液静脉点滴，每日一次，疗程为3～4周。

1,6-二磷酸果糖（FDP）：可改善心肌细胞代谢，增加心肌能量，并可抑制中性粒细胞自由基生成，疗程1～3周。

能气朗：又名泛醌（辅酶Q10）。对受病毒感染的心肌有保护作用，持续应用2～3个月。

芪冬颐心口服液：主要成分有黄芪、麦冬、金银花、龟板等。本药对柯萨奇病毒有明显的抑制作用，能增强心肌收缩力和改善心肌供血。

（三）护理问题

活动无耐力与氧供失调有关。
胸闷与心肌炎有关。
潜在的并发症为心律失常。

（四）护理目标

活动耐力增加，或活动时，不出现缺氧表现。

患儿主诉不舒适感程度、次数减少。

密切观察病情变化，及时发现致死性心律失常。

（五）护理措施

卧床休息至热退后 3 ~ 4 周，病情基本稳定后，逐渐增加活动量，但休息不得少于 6 个月。有心脏扩大的患儿者，卧床休息半年以上。

给以高热量、高蛋白、高维生素、清淡易消化营养丰富的饮食，少量多餐，多食新鲜蔬菜及水果（含维生素 C），但不要暴饮暴食，以免胃肠道负担过重，机体抵抗力下降，易外感风寒，引发疾病。

遵医嘱给以营养心肌药物，向患儿及家长讲明药物治疗的重要性，嘱患儿按时服药，坚持服药，不能因自觉症状好转，认为疾病痊愈而放松治疗，使疾病复发。

保持大小便通畅，防止便秘发生。

保持情绪稳定，避免情绪紧张及激动，调动机体的免疫系统，发挥自身的抗病能力，使疾病得以恢复。

保护性隔离，应积极预防各种感染，避免去人多的公共场所，防止各种感染的发生。出院后，1 个月、3 个月、6 个月、1 年到医院检查。

三、血管迷走性晕厥患儿的护理

（一）概述

血管迷走性晕厥（VVS）是儿童晕厥中最常见的病因，约占所有晕厥患儿的 80%。主要是指患儿在站立时，由于过多的血液淤积在下肢和腹腔中，导致回心血量的减少，从而激发了 Bezold & Jarish 反射，导致心脏抑制，血压下降，脑血流减少而发生晕厥。

（二）护理评估

1. 临床常见

年长儿，平均年龄在 12 岁左右。女性多于男性，比例为 2：1 ~ 3：1，病程长短不一，从 1 天到几年。晕厥发生次数，一次到几十次不等，晕厥持续时间一般较短，约 5min，其诱发因素常见持久的站立、闷热环境及情绪紧张等，而且大部分患儿在晕厥前有晕厥先兆，主要包括头晕、面色苍白、视物模糊或眼前发黑、恶心、多汗，少见者包括胸闷、心悸、头痛、呕吐、耳鸣、腹痛等。

2. 实验室检查

倾斜实验：停用血管活性药物至少 5 个半衰期，患儿要求至少禁食 3h。让患儿倾斜站立 45min，倾斜角度为 60° ~ 80° 。

3. 药物治疗

（1）β_2 受体阻滞剂：能减少对心脏压力感受器刺激，阻止循环中高水平的儿茶酚胺。

（2）氟氢可的松：盐皮质激素能促进肾脏对钠的重吸收而增加血容量，影响压力感受器敏感性，增加血管对缩血管物质的反应，减轻迷走神经活性，发挥对 VVS 治疗作用。

（3）α_2 受体激动剂：通过增加外周血管阻力与减少静脉血容量发挥作用。米多君是该类的代表药物。

（4）5- 羟色胺再摄取抑制剂：5- 羟色胺能导致迷走神经介导的心动过缓和血压下降。抑制剂主要有帕罗西汀和舍曲林。

一般不主张使用起搏器治疗 VVS，除非反复发作心脏停搏，停搏时间渐延长。患儿起搏器主要适用于心脏抑制性占优势的晕厥患者。

（三）护理问题

1. 潜在的并发症

晕厥与一过性脑缺血缺氧有关。

2. 知识缺乏

与晕厥有关的预防知识。

（四）护理目标

掌握晕厥先兆的症状，以及预防措施，防止晕厥发生。

了解和掌握日常训练方法，减少或不发生晕厥。

（五）护理措施

晕厥发生时，立即采取平卧位，头偏向一侧，给予盐水或糖水口服至症状缓解。

教育患儿及家长认识血管迷走性晕厥是一种自限性的良性病症，通过训练和药物治疗，可以达到痊愈。

避免长时间站立，减少在湿度、温度较大的房间中逗留时间，洗澡时，保持室内空气流通，水的温度不易过高等。如有晕厥先兆出现时，应迅速采取平卧位，也可取坐位或蹲位，以减少血液在肢体远端和腹部聚集，增加回心血量和外周血管阻力，增加心排出量，提升血压，增加脑灌注。

日常训练。脚离墙壁 15cm，将头靠在墙壁上站立，每日 2 次，每天进行 40 分钟以上的训练。

让患儿或家长每天用干毛巾搓患儿的上肢和下肢的内侧，每天至少一次，每次至少 15min，目的是刺激神经，促进神经调节功能的恢复。下部身体的锻炼，尤其是等容收缩训练可增加肌肉泵的作用及提高下肢静脉的张力，双腿交叉使大腿和腹部肌肉紧张也可有效预防晕厥发作。

饮食护理。给予足够的盐水和液体可以增加机体血容量，尤其晨起饮用 250mL 盐水，在晕厥先兆发生时，发挥"抵抗重力"的作用，能够有效预防晕厥的进一步发生。在饮食上要比普通儿童多摄入一些含钠食物，如多食用馒头、面条等，菜中多放点盐，防止晕厥发生。

（六）进展

儿童直立不耐受是指因直立而发生的一系列症状，平卧后症状可以缓解。直立不耐受主要包括血管迷走性晕厥、体位性心动过速综合征和自主神经功能障碍等，是非器质疾病。近年来，患直立不耐受的儿童逐渐增多，可通过教育手段缓解和预防疾病的症状，但现在没有固定护理模式，有待探讨与研究。

第二节　泌尿系统疾病患儿的护理

一、小儿泌尿系统解剖生理特点

（一）解剖特点

1. 肾脏

小儿年龄越小，肾脏相对越大。由于婴儿肝脏位置较低，故右肾位置略低于左肾，2 岁以内正常小儿腹部触诊时，常可扪及右肾。婴儿肾脏表面呈分叶状，2～4 岁时分叶消失。

2. 输尿管

婴幼儿输尿管长而弯曲，管壁肌肉及弹力纤维发育不良，容易受压及扭曲而导致梗阻，易发生尿潴留而诱发感染。

3. 膀胱

婴幼儿膀胱位置较高，其底部在尿液充盈时，易在腹腔扪及；随着年龄的增长，膀胱逐渐降入骨盆内。

4. 尿道

新生儿女婴尿道仅长 1 cm（性成熟期 3 ~ 5 cm），外口暴露且接近肛门，易受粪便污染，故上行性感染比男婴多。男婴尿道虽长，但常有包茎，积垢时也可引起上行性细菌感染。

（二）生理特点

1. 肾功能

婴儿肾脏发育尚未成熟，调节能力较弱，并且年龄越小，肾小球滤过率越低，尿浓缩能力也差，所以体内的过量水分和溶质不能及时有效排出，容易发生水钠潴留。一般到 1 ~ 1.5 岁时达成人水平。

2. 排尿次数及尿量

约 93% 的新生儿在出生后 24 小时内，99% 在出生后 48 小时内开始排尿。儿童每日尿量个体差异大。

3. 排尿控制

小儿一般到 3 岁左右已能控制排尿。

4. 尿液特点

（1）尿色和酸碱度：正常婴幼儿尿液淡黄透明，但在寒冷季节放置后可出现乳白色沉淀，此为盐类结晶而使尿液变混浊。出生后前几天尿液色较深，稍混浊，放置后有红褐色沉淀，为尿酸盐结晶。

（2）尿蛋白：正常小儿尿蛋白定性试验阴性，定量不超过每日 100 mg/m^2。

（3）尿细胞和管型：正常新鲜尿液离心后沉渣镜检，红细胞少于 3 个 /HP，白细胞少于 5 个 /HP，管型一般不出现，12 小时尿细胞计数（Addis 计数）正常为：蛋白含量低于 50 mg，红细胞低于 50 万，白细胞低于 100 万，管型低于 5000 个。

（4）尿渗透压和尿比重：新生儿尿渗透压平均为 240 mmol/L，尿比重范围为 1.006 ~ 1.008，1 岁后接近成人水平。

二、急性肾小球肾炎

急性肾小球肾炎（Actlte Glomeru Lonephritis，AGL）简称急性肾炎，是一组不同病因所致的感染后免疫反应性疾病。多见于 5 ~ 10 岁小儿，男孩多于女孩。主要表现为水肿、少尿、血尿、高血压。

（一）病因与发病机制

本病为免疫复合物性疾病，是由 A 组溶血性链球菌中致肾炎菌株引起的上呼吸道或皮肤感染后的一种免疫反应。致肾炎链球菌作为抗原刺激机体产生相应抗体，抗原、抗体形成循环免疫复合物沉积于肾小球基底膜上；抗原也可以"植入"毛细血管壁，再与抗体形成免疫复合物，在局部激活补体系统，引起一系列免疫反应和免疫损伤。炎症反应使得肾小球毛细血管管腔变窄，甚至闭塞，导致肾小球血流量减少，肾小球滤过率减少，水钠潴留、细胞外液、血容量增多，临床出现水肿、少尿、高血压，严重者出现急性循环充血、急性肾功能衰竭、高血压脑病等症状；又因免疫损伤使肾小球基膜断裂，血液成分渗漏到肾小球囊内，临床上出现血尿、蛋白尿、管型尿。另外，免疫反应激活补体系统产生过敏毒素，使全身毛细血管通透性增加，血浆蛋白渗出到组织间液，故水肿多呈非凹陷性。

（二）临床表现

急性肾小球肾炎多发生于儿童及青少年，以 5 ~ 10 岁多见，男性略多。起病前 1 ~ 3 周前有链球菌感染病史，以上呼吸道感染（化脓性扁桃体炎、咽炎）和皮肤脓疱疮多见。

急性肾炎临床表现各个病例轻重悬殊，轻者甚至无临床症状，仅于尿检时发现异常；重者在病期两周以内可出现循环充血、高血压脑病、急性肾功能衰竭而危及生命。

1. 一般病例（典型表现）

（1）水肿、尿少：70% 患儿有轻、中度水肿，初为晨起眼睑、面部水肿，渐波及全身，为非凹陷性；同时出现尿少，随着尿量增多，浮肿逐渐消退。

（2）血尿：起病时几乎均有血尿，其中肉眼血尿占 30% ~ 50%，呈洗肉水样（中性或弱碱性尿）或浓茶色（酸性尿），轻者仅镜下血尿。肉眼血尿多在 1 ~ 2 周消失，少数持续 3 ~ 4 周，而镜下血尿一般持续数月，运动后或并发感染时血尿可暂时加剧。

（3）高血压：30% ~ 70% 的患儿有高血压，多为轻、中度，16.0 ~ 20.0 kPa/10.7 ~ 14.6 kPa（120 ~ 150/80 ~ 110 mmHg），大多在第 2 周后随尿量增多而降至正常。

2. 严重病例（并发症）

少数病例在起病两周内，尤其是 1 周内可出现下列严重的临床表现，应及时发现和处理。

（1）严重循环系统充血：由于水钠潴留，血浆容量增加而出现循环系统充血。轻者仅有轻度呼吸加快、肝大。严重者表现明显，气急、端坐呼吸、频咳、咳泡沫痰甚至带粉红色。心率加快，有时呈奔马律，肝脏肿大。危重病例可因急性肺水肿于数小时内死亡。

（2）高血压脑病：血压急剧增高，使脑血管痉挛或脑血管高度充血或扩张而致高血压脑病。血压往往达 20.0 ~ 21.3 kPa/13.3 ~ 14.6 kPa（150 ~ 160/100 ~ 110 mmHg）。表现为头痛、呕吐、一过性视力障碍，并可突然发生惊厥及昏迷。若能及时控制高血压，高血压脑病的症状可迅速消失。

（3）急性肾功能不全：严重少尿或无尿患儿可出现暂时性氮质血症、电解质紊乱（高钾血症）和代谢性酸中毒。一般持续 3 ~ 5 天后随着尿量增加，肾功能逐渐恢复正常。若持续数周仍不恢复，则预后严重。

（三）辅助检查

1. 尿液检查

尿蛋白为 + ~ +++，镜下除见大量红细胞外，可见透明、颗粒或红细胞管型。

2. 血液检查

血沉加快，抗链球菌溶血素"O"多数升高；早期血清补体下降（多于病后 6 ~ 8 周恢复正常）；血浆尿素氮、肌酐有时升高。

（四）治疗要点

本病为自限性疾病，无特异疗法。主要是对症处理，加强护理，注意观察严重症状的出现并及时治疗护理。

1. 控制链球菌感染和清除病灶

一般应用青霉素肌注 7 ~ 10 天。

2. 对症治疗

（1）利尿：有明显水肿、少尿或有高血压及全身循环充血者，应用利尿剂，可选用氢氯噻嗪（双氢氯噻嗪）或呋塞米（速尿）口服，重症要用呋塞米肌注或静脉注射。

应用上述利尿剂应重点观察水电解质紊乱的症状，常见有低血容量、低钾血症、低钠血症等。静脉注射呋塞米剂量过大可出现一过性耳聋。另注意给药时间，避免高峰利尿期在夜间影响患儿睡眠休息。

（2）降压：经休息、限盐、利尿而血压仍高者，给予降压药。

硝苯地平：开始剂量为 0.25 mg/（kg·d），最大剂量为 1 mg/（kg·d），分 3 次口服。

利舍平：首剂 0.07 mg/kg，口服或肌内注射，继之 0.02 ~ 0.03 mg/（kg·d），分次口服，

最大量不超过 1.5 mg/ 次。应用降压药后应定时测量血压，检查降压效果并观察有无副作用，如应用利舍平可有鼻塞、面红、嗜睡等副作用。还要避免用药后患儿突然起立，以免引起直立性低血压。

（3）高血压脑病：①降压，选择降压效力强而迅速的药物，如硝普钠；②止痉，选用水合氯醛、苯巴比妥或地西泮（安定）；③必要时可用脱水剂或速效利尿剂。

（4）严重循环充血的治疗：首先是严格限制水、钠入量，尽快降压、利尿，可给予呋塞米静脉注射。必要时可辅以去乙酰毛花苷丙（西地兰），剂量宜偏小，症状好转后及时停药，注意毒性反应。

（五）常见护理诊断与评估

1. 体液过多

与肾小球滤过率下降、水钠潴留有关。

评估患儿是否有水肿，了解水肿的开始时间、发生部位、持续时间、发展顺序及程度；测量体重，检查水肿的部位、性质和程度，指压后有无凹陷；记录评估 24 小时的尿量和液体的出入量。

2. 活动无耐力

与水肿、高血压有关。

评估有无全身不适、乏力、食欲缺乏、心悸、气短、血压升高等全身症状。

3. 潜在并发症

严重循环充血、高血压脑病、急性肾功衰竭。并发症通常发生在起病的前两周（尤其是一周内），所以要密切观察以下相应的表现。一旦发生，立即向医生汇报，采取紧急措施，配合医生治疗。

（1）严重循环充血：对水肿、尿少明显、血压升高患儿，要注意评估有无心率加快、奔马律、气促、不能平卧、肝脏增大等循环充血表现。

（2）高血压脑病：对血压增高明显患儿，要注意评估患儿有无头痛、呕吐、一过性视力障碍或惊厥及昏迷等高血压脑病的表现。

（3）急性肾功能衰竭：对严重少尿或无尿患儿，注意评估肾功能的化验及电解质（有无高血钾）检查的数值。观察有无恶心、呕吐、乏力、嗜睡、惊厥、昏迷等氮质血症的表现；有无厌食、恶心、呕吐、呼吸深大、口唇樱红色等代谢性酸中毒表现。如尿量持续减少，出现以上症状时，要警惕急性肾衰竭。

4. 知识缺乏

患儿家长缺乏急性肾炎的护理和预防基本知识。

了解和评估患儿家长对本病的发生、治疗、预后、护理等基本知识，使其能配合治疗和护理。

(六) 护理目标

（1）患儿在 1 ~ 2 周尿量增多，水肿减轻或消退。

（2）患儿血压在 1 ~ 2 周内得到控制，食欲增强，进食量增加。

（3）患儿住院期间不发生严重循环系统充血、高血压脑病、急性肾功能衰竭或发生时能及时发现。

（4）患儿及家长理解休息及饮食调整的重要性，配合治疗及护理，对康复有信心。

(七) 护理措施

1. 休息

通过休息能增加肾脏的血流量，从而提高肾小球的滤过率，减少水钠潴留；可以减轻心脏负担，增加心排血量；休息还可使代谢率降低，代谢产物减少，从而减轻肾脏负担，预防并发症的发生。故起病两周内应绝对卧床休息；待水肿消退、血压降至正常、肉眼血尿消失，可下床轻微活动；红细胞沉降率（血沉）恢复正常可上学，但仍须避免体育活动；Addis 计数正常后方恢复正常生活。

2. 饮食管理

（1）限制钠、水的摄入。

急性期 1 ~ 2 周内，由于肾小球滤过率下降，水钠潴留，使循环血量增多，出现水肿、少尿，为了减轻水肿，减轻循环充血和肾脏的负荷，每日食盐量以 1 ~ 2 g 为宜。水分供给，一般以不显性失水加尿量计算。水肿消退后每日给 3 ~ 5g 钠盐。

（2）食物要求。

给予高糖、高维生素、适量蛋白和脂肪、易消化的饮食，少量多餐以减轻水肿的胃肠道负担。有氮质血症时应限制蛋白质摄入量，每日 0.5 g/kg；待尿量增加，水肿消退，血压正常后，可恢复正常饮食，保证儿童生长发育的需要。低盐或无盐饮食阶段，患儿常食欲缺乏，为增进食欲，可调换饮食口味，可用糖醋等调料代替食盐。急性期 1 ~ 2 周内，停止进食香蕉、橘子等含钾高的食物，预防高钾血症；要保证足够热量摄入，防止蛋白质分解引起的氮质血症。

3. 病情观察，防治并发症

（1）病情观察。

观察尿量、尿色，准确记录 24 小时液体出入量，应用利尿剂时每日测体重，动态了解水肿消失情况。

（2）防治并发症。

严重循环充血：急性肾炎患儿在病初 1 ~ 2 周内出现突然烦躁不安、不能平卧、呼吸困难、咳粉红色泡沫痰、心率加快、肝脏在短时间内急剧增大、颈静脉怒张时，提示严重循环充血。护士应立即让患儿半卧位、吸氧，并迅速报告医生，应按医嘱给予快速利尿剂，如呋塞米。

高血压脑病：如出现血压突然升高、剧烈头痛、恶心、呕吐、复视或一过性失明、抽搐、昏迷等，提示高血压脑病，应遵医嘱使用速效、高效降压药，首选硝普钠，使用硝普钠时护士配药时要精确抽取剂量，用输液泵准确控制浓度和滴速；用药期间监测血压，随时调节药液滴速，以防发生低血压；为防止药物遇光分解，静脉滴注硝普钠时应使用避光输液器。有惊厥时及时使用止惊药。

急性肾衰竭：强调记录 24 小时出入液量，严格量出为入，并特别注意高钾血症、低钠血症及水潴留，积极做好准备透析的各项工作。

4. 健康教育

（1）预防感染。

向患儿及家属宣教本病是急性链球菌感染后免疫性疾病，无特异疗法，主要是休息及对症治疗。防治感染是预防本病的关键，一旦发生上呼吸道或皮肤感染，应及早应用青霉素（或红霉素）。A 组溶血性链球菌感染后 1 ~ 3 周内应随时检查尿常规，及时发现和治疗本病。

（2）休息。

向患儿及家属宣教限制活动是控制病情进展的重要措施，尤以前两周最关键。解释本病的病程较长，自始至终要适当限制活动，从卧床休息至下床活动、逐渐增加活动量、恢复上学和恢复正常活动的标准，增强他们战胜疾病的信心。

（3）饮食。

向患儿及家属宣教控制饮食的重要性，讲明低盐饮食虽然造成食欲下降，但可及早控制病情，希望他们自觉配合治疗及护理。

（4）随访。

向患儿及家属宣教出院后 1 ~ 2 月仍须适当限制活动，定期查尿常规，随访时间一般为半年。

（八）护理评价

（1）患儿水肿是否减轻或消退。

（2）患儿食欲是否增强，摄入量是否达到需要量。

（3）患儿是否合并严重循环充血、高血压脑病、急性肾衰竭等并发症。

（4）患儿及家长能否理解饮食调整的重要性。

三、肾病综合征

肾病综合征（Nephrotic Syndrome，NS）简称肾病，是多种病因所致。肾小球基底膜通透性增高，从而使大量血浆蛋白由尿中丢失而导致的一种综合征。临床具有四大特点：大量蛋白尿、低蛋白血症、高胆固醇血症、不同程度的水肿。临床上按病因可分为原发性、继发性和先天性三大类。原发性肾病占90%以上。原发性肾病按其临床表现又分为单纯性和肾炎性肾病两型，以单纯性肾病多见。继发性肾病是指在诊断明确的原发病基础上出现肾病表现，如继发性过敏性紫癜、系统性红斑狼疮等。先天性肾病为常染色体隐性遗传病，多于新生儿或生后3个月内起病，病情严重，多致死亡。

（一）病因

病因尚不十分清楚。单纯性肾病的发病可能与细胞免疫功能紊乱有关。肾炎性肾病患者的肾病变中常可发现免疫球蛋白和补体成分沉积，提示与免疫病理损伤有关。先天性肾病与遗传有关。

（二）临床表现

1. 单纯性肾病

发病年龄多为 2 ~ 7 岁，男女之比为 2：1。

（1）水肿：全身有凹性水肿，以颜面、下肢、阴囊为明显，常有腹水，一般全身状况尚好，无高血压。

（2）尿改变：尿量减少，尿蛋白多为 +++ ~ ++++，定量高于 0.1 g/（kg·d），尿镜检偶有少量红细胞。

（3）血浆蛋白：总蛋白低于正常，白蛋白降低更为明显（低于 30 g/L），血清蛋白电泳示白蛋白比例减少，α 及 β 球蛋白比例增高，球蛋白降低。血胆固醇明显增高（高于 5.7 mmol/L），血清补体正常。

（4）肾功能：一般正常，浮肿期明显少尿时，可有暂时性轻度氮质血症。

2. 肾炎性肾病

发病年龄多在学龄期，蛋白尿、低蛋白血症、高胆固醇血症、水肿的基础上还有以下临床特点：

（1）发病年龄：多见于 7 岁以上儿童，水肿一般不严重。

（2）血压：可有不同程度升高，常有发作性或持续性高血压。

（3）血清：补体可降低，可有不同程度氮质血症。

3. 并发症

（1）感染：由于肾病患儿长期使用肾上腺皮质激素和免疫抑制剂，致免疫功能低下；蛋白质营养不良，使患儿常并发各种感染，如上呼吸道感染、皮肤感染、腹膜炎等。

（2）电解质紊乱：由于长期使用利尿剂、肾上腺皮质激素以及饮食限制等因素，患儿易发生低钠血症、低钾血症、低钙血症。其中，低钠血症较多见，表现为软弱无力、食欲减退、水肿加重，甚至休克。由于钙在血清中与蛋白结合，可随大量蛋白尿丢失，以及肾病时维生素 D 水平降低可致低血钙，发生手足搐搦。

（3）血栓形成：动、静脉血栓形成，以肾静脉血栓常见，临床表现有腰腹部剧痛、血尿等。

（三）辅助检查

1. 尿液检查

了解蛋白尿的程度。单纯性肾病患儿，尿蛋白定性多呈 +++ ~ ++++，定量高于 0.05 ~ 0.1 g/（kg·d）；还要注意尿沉渣镜检有无红细胞。

2. 血液检查

重点监测人血白蛋白是否减少、有无高脂血症、反映血凝指标有无异常、血沉是否加快。

（四）治疗要点

1. 肾上腺皮质激素疗法

本病首选肾上腺皮质激素治疗，常用泼尼松，根据疾病的类型、患儿对泼尼松的反应等，分别采用短疗程（8 周）、中疗程（4 ~ 6 个月）、长疗程（9 ~ 12 个月）疗法。短疗程用于初治的单纯性肾病，中、长疗程用于复治的、多复发的单纯性肾病或肾炎性肾病。

2. 免疫抑制剂

常用于对激素耐药、依赖或频繁复发、激素治疗有严重不良反应的病例。泼尼松可与免疫抑制剂联合治疗，常用的有长春新碱、雷公藤总甙、环磷酰胺、硫鸟嘌呤、环孢霉素 A 等。

3. 利尿药

一般对激素治疗敏感的病例，用药 7 ～ 10 天后可出现利尿，不必使用利尿剂。严重水肿时可选用利尿药，通常选用呋塞米（速尿）静脉给药，最好先输低分子右旋糖酐，常可产生良好的利尿效果。

（五）常见护理诊断与评估

1. 体液过多

与低蛋白血症及水钠潴留有关。

评估患儿水肿的部位、性质和程度；尤其要评估有无胸腔积液、腹水，有无阴囊水肿，甚至有无体液渗出；指压后有无凹陷；测量体重、检查记录评估 24 小时的尿量和液体的出入量。

2. 营养失调：低于机体需要量

与大量蛋白尿、摄入量减少及肠道吸收障碍有关。

评估患儿尿中有无泡沫；观察患儿 24 小时尿蛋白定量（是否高于 50 mg/kg）等数值；血浆总蛋白是否降低。

3. 有皮肤完整性受损的危险

与抵抗力低下、激素的应用及高度水肿有关。

评估患儿皮肤有无受压、破损情况。

4. 潜在并发症

感染、电解质紊乱、药物副作用。

评估患儿有无呼吸道感染、腹膜炎等临床表现；监测药物的不良反应和血生化（血钾、血钠、血钙）等数值的变化。

5. 焦虑

与病程长、病情反复、形象紊乱、学习中断等有关。

评估年长患儿有无长期应用糖皮质激素引起的满月脸、向心性肥胖、多毛等自身形象的改变而产生的自卑心理；评估患儿因长时间住院与同伴分离及学习的中断等而产生抑郁、焦虑等表现。

评估家长对本病知识、预后等了解程度。评估家长有无对患儿严重水肿、激素治疗造成的副作用、对将来健康影响等担忧所产生的焦虑情绪。

（六）护理目标

（1）患儿水肿减轻或消退。

（2）患儿能摄入足够的营养素。

（3）患儿住院期间保持皮肤完好、无损伤，或一旦发生能被及时发现，得到控制。

（4）患儿住院期间不发生感染、药物副作用、电解质紊乱或发生时能及时被发现。

（5）患儿焦虑程度减轻或消失，情绪稳定，配合接受治疗和护理。

（七）护理措施

1. 休息

严重水肿和高血压患者须卧床休息，以减轻心肾负担。有严重胸腔积液或腹水致呼吸困难时，应采取半卧位。对不能维持正常生活的小儿，护理人员应协助进食、洗漱及大小便等，使之增加舒适感。一般不必严格限制活动，每日可定时下床轻微活动，防止血栓的形成，根据病情适当安排文娱活动，使患儿精神愉快。

2. 饮食管理

（1）调整饮食。

①一般患儿不需要特别限制饮食，消化道黏膜水肿使消化能力减弱，应注意减轻胃肠道负担，给易消化的饮食，如优质蛋白（乳类、蛋、鱼、家禽等）、少量脂肪、足量糖类及高维生素饮食。

②大量蛋白尿期间蛋白摄入量不宜过多，一般控制在每日 2 g/kg 左右，尿蛋白消失后长期用糖皮质激素时，应多补充蛋白，以防出现负氮平衡。

③为减轻高脂血症，应少食动物性脂肪，以植物性脂肪或鱼油为宜。

④补充各种维生素和微量元素，如维生素 B、维生素 C、维生素 D、维生素 P 及叶酸、铜、铁、锌等。

⑤有明显水肿或高血压时短期限盐，待水肿消退、尿量正常后适当增加盐摄入，以免引起食欲减退及低钠血症。

（2）制定食谱。

因本病病程长，加之用药可出现多种副作用，为避免患儿食量下降，应制定可口食谱，保证足量营养的摄入，以满足小儿生长发育的需要。

（3）调整钠水入量。

重度水肿者适当限制钠水的摄入，一般不必过分限制，防止因过分限制造成电解质紊乱及食欲下降。

3. 皮肤护理

高度水肿使皮下血循环不良，加之营养失调及长期使用激素等，皮肤完整性易受损并继发感染，应采取以下护理措施：

（1）床铺：应清洁、干燥、平整无渣屑，衣服应宽松以避免擦伤或受压。

（2）保持皮肤清洁：及时更换内衣，勤更换体位。皮肤皱褶处每天擦洗1~2次，可上爽身粉并保持干燥，以预防感染。

（3）臀部和四肢水肿：可垫橡皮气垫或棉圈，骨隆凸部位（如外踝、足跟、肘部等）用棉垫垫起或用气垫床，预防受压后感染。

（4）阴囊水肿：可用丁字吊带将阴囊托起，局部保持干燥，有渗出者应垫上消毒敷料，如皮肤破损可碘附外用。

（5）严重水肿：尽量避免肌内注射药物，防止药物从注射部位外渗，引起局部潮湿、糜烂、感染等。

4. 病情观察，防治并发症

（1）观察浮肿。

严格记录24小时出入量；每日测腹围1次，了解腹水消失情况；每日测体重1次并记录，每周送检尿常规2~3次。

（2）防治并发症。

①感染：感染是肾病最常见的并发症，也是导致本症死亡的主要原因，尤其是接受皮质激素、免疫抑制剂治疗时。预防感染重点强调以下6点：

预防感染的意义：向患儿及家属解释预防感染的重要性，肾病患儿由于免疫力低下易继发感染，而感染又可导致病情加重或复发，严重感染甚至可危及患儿生命。

环境管理：肾病患儿与感染性疾病患儿应分室居住，病房每日进行紫外线消毒，减少探视人数。不带患儿去人群密集的公共场所，还要避免受凉。

口腔护理：每日用碳酸氢钠漱口2~3次。

护理操作：注意无菌操作，医务人员有感染者避免接触患儿，室内定期消毒。

疫苗接种：肾病患儿预防接种要避免使用活疫苗，在大量使用激素和免疫抑制剂时，可相应推迟接种时间，一般应在症状缓解半年后进行。

及时发现：监测体温、血象，寻找感染灶，发现感染时按医嘱给予适宜抗生素。

②观察药物疗效及副作用：护理人员应熟悉肾病常用药物，如利尿剂、肾上腺糖皮质激素、免疫抑制剂应用的适应证、药物剂量和主要副作用，以便正确执行医嘱，预防药物不良反应，为医生调整治疗方案提供可靠信息。

利尿剂：按医嘱应用利尿剂，但要注意大量利尿可出现低血容量性休克，还要注意有无电解质紊乱的发生。水肿严重者按医嘱静脉注射血浆或血浆代用品、无盐白蛋白，以补充血浆蛋白，增加血浆胶体渗透压，减轻水肿。值班护士应观察用药前后水肿及尿量的变化，监测水肿消长情况。

肾上腺糖皮质激素：初治病例一旦确诊后应尽早按医嘱选用肾上腺糖皮质激素。但长期超生理剂量使用可引起代谢紊乱，出现明显库欣综合征、肌肉萎缩、伤口愈合不良、高血糖、高血压、骨质疏松等，还可引起消化道出血、精神兴奋、生长停滞、易发生感染或诱发结核灶的活动。故应用激素时应注意 6 点：①严格按医嘱发药：保证服药，防止隐瞒不报，导致对疗效的错误判断。②注意观察激素副作用：如每日测血压 1～2 次，重者进行血压监护；控制电解质紊乱，防止低钾和低钠血症的发生；保护胃黏膜，如吃药前可食牛奶、面汤或软食，避免空腹吃药，不吃坚硬或有刺激的食物，必要时按医嘱加用抗酸药等，以防消化道出血；按医嘱及时补给钙剂，防止骨质疏松或手足搐搦；定期监测体温、血象，发现潜在感染灶等。

免疫抑制剂：使用免疫抑制剂（如环磷酰胺）时，可出现白细胞数下降、脱发、胃肠道反应及出血性膀胱炎等副作用。注意多饮水、监测血压和白细胞计数的变化，疗程不超过 12 周。

5. 心理护理

护理人员要关心体贴患儿，做好他们的生活护理并满足其生理需求。要鼓励患儿表达自己的感受，耐心讲解此病的表现、治疗的重要性和用药的基本常识。对担心自身形象改变而引起焦虑者，应告诉患儿向心性肥胖是暂时性的，会随着药量的减少而恢复，切记不要以患儿的形象改变开玩笑，消除患儿心理负担。

6. 健康教育

（1）向患儿及家长讲解激素治疗的重要性，出院后定期来医院随访、复查。按医嘱逐渐递减剂量，不可骤然停药。用药时间越长，递减速度就应越慢，以避免复发。

（2）使患儿和家长知道预防感染的重要性，并能采取有效措施避免感染，不去人群密集的地方。

（3）应嘱咐患儿及家长注意安全，避免奔跑、患儿之间打闹，以防摔伤、骨折。

（八）护理评价

（1）患儿水肿是否减轻或消退。

（2）患儿进食是否达到年龄需要量。

（3）患儿皮肤是否完整、无损。

（4）患儿是否出现感染、药物副作用、电解质紊乱等。

（5）患儿及家长能说出肾病综合征的护理及预防复发的要点。

第三节　血液系统疾病患儿的护理

一、小儿造血和血液特点

（一）小儿造血特点

1. 胚胎期造血。

（1）中胚叶造血期：从胚胎第 3 周起，在卵黄囊上形成许多血岛，其间的细胞分化为原始的血细胞，主要是原始红细胞，至胚胎第 6 周后，中胚叶造血开始减退。

（2）肝（脾）造血期：胚胎第 6 周后，肝脏出现造血功能，胚胎 4 ~ 5 个月时达到高峰，以后逐渐减退，至生后 4 ~ 5 天完全停止造血。此期间脾脏也参与造血，但时间较短，造血功能不强，而制造淋巴细胞的功能可维持终生。胸腺、淋巴结于胚胎 2 ~ 3 个月开始，参与淋巴细胞的生成。

（3）骨髓造血期：从胚胎第 4 ~ 5 个月开始，骨髓迅速成为造血的主要器官，直至生后成为唯一的造血场所。

2. 生后造血。

（1）骨髓造血：为生后主要的造血器官，各种血细胞均在骨髓生成。婴幼儿时期，所有骨髓都为红骨髓，全部参与造血，5 ~ 7 岁后，长骨干中的红骨髓逐渐被脂肪细胞组成的黄骨髓所代替，到成人期红骨髓仅限于椎骨、肋骨、胸骨、肩胛骨、骨盆等扁平骨和长骨的近端。当造血需要增加时，黄骨髓可转变为红骨髓，重新恢复造血功能。婴幼儿因缺乏黄骨髓，潜在的造血能力较弱，需要造血增加时，则出现骨髓外造血。

（2）骨髓外造血：婴幼儿时期，当发生各种感染或溶血、贫血、骨髓受异常细胞侵犯时，肝、脾和淋巴结可恢复到胎儿时期的造血状态，出现肝、脾、淋巴结肿大，外周血液中出现有核红细胞和（或）幼稚中性粒细胞，这种现象称为骨髓外造血。这是儿童造血器官的一种特殊反应，当感染及贫血等病因祛除后又恢复正常。

（二）小儿血液特点

1.红细胞和血红蛋白量

由于胎儿时期处于相对缺氧状态，故新生儿出生时红细胞计数和血红蛋白含量均较高，红细胞数为（5 ~ 7）×10^{12}/L，血红蛋白量为150 ~ 230 g/L。生后随着自主呼吸的建立、血氧含量增高、红细胞大量破坏，加上婴儿生长发育迅速、循环血量迅速增加、红细胞生成素不足、骨髓暂时性造血功能降低等因素，红细胞数和血红蛋白量逐渐降低，至生后2 ~ 3个月时，红细胞数降至3×10^{12}/L，血红蛋白量降至110 g/L左右而出现轻度贫血，称为"生理性贫血"。以后红细胞数和血红蛋白量又逐渐增加，婴儿期后逐渐达到成人水平。

2.白细胞计数及分类

新生儿出生时白细胞总数达（15 ~ 20）×10^9/L，生后6 ~ 12小时可达（21 ~ 28）×10^9/L，然后逐渐下降，婴儿期白细胞数维持在（10 ~ 12）×10^9/L，8岁后接近成人水平。出生时白细胞分类以中性粒细胞为主，约占60%，淋巴细胞约占30%，随着白细胞总数的减少，中性粒细胞比例也逐渐下降；生后4 ~ 6天时中性粒细胞和淋巴细胞比例相等，各占50%（第一次交叉），以后整个婴幼儿期均以淋巴细胞占优势，约占60%，中性粒细胞占30%，4 ~ 6岁时两者再次相等（第二次交叉）。6岁后中性粒细胞比例继续增多，淋巴细胞比例减少，逐渐与成人相似。嗜酸性粒细胞、嗜碱性粒细胞和单核细胞各年龄差别不大。

3.血小板

儿童血小板数与成人相似，为（150 ~ 250）×10^9/L。

4.血容量

儿童血容量相对较成人多，新生儿血容量约占体重的10%，10岁时占体重的8% ~ 10%，成人占体重的6% ~ 8%。

二、营养性贫血

（一）贫血的定义

贫血（anemia）是指外周血中单位容积内红细胞数和（或）血红蛋白量低于正常水平。世界卫生组织指出：6个月 ~ 6岁儿童血红蛋白低于110 g/L；6 ~ 14岁儿童血红蛋白低于120 g/L为诊断儿童贫血的标准。我国小儿血液学会暂定6个月以下婴儿贫血标准：血红蛋白新生儿低于145 g/L；1 ~ 4个月时低于90 g/L；4 ~ 6个月时低于100 g/L为贫血。

（二）贫血的分类

1. 病因分类

根据贫血产生的原因和发病机制进行分类。

（1）失血性贫血：包括急性和慢性失血，如外伤、钩虫病、肠息肉等。

（2）溶血性贫血：包括红细胞内在因素或外在因素引起的红细胞破坏过多，如遗传性球型红细胞增多症、葡萄糖 –6– 磷酸脱氢酶缺乏、血红蛋白病及感染、物理化学因素、毒素、免疫因素等。

（3）红细胞和血红蛋白生成不足性贫血：如缺乏铁、维生素 B_{12}、叶酸、维生素 B_6 等造血物质及造血功能障碍等原因引起的贫血。

2. 形态学分类

根据红细胞平均容积（MCV）、红细胞平均血红蛋白量（MCH）、红细胞平均血红蛋白浓度（MCHC）进行分类。

临床上多以病因分类为主，结合形态分类有助于病因诊断。儿童时期以小细胞低色素性营养性缺铁性贫血最为常见。

（三）缺铁性贫血

营养性缺铁性贫血（Iron Deficiency Anemia，IDA）是由于体内铁缺乏导致血红蛋白减少而引起的一种小细胞低色素性贫血。任何年龄均可发病，但以 6 个月至 2 岁的婴幼儿最多见，是儿童贫血中最常见的一种，为我国儿童保健重点防治的"四病"之一。

1. 病因与发病机制

（1）铁的储存不足。

胎儿储存铁主要在胎儿期最后 3 个月从母体获得，故早产、双胎、孕母患缺铁性贫血等都可导致胎儿储存铁减少。

（2）铁摄入不足。

铁摄入不足是导致婴儿缺铁性贫血的主要原因。母乳、牛乳、谷类等食物中含铁量均低，如婴儿长期以乳类喂养、未及时添加含铁丰富的食物、年长儿偏食等均可造成铁的摄入不足。

（3）生长发育快。

婴儿期、青春期的儿童生长发育快，早产儿及低出生体重儿生长发育更快，对铁的需要量相对增多，更容易发生缺铁。

（4）铁的吸收、利用障碍。

慢性腹泻、消化道畸形、反复感染及不合理的食物搭配等均可影响铁的吸收、利用，而导致缺铁。

（5）铁的丢失过多。

服用未经加热的鲜牛乳的婴儿，可因蛋白过敏而发生少量肠出血，患有肠息肉、膈疝、钩虫病等，也可因慢性少量肠出血致铁丢失。

由于铁是合成血红蛋白的原料之一，缺乏时可使血红蛋白合成减少，但对细胞分裂、增殖影响较小，故红细胞数量减少不如血红蛋白减少明显。另外，铁缺乏还可使肌红蛋白合成减少，某些含铁酶的活性降低，故营养性缺铁性贫血患儿除贫血的临床表现外，还可出现皮肤和黏膜的损害及消化功能、肌肉运动、神经、精神行为等改变。

2. 临床表现

（1）一般表现。

患儿皮肤苍白，以口唇、口腔黏膜及甲床最明显。活动后出现心悸、气促、易疲乏、不爱活动，年长儿可诉全身无力、头晕、耳鸣、眼前发黑等。

（2）骨髓外造血的表现。

肝、脾、淋巴结增大，且年龄越小、病程越长，贫血越严重则增大越明显。

（3）非造血系统表现。

消化系统：可出现食欲缺乏、恶心、呕吐、腹泻、口腔炎、舌乳头萎缩，少数有喜吃泥土、墙皮、煤渣等异食癖现象。

神经系统：可出现精神不振、烦躁不安、注意力不易集中、记忆力减退、理解力降低、学习成绩下降等。

心血管系统：严重贫血患儿可出现心率加快，心脏扩大或心前区可闻及收缩期吹风样杂音，甚至发生心力衰竭。

其他：患儿头发枯黄无光泽，指甲脆、不光滑甚至出现反甲，重度贫血患儿因免疫功能降低易患感染性疾病。

3. 辅助检查

（1）血液检查。

红细胞、血红蛋白均低于正常，以血红蛋白减少更明显；红细胞体积小、染色浅、中心淡染区扩大；MCV、MCH、MCHC均低于正常；网织红细胞、白细胞、血小板多正常或稍降低。

（2）骨髓检查。

红细胞系统增生活跃，以中、晚幼红细胞增生为主，各期红细胞体积均较小，胞质发育落后于胞核，粒细胞系统、巨核细胞系统一般无明显异常。

（3）铁代谢检查。

血清铁减少，总铁结合力增高，血清铁蛋白降低，运铁蛋白饱和度降低。

4. 治疗要点

铁剂是治疗营养性缺铁性贫血的特效药，多选用易吸收的二价铁盐，口服剂量为4～6 mg/（kg·d），以元素铁计算，分2～3次口服，常用制剂有硫酸亚铁、富马酸亚铁、葡萄糖酸亚铁等。患儿不能口服时，可选用右旋糖酐铁肌内注射，但要注意其副作用及过敏现象的发生。如服药3～4周无效，应查找是否存在诊断的错误、病因未祛除、治疗不恰当等原因，只有祛除原发病因才能使贫血达到根治。

5. 常见护理诊断与评估

（1）营养失调，低于机体需要量。

与铁储备及摄入不足等有关。

评估患儿口唇、口腔黏膜、甲床有无苍白；有无食欲缺乏、恶心、呕吐及异食癖等；有无添加含铁丰富的食物；有无慢性腹泻、消化道畸形及慢性出血性疾病等。

（2）活动无耐力。

与贫血致组织缺氧有关。

评估患儿活动后是否心悸、气促、易疲乏，年长儿有无头晕、耳鸣。

（3）有感染的危险。

与机体免疫功能下降有关。

评估有无其他感染性疾病发生。

（4）潜在并发症。

心力衰竭。

评估患儿有无肝、脾、淋巴结肿大及心脏杂音。

6. 护理目标

（1）患儿精神状态好转、食欲增强、面色渐红润，肝脾、淋巴结恢复正常。患儿活动后无心慌、气短。

（2）患儿未发生其他感染性疾病。

（3）治疗一周后网织红细胞明显增加，红细胞、血红蛋白、血清铁至正常。

7. 护理措施

（1）合理安排饮食，正确应用铁剂。

向家长及年长患儿解释纠正不良的喂养方式、饮食习惯及铁剂治疗的方法、目的。

①因母乳中铁的吸收率较高，故应提倡母乳喂养。为患儿及时添加含铁丰富的辅助食物，如动物的肝、肾、血、瘦肉及蛋黄、黄豆、紫菜、木耳、绿色蔬菜等。人工喂养的儿童须及时添加含铁或铁强化食物，对早产儿及低体重儿提早（约2月龄）给予铁剂。

②贫血患儿多有食欲缺乏，应采取措施增加患儿食欲、更换饮食品种，注意饮食色、香、味、形的调配；按医嘱服用助消化药物，如胃蛋白酶、多酶片、鸡内金片等；进食前

不安排过于剧烈的活动，尽量避免能引起患儿疼痛、不适的检查及治疗、护理操作等。

③鲜牛乳必须加热处理后才能喂养婴儿，以免因过敏而致肠道出血。

④按医嘱应用铁剂，应用时注意：由于口服铁剂对胃肠道的刺激较大，可引起食欲下降、胃肠不适，故应从小剂量开始，逐渐增加至全量，并在两餐之间服用；可与稀盐酸和（或）维生素C（如各种果汁）、果糖等同服促进铁吸收，忌与影响铁吸收的食品如茶、咖啡、牛乳、钙片、植酸盐等同服；服用铁剂时，牙齿可被染黑，可用吸管服药或服药后漱口加以预防，同时大便可呈黑色，停药后即恢复正常；患儿不能口服而选用右旋糖酐铁肌内注射时应精确计算剂量，抽药和给药必须使用不同的针斗，以防铁剂渗入皮下组织，造成注射部位的疼痛、炎症，每次应更换注射部位，以利吸收、减轻疼痛、避免形成硬结或局部组织坏死。

⑤注射右旋糖酐铁可引起头痛、面色潮红、关节痛、荨麻疹甚至出现过敏性休克，故首次注射后应观察1h，警惕过敏现象的发生。

⑥疗效判断及疗程：用药3～4天后，网织红细胞开始上升，7～10天达高峰，1～2周后血红蛋白逐渐上升，临床症状随之好转，说明铁剂治疗有效，但血红蛋白接近正常水平后仍须继续服用铁剂2个月，以增加铁储存。

（2）注意休息，适量活动。

根据患儿贫血的程度和活动耐力情况，制定患儿的休息、活动强度和时间，并随时进行调整。

①轻、中度贫血患儿：对日常活动均可耐受，应让患儿生活有规律，安排患儿进行适合自身状态、喜欢且力所能及的活动。剧烈运动时患儿可感到疲乏，甚至头昏、目眩，护理人员和家长要细心观察，适当安排休息，限制危险性较大的活动，防止出现意外。

②易烦躁、激动的患儿：应耐心看护、陪伴，护理操作应集中进行，以免增加耗氧量，加重病情。

③严重贫血患儿：应卧床休息以减轻心脏负担，同时协助患儿的日常生活，定时测量心率，观察有无心悸、气喘、呼吸困难、缺氧、发绀等，必要时吸氧。

（3）预防感染。

铁缺乏时可造成细胞免疫功能下降，增加感染的机会，而感染又会进一步影响铁的吸收，加重贫血。

①患儿病室应阳光充足、空气新鲜，室内温、湿度要适宜，根据气温变化及时增减衣服，多晒太阳以增强机体抵抗力。尽量不要到人群集中的公共场所，不要和感染患儿同居一室，以避免交互感染。

②贫血患儿口腔黏膜上皮角化，易剥脱、损伤，屏障功能降低，应鼓励患儿多饮水，保持口腔清洁，必要时每日进行2次口腔护理。

③注意观察皮肤黏膜、呼吸系统及其他系统有无感染迹象，随时给予护理。

（4）防止心力衰竭，密切观察病情。

注意心率、呼吸、面色、尿量等变化，若出现心悸、气促、肝脏增大等心力衰竭的症状和体征，应及时通知医生，并按心力衰竭患儿进行护理，如卧床休息、取半卧位、减少回心血量、吸氧等。

（5）健康指导。

①改善饮食习惯，补充含铁食物：宣教科学的喂养方法，如及时添加辅助食品，多食用含铁丰富的动物肝、肾、血、瘦肉及豆制品等，及时纠正儿童偏食、挑食等不良饮食习惯。

②寻找病因，治疗原发病：及早发现贫血并认真寻找引起贫血的主要原因，积极治疗引起儿童贫血的各种感染性疾病及消化系统疾病，根治营养性缺铁性贫血。

③做好宣教，掌握口服铁剂的方法：根据家长及年长儿的接受能力，指导家长及年长儿掌握铁剂的用药方法、服药时间、疗程及注意事项等。

④解除思想压力，促进痊愈：由于患儿活动无耐力，不能正常地与同龄的小朋友玩耍，年长儿学习差等而产生孤僻、自卑心理，要多给予关怀、疏导、理解和鼓励。对有异食癖的患儿，家长应正确对待，细心看护和耐心引导，不可过多地责备。加强患儿的教育和训练，促进其智能和体能的不断恢复，使患儿尽快痊愈。

⑤加强预防宣教：孕妇及哺乳期妇女多吃含铁丰富的食物，及时发现和治疗贫血；婴儿应提倡母乳喂养，并及时添加含铁丰富的辅食；早产儿及低出生体重儿应从2个月开始，足月儿从4个月开始添加维生素C及含铁较多的菜汤、水果汁、蛋黄、鱼泥、肝泥、肉末等；人工喂养儿则应食用强化铁的配方乳，并及时添加辅食。

8. 护理评价

（1）患儿精神状态可、食欲好、面色渐红润，肝脾、淋巴结恢复正常。

（2）患儿活动后无心慌、气短。

（3）患儿未发生感染。

（4）患儿红细胞、血红蛋白、血清铁等恢复正常。

（四）营养性巨幼细胞贫血

营养性巨幼细胞贫血是由于缺乏维生素 B_{12} 和（或）叶酸所引起的一种大细胞性贫血，多见于婴幼儿，2岁以下居多，农村地区发病率较高。

1. 病因

（1）摄入不足。

维生素 B_{12} 主要存在于鱼、蛋、乳及动物肝、肾中；叶酸除动物肝、肾外，绿色蔬菜、水果、酵母、谷类中也较丰富；乳类中含量较少，羊乳中含量更少。孕母、乳母长期素食

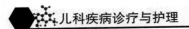

时胎儿、婴儿出现维生素 B_{12} 和（或）叶酸的不足，乳类制品在加工过程中叶酸也被破坏，故婴幼儿未及时添加辅食均可引起维生素 B_{12} 和（或）叶酸缺乏。

（2）需要量增加。

婴幼儿特别是早产儿、低出生体重儿生长发育迅速，对维生素 B_{12} 和（或）叶酸的需要量增加。叶酸可代替维生素 C 参与核酸的代谢，当存在维生素 C 缺乏或患有急、慢性感染时均可增加维生素 B_{12} 和（或）叶酸的消耗，造成维生素 B_{12} 和（或）叶酸的缺乏而诱发本病。

（3）吸收、转运障碍。

食物中的维生素 B_{12} 进入胃内，先与胃底部壁细胞分泌的糖蛋白结合成维生素 B_{12} 糖蛋白复合物，然后到回肠末端吸收，进入血循环后，与转钴蛋白结合并运送到肝脏储存，若此过程发生异常均可导致维生素 B_{12} 缺乏。

（4）药物影响。

长期应用广谱抗生素使肠内部分细菌被清除，而影响叶酸的合成；长期应用抗叶酸制剂可抑制叶酸代谢；抗癫痫药物（如苯妥英钠、苯巴比妥等）可引起叶酸吸收障碍。

维生素 B_{12} 和叶酸是核酸及核蛋白合成代谢所需要的物质，缺乏时可造成红细胞中 DNA 的合成不足，细胞核成熟障碍，细胞增殖、分裂周期延长，而对细胞质中 RNA 的合成影响较小，血红蛋白蓄积增多，细胞体积变大而形成巨幼红细胞。维生素 B_{12} 还参与神经髓鞘脂蛋白的合成，故维生素 B_{12} 的缺乏可引起周围神经退行性变，出现神经、精神症状。维生素 B_{12} 和（或）叶酸缺乏可使中性粒细胞核巨噬细胞作用减退而机体免疫力降低。

2. 临床表现

（1）一般表现。

患儿皮肤肿，多呈虚胖，毛发稀疏细黄、面色苍黄，结膜、口唇、甲床明显苍白。常伴有厌食、恶心、呕吐、腹泻等胃肠道症状。肝、脾多轻度肿大，贫血重者可出现心脏扩大，甚至心力衰竭。

（2）神经、精神症状。

患儿常面无表情、反应迟钝、两眼发呆、少哭不笑、嗜睡、条件反射不易形成，智能发育及动作发育较同龄儿落后，甚至出现倒退现象。维生素缺乏者可出现肢体、躯干、头部或全身震颤，感觉异常、共济失调等，甚至出现抽搐。

3. 辅助检查

（1）血液检查。

红细胞和血红蛋白均低于正常，但以红细胞计数的减少更明显；红细胞大小不等，以大细胞为主，中央淡染区不明显；网织红细胞正常或减少；白细胞计数常减少，以中性粒细胞计数减少明显；细胞体积大、核分叶过多（核右移）；血小板减少，并可见巨大血小板。

（2）骨髓检查。

骨髓增生活跃，以红细胞系统增生为主，各期红细胞均出现巨幼变，胞体变大，细胞核的发育落后于胞质；粒细胞系统也出现巨幼变，分叶过多；巨核细胞的核有过度分叶现象。

（3）血清维生素 B_{12} 和叶酸含量测定。

维生素 B_{12} 低于 100 μg/L（正常为 200 ~ 800 μg/L）、叶酸低于 3 μg/L（正常为 5 ~ 6 μg/L）。

4. 治疗要点

补充维生素 B_{12} 和（或）叶酸是治疗的关键。维生素 B_{12} 一般采用肌内注射，剂量为每次 100 μg，每周 2 ~ 3 次；叶酸采用口服，剂量为 5mg，每日 3 次，连用数周至临床症状明显好转，红细胞和血红蛋白恢复正常为止。有明显神经、精神症状的患儿可酌情使用镇静剂。

5. 常见护理诊断与评估

（1）营养失调：低于机体需要量。

与维生素 B_{12} 和（或）叶酸摄入不足有关。

评估患儿的皮肤、面色及口唇、甲床等部位有无苍白；有无出现腹泻、恶心、呕吐等消化道症状。

（2）有受伤的危险。

与患儿肢体或全身震颤有关。

评估患儿有无肢体、躯干、头部或全身震颤，甚至抽搐的出现。

（3）有感染的危险。

与机体免疫功能下降有关。

评估患儿有无其他感染性疾病的发生。

6. 护理目标

（1）患儿精神状态好转，食欲增强，面色渐红润。

（2）患儿运动功能逐渐增强，不发生肢体、躯干等部位的震颤。

7. 护理措施

（1）补充维生素 B_{12} 和（或）叶酸。

婴幼儿应及时添加富含维生素 B_{12} 和叶酸的辅食，如动物肝、肾、肉类、蛋类及绿色蔬菜、酵母、谷类等；年长儿要改善饮食结构，培养良好的饮食习惯，纠正偏食；贫血患儿食欲下降，要注重食物的色、香、味的调配，增加患儿的食欲，鼓励患儿进食；对震颤严重影响吸吮，不能进食吞咽者，须耐心喂养，必要时可改用鼻饲喂养，以保证机体对营养物质的需要。

按医嘱使用维生素 B_{12} 和（或）叶酸，同时口服维生素 C 可促进叶酸的利用，提高疗效。恢复期应加服铁剂，防止由于红细胞生成增加，造成铁的缺乏。单纯维生素 B_{12} 缺乏时，不宜加用叶酸治疗，以免加重神经、精神症状。

（2）防止患儿受伤。

严重的维生素 B_{12} 缺乏的患儿，可出现全身震颤、感觉异常、共济失调、抽搐等，故应加强护理工作。在上下牙间应垫缠有纱布的压舌板或牙垫，防止咬伤舌头；限制患儿活动，以免发生意外；烦躁、震颤严重甚至抽搐者应密切观察病情，按医嘱酌情给予镇静剂。

（3）防治感染。

患儿居室应阳光充足、空气新鲜，应多晒太阳以增强机体抵抗力；尽量减少到人群集中的公共场所，不要和感染患儿同居一室，以避免交互感染；注意患儿的个人卫生及饮食卫生，应鼓励患儿多饮水，保持口腔清洁，必要时进行口腔护理每日 2 次；注意观察有无感染迹象，随时给予护理及治疗。

（4）健康指导。

向家长进行营养、喂养和护理知识的宣传和指导，使其了解富含维生素 B_{12} 和叶酸的食物，如动物肝、肾、肉类、蛋类及绿色蔬菜、酵母、谷类等，婴幼儿应及时添加此类辅食。年长儿应及时纠正偏食习惯，改善饮食结构，注意食物的色、香、味的调配，引起患儿的食欲，鼓励患儿进食。

积极治疗影响维生素 B_{12} 和（或）叶酸吸收、代谢障碍的肝胆、肠道病。

对智力和运动发育落后甚至出现倒退现象的患儿，应提供愉快的生活环境，多给予触摸、爱抚，耐心教育，同时进行相应的感觉统合训练，锻炼坐、立、行等功能，促进智能和体能的发育。

8. 护理评价

（1）患儿精神状态良好，食欲可，面色红润。

（2）患儿运动功能逐渐增强，没有发生震颤或抽搐。

第四节　内分泌系统疾病患儿的护理

一、糖尿病患儿的护理

（一）概述

糖尿病是一组由遗传和环境因素相互作用使胰岛素分泌绝对或相对不足，而引起的糖、脂肪、蛋白质、水及电解质等一系列代谢紊乱的临床综合征。目前，发病机制尚未完全阐明，一般认为本病是在遗传易感性的基础上由环境等因素的共同作用而导致的。糖尿病的典型临床表现是多食、多饮、多尿、消瘦。当高血糖控制不佳时，在诱发刺激下可发生酮症酸中毒和感染，慢性损害是血管、神经病变，使心、肾、眼等重要器官功能受损。

（二）护理评估

1. 健康史

了解患儿的糖尿病家族发病史，了解患儿出现不适症状的过程，了解环境因素的致病性，了解患儿既往的饮食习惯。

2. 临床症状评估与观察

（1）询问患儿病史与起病原因：多数患者病前 1 ～ 2 周有感染的症状。

（2）评估既往饮食习惯、饮食结构。

（3）评估患儿有无三多一少（多食、多饮、多尿、消瘦）的症状。

（4）精神不振、倦怠乏力、体质下降。

（5）血糖、尿糖增高。

3. 辅助检查

（1）尿糖测定：尿糖阳性可作为诊断糖尿病的重要线索。

（2）血糖测定：血糖升高是诊断糖尿病的主要依据。

（3）葡萄糖耐量试验：当血糖高于正常范围而又未达到诊断糖尿病标准时，须进行口服葡萄糖耐量试验。

（4）糖化血红蛋白和糖化血清蛋白测定。

（5）血浆胰岛素和 D 肽测定。

（三）护理问题

1. 营养失调

低于机体需要量，患儿体重减轻，软弱无力易疲乏，与体内糖、蛋白质、脂肪代谢紊乱有关。

2. 知识缺乏

缺乏相关的用药和自我护理知识，患儿对血糖、尿糖监测，自己注射胰岛素，饮食调节，皮肤的自我护理知识缺乏。与未接受系统相关知识的教育有关。

3. 皮肤完整性受损

与感觉障碍、皮肤营养不良有关。

4. 感染的危险

与机体抵抗力降低有关。

（四）护理目标

增加营养，适应机体需要量。

患儿及家长掌握胰岛素药物治疗的意义，能配合治疗和护理。

注重皮肤护理，保持皮肤清洁、干燥。

预防感染，防止并发症的发生。

（五）护理措施

1. 一般护理

（1）每日测量生命体征。

（2）每周测体重一次。

（3）预防感染：指导患儿注意个人卫生，保持全身和局部清洁，皮肤瘙痒可用温水擦洗，卧床患儿加强口腔、皮肤和阴部的清洁，做到勤换内衣。

2. 心理护理

入院后由于家属、患儿对疾病的不了解，而出现焦虑、恐惧和消极的情绪，应予以理解和关心。给患儿及家属做好健康教育，使他们了解糖尿病是终身慢性疾病，目前不能根治，治疗需要坚持不懈、持之以恒，增加战胜疾病的信心。

3. 治疗护理

（1）饮食治疗：严格执行饮食治疗方案，定时定量进餐，明确饮食控制的重要性，控制总热量，详细记录每餐饭菜量，如有剩余或不足及时与医生或营养师联系。

（2）运动治疗：适当进行体育运动，循序渐进并长期坚持，运动时间及运动方式应因人而异，避免空腹运动防止出现低血糖。

（3）详细记录出入量：定时监测血糖，及时采集尿标本做尿糖定性测定。记录每次血糖、尿糖定性测试结果及胰岛素的注射量。

（4）并发症的预防：指导患儿注意个人卫生，勤洗澡、勤换衣，加强口腔、皮肤和阴部的清洁，预防感染。

4. 用药护理

（1）常用的药物治疗：①皮下注射胰岛素；②口服降糖药。

（2）应用胰岛素的注意事项：胰岛素须置于 2 ~ 8℃冰箱内保存。遵医嘱给药，药量经二人核对后进行注射，抽吸时摇匀并避免剧烈震荡。短、中效两种胰岛素合用时，应先抽吸短效胰岛素，后抽吸低精蛋白胰岛素。注射部位应轮换、计划、分散使用。针孔纵横间隔 2 厘米，以免皮下脂肪萎缩硬化。注射胰岛素后 30 分钟进餐。观察有无面色苍白、无力、头晕、出汗、脉速无力等低血糖反应，如有应遵医嘱口服或静脉给予葡萄糖。观察有无进食减少、恶心呕吐、腹痛、呼吸深长、呼气中带有酮味、嗜睡等酮症酸中毒表现，及时与医生联系。

5. 健康教育

（1）教会患儿及家长饮食管理：①定时定量进餐，避免吃糖；②避免吃浓缩的糖类；③避免饮用酒精饮料；④避免食用高胆固醇、高脂肪食物。

（2）胰岛素的使用方法：①胰岛素的作用时间及注意事项；②低血糖反应的症状及紧急处理。

（3）指导患儿掌握正确的血糖、尿糖监测方法。

（4）做好皮肤护理：①勤洗澡，不可用过热的水，以免烫伤；②注意阴部护理，可用温水清洗，以减轻不适。

（5）每日起居有规律，养成早睡早起好习惯。

（6）根据患儿的喜好和能力，共同计划规律运动。

（7）保持情绪稳定，生活规律。

（8）患儿可随身携带糖块及糖尿病卡片，包括姓名、病名、膳食治疗量、胰岛素注射量。

（9）定期复查。

二、甲状腺功能亢进症患儿的护理

（一）概述

甲状腺功能亢进症简称甲亢，是指多种病因导致甲状腺功能增强，分泌过多甲状腺素所致的临床综合征。临床上以毒性弥漫性甲状腺肿（Graves 病）最为常见。目前认为本病是一种自身免疫性疾病。临床上可出现甲状腺弥漫性肿大和突眼征等特征性的表现。

（二）护理评估

1. 健康史

详细了解患儿的家族发病史，了解患者在发病前有无精神刺激、压力过重、感染、劳累或严重应激等诱发因素的存在，了解患者患病过程中体重减轻程度、饮食量和体力变化的状况。

2. 临床症状评估与观察

（1）询问患者病史与起病原因：评估患者有无高代谢症状；患者有无怕热多汗、皮肤温暖而潮湿、易疲乏、低热、体重锐减等。

（2）评估患者有无神经系统症状：患者有无、多言多动、失眠紧张、焦躁易怒、注意力分散、记忆力下降。

（3）评估患者有无心血管症状：患者有无心悸、气促、稍活动即明显加重、静息或睡眠时心率仍加快。

（4）评估患者有无消化道症状：患者有无易饥多食而体重减轻。

3. 辅助检查

（1）血清甲状腺素测定：血清甲状腺素 T_4、总三碘原氨酸 T_3、血清游离甲状腺素 FT_4、游离三碘原氨酸 FT_3 均增高，血清促甲状腺素 TSH 降低或正常。

（2）基础代谢率测定：正常值为 $-10\% \sim +10\%$，甲亢患者常增高。

（三）护理问题

1. 焦虑

与甲状腺的毒性作用和对疾病的认识缺乏有关。

2. 睡眠形态紊乱

与甲状腺的毒性作用导致交感神经兴奋性增高有关。

3. 营养失调

与机体代谢率增高而消化吸收障碍有关。

4. 知识缺乏

缺乏疾病保健和用药知识。与知识来源缺乏有关。

（四）护理目标

提供安全和舒适的环境，给予简洁明确的指导。

提供舒适、安静的睡眠环境，使睡眠规律化。

调整饮食的结构、热量，保证正常的饮食摄入。

患儿及家长掌握用药的方法，能配合治疗和护理。

（五）护理措施

1. 一般护理

（1）每6小时测量一次生命体征，必要时每4小时测量一次。

（2）每日应充分休息，避免过度疲劳，以防情绪激动，病室环境应安静、室温稍低。

（3）做好个人卫生，甲亢患者代谢率增高，产热多，经常出汗烦躁，让患儿勤洗澡，常换内衣，穿轻便、宽松的衣服。应每周洗澡1～2次。

2. 心理护理

由于患儿较敏感，易激动，护士接触患儿时应关心体贴，态度和蔼，避免刺激性语言，仔细耐心做好解释疏导工作，解除患儿的焦虑紧张情绪，使患儿建立信赖感，配合治疗。

3. 治疗护理

（1）指导患儿摄取足够的营养，给予高热量，高蛋白，富含维生素和钾、钙的饮食。限制高纤维素饮食，如粗粮、蔬菜等。避免吃含碘丰富的食物，如海带、紫菜等。避免进食辛辣等刺激性的食物。

（2）减轻高代谢引起的不适症状：指导患儿多饮水以补充丢失的水分，避免饮用茶、咖啡等兴奋性的饮料。

（3）准确记录24小时出入量。

（4）防止角膜的损伤：嘱患儿外出时戴茶色眼镜，经常以眼药水湿润眼睛。睡眠时抬高头部，限制水盐摄入。眼睛不能闭合时，睡前戴眼罩或涂以抗生素眼膏，盖上纱布，防止角膜干燥。

4. 用药护理

（1）常用的药物治疗：甲巯咪唑。

（2）观察药物反应：服用甲巯咪唑后轻度中毒现象为皮疹、发热、头痛、腹痛、

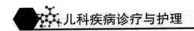

腹泻等。重者可使白细胞下降，当白细胞下降至 3×10^9/L 或中性粒细胞下降至 1.5×10^9/L 时应停药。

5. 健康教育

（1）向患儿及家属讲解甲亢的基本知识和防治要点。

（2）指导患儿合理安排学习和休息，避免过度紧张和劳累，保持情绪稳定。

（3）指导患儿合理饮食，保证充足的营养摄入。

（4）坚持在医生指导下服药，不要自行停药或不坚持用药，认识药物常见的副作用，一旦发生及时处理。

（5）定期门诊随访，及时了解病前变化。

三、尿崩症患儿的护理

（一）概述

尿崩症一般是指垂体性或中枢性尿崩症，是由于神经垂体、下丘脑或二者之间的神经束发生病变，使抗利尿激素分泌减少或缺乏而引起的水代谢失调所致。特发性尿崩症临床上未找到明显病因，继发性尿崩症大多数是下丘脑神经垂体部位的病变引起，这些病变主要为肿瘤。本病主要临床表现为多尿、烦渴与多饮，起病常较急。

（二）护理评估

1. 健康史

详细了解患儿的家族史，了解患儿患病过程中饮水量、尿量和体重的变化。

2. 临床症状评估与观察

（1）详细询问患儿病史。

（2）评估患儿有无多尿症状，24 小时尿量可达 5 ~ 10L，尿色淡如清水。

（3）评估患儿有无烦渴、多饮症状，大量饮水，喜食冷饮。

3. 辅助检查

24 小时尿量可达 5 ~ 10L，尿比重常在 1.005 以下，尿渗透压为 50 ~ 200mmol/L。

（三）护理问题

1. 体液不足

连续 2 小时尿量 > 200mL/h，与内分泌调节机能障碍有关。

2. 排尿异常

与抗利尿激素分泌不足有关。

3. 知识缺乏

缺乏对疾病的了解程度，与知识来源缺乏有关。

（四）护理目标

保持尿比重在正常范围。

加强饮食护理，保证足够营养。

患儿及家长掌握饮食调整方法，能配合治疗和护理。

（五）护理措施

1. 一般护理

（1）每日测量生命体征。

（2）每周测体重一次。

（3）夜间多尿，白天易疲倦，注意保持安静舒适的环境，卧床休息。

2. 心理护理

患儿情绪不稳定，要关心患儿，不嘲笑或讥讽，以温和的态度和患儿相处，建立良好的医患关系，增强患儿信心。

3. 治疗护理

（1）准确记录出入量。

（2）多饮患儿应预防脱水，可根据患儿需要供应水。

（3）多尿患儿观察尿色、尿比重及电解质、血渗透压情况。

（4）饮食：低盐、高热量、低蛋白、高维生素饮食，注意补钾，预防电解质紊乱。禁饮咖啡、茶。

4. 用药护理

（1）常用药物：鞣酸加压素。

（2）观察药物反应：有无头晕、恶心、胸闷等副作用。

5. 健康教育

（1）嘱患儿身边备足温开水。

（2）预防感染，注意休息，适当活动。

（3）指导患儿记录尿量及体重的变化。

（4）遵医嘱服药，不得擅自停药。

（5）定期门诊复查。

四、皮质醇增多症患儿的护理

（一）概述

皮质醇增多症又称库欣综合征，是肾上腺皮质增生或肿瘤分泌过多的皮质醇所致。本病的病因以垂体的促肾上腺皮质激素微腺瘤引起促肾上腺皮质激素分泌过多，导致肾上腺皮质增生和原发性肾上腺皮质腺瘤多见。皮质醇增多会引起脂肪、糖、蛋白质等的代谢紊乱，导致患儿出现满月脸、多血质外貌、向心性肥胖、皮肤紫纹、痤疮等特征性的表现。

（二）护理评估

1. 健康史

了解患儿有无肾上腺糖皮质激素的用药史和用药情况，了解患儿体态改变及其他伴随不适开始的时间、发展速度。

2. 临床症状评估与观察

（1）评估患儿有无脂代谢障碍：向心性肥胖。

（2）评估患儿有无蛋白质和糖代谢紊乱：皮肤瘀斑、肌肉萎缩无力、腰背酸痛、骨质疏松。

（3）评估患儿有无电解质紊乱：乏力、轻度水肿。

（4）评估患儿有无高血压。

3. 辅助检查

（1）尿及血浆皮质醇增多。

（2）B 超检查及 CT 扫描：可分别显示肾上腺皮质肿瘤或增生影像。

（3）X 线检查。

（三）护理问题

1. 自我形象紊乱

患儿因自我形象的改变出现自卑、孤独、无助感，与疾病引起体态，面貌和性征异常有关。

2.有受伤的危险

患儿易疲劳、无力，在活动中易发生跌倒、骨折，与营养不良导致肌肉萎缩、广泛骨质疏松以及低钾血症有关。

3.体液过多

患儿血压升高、水肿，与皮质激素过多引起的水钠潴留有关。

（四）护理目标

有重获自我照顾和角色责任的愿望和能力。

减少活动，保证安全。

保持血压正常，调整水、盐摄入。

（五）护理措施

1.一般护理

（1）每日测量生命体征，有血压增高的患儿应每日2次测量血压。

（2）预防感染：勤洗澡换衣，保持皮肤清洁卫生。

2.心理护理

患儿因体态、外貌的变化，往往产生困扰和悲观情绪，应予耐心解释，向患儿说明体态、外貌的变化在疾病得到有效治疗后能改善甚至完全恢复，鼓励患儿家属多给予关心支持，切忌在病室议论患儿病情。

3.治疗护理

（1）补充营养：应摄取高蛋白、高钾低钠、高钙、低脂肪饮食，纠正因代谢障碍所致机体负氮平衡和钙钾的不足。有高血压的患儿应限制钠盐摄入，避免刺激性食物，禁烟、酒等。

（2）记录出入量：皮质醇增多时食量增加，可加重肥胖，应限制总热量的摄入。

（3）防止骨折和皮下出血：有广泛骨质疏松和骨痛的患儿，应注意休息，避免过度劳累，防止跌倒或用力不均引起骨折。给患儿进行操作时，动作要轻稳，避免碰击或擦伤皮肤，引起皮下出血。

（4）严格留取化验标本。

4.用药护理

（1）主要治疗措施是手术切除垂体肿瘤或增生的肾上腺。

（2）常用药物：皮质醇合成酶抑制剂。

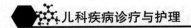

（3）观察药物反应：服药后会出现食欲不振、恶心、呕吐、嗜睡、共济失调等不良反应，应注意观察，对症处理。

5. 健康教育

（1）向患儿及家属介绍病情，了解体态、外貌变化的原因和治疗过程，以利患儿接受现实，建立积极的自我适应心态。

（2）指导患儿选择合理的饮食方案。

（3）指导患儿做好皮肤护理，防止摔伤、骨折、感染、皮下出血的发生。

（4）嘱患儿定期复查，及时调整治疗方案。

第九章　常见新生儿重症诊疗与护理

第一节　高危新生儿

一、概述

高危妊娠包括高危孕产妇和高危婴儿两方面，高危因素有可能是固定的或者是动态的。存在高危因素的胎儿和新生儿不是所有都出现疾病，只有一部分婴儿出现相应的疾病，但高危儿的发病率和死亡率远远高于正常新生儿。另外，高危因素的出现，可能在婴儿出生后立即表现出来，而某些疾病在出生之后数日方能表现出来，故对高危儿的监测不仅在产前和产中进行检测，出生后仍应继续监测，及时发现问题，采取适当的措施。

二、病因

孕妇年龄＞40岁或＜16岁；出生时Apgar评分1分钟评分小于3分，5分钟小于7分；既往有异常分娩史，死胎、死产、流产史；孕期有异常情况；孕母妊娠早期有出血；母亲有妊娠高血压、心脏病、肾功能不全、糖尿病等疾病；母亲有不良嗜好，抽烟或者酗酒，有吸毒史；出生体重＜2.5kg或者＞4kg；孕周＜37周或者＞40周。

（一）胎儿方面的问题

低出生体重儿，小于胎龄儿，宫内发育迟缓，过期产，胎心频率和节律异常；小儿脐带脱垂、脐带绕颈、打结；出生体重与妊娠周龄有偏离者；多胎妊娠，两次妊娠间隔小于半年者；有剖宫产者，前置胎盘或胎盘早剥，新生儿有贫血或窒息。

（二）新生儿方面的问题

持续性或者进行性的呼吸窘迫、发绀、呼吸节律不整、反复呼吸暂停；心律异常；全身苍白水肿，出生24小时内出现黄疸；神志异常伴有反应差，惊厥；体温不升，面色发灰，不吸吮；严重先天畸形，如先天性心脏病、食道气管瘘、膈疝等疾病。

（三）分娩过程中的问题

剖宫产儿，先露异常，臀位，横位，胎头吸引术，产钳助产术，宫缩无力滞产。羊水过多或过少，胎盘脐带有畸形者。孕产妇有感染，胎膜早破超过 24 小时者，新生儿有感染的可能性大大提高；生产过程中的高危因素，如胎儿宫内窘迫、脐带脱垂、产程异常。

既往史有异常妊娠史，胎儿畸形、新生儿死亡和血型不合者；异常生产史，难产史，阴道难产史，臀位分娩史。

孕产妇本人及亲属中有遗传病史，孕产妇暴露于物理化学因素或者服用致畸药物。

三、临床表现

（1）围生期窒息，1 分钟及 5 分钟 Apgar 评分＜ 7 分。

（2）呼吸急促，＞ 60 次 /min，伴有呼吸困难，三凹征阳性，呼吸节律不规则，伴有呼吸暂停，皮肤发绀者。

（3）新生儿淡漠、激惹甚至惊厥，前囟平紧或隆起者。

（4）存在低血压者，伴有出血失血表现。

（5）先天性畸形需要急症手术者如食管气管瘘、膈疝、大血管错位。

（6）出生之后 24 小时内出现黄疸，母子血型不合者。

（7）频繁呕吐，出生之后 24 小时未排便者。

（8）体温不升或者高热者。

（9）早产儿，小于胎龄儿，大于胎龄儿，过期产儿。

（10）不同类型的婴儿由于生理基础不同，所产生的高危病症也是不同的。

（11）早产儿常并发新生儿呼吸窘迫综合征、颅内出血、卵圆孔开放、动脉导管开放、持续胎儿循环、早发性和晚发性呼吸暂停、新生儿坏死性小肠结肠炎、代谢紊乱（低血糖、高血糖）、新生儿寒冷损伤综合征。

四、监护

（一）先天畸形产前诊断

出生缺陷是指胎儿在母亲的子宫内出现了发育异常，轻微畸形对身体影响不大，严重畸形可致新生儿死亡或者留下终身残疾。据统计，我国每年有 30 万～ 40 万新生儿有严重出生缺陷，给社会和家庭带来了严重的问题。

（二）产前诊断的指征

在胎儿发育过程中，通过直接和间接的方法了解胎儿的健康发育情况，有无遗传代谢疾病或者先天畸形，确定后可采取早期干预措施。

（三）有创的监测手段

羊水细胞监测，孕 16 ~ 20 周时行羊膜腔穿刺术抽 20mL 羊水，进行染色体核型检查。

孕早期采用绒毛活检术进行细胞培养和染色体核型分析。还可以经皮采脐血 2mL，检测胎儿血友病、血红蛋白异常。目前，孕中期可使用胎儿镜采皮肤标本，诊断遗传性皮肤病。

（四）无创监测手段

B 型超声诊断的特点：一是安全；二是可以重复进行，如先天性神经管缺陷的筛查、先天性心脏病的筛查。磁共振用于脑瘤的筛查。

目前，有关胎儿的监测正在逐步开展，如胎儿生长发育监测、胎儿宫内储备力测定、胎儿胎盘功能测定。

五、护理措施

（1）按新生儿护理要点护理，护理操作要集中进行，动作轻柔。

（2）严格执行保护性隔离，早产儿室与新生儿室分开，非工作人员不得进入，进早产儿室穿隔离衣，戴口罩，护理每个患儿前后要洗手。

（3）保持室温在 24 ~ 26℃，相对湿度在 55% ~ 65%，晨间护理时室温提高到 27 ~ 28℃，如患儿体重 < 2000g 或体温低于 36℃，应放入暖箱或远红外辐射热保暖床。暖箱温度按照日龄及不同体重的中性环境温度调节，暖箱湿度为 55% ~ 65%。检查操作集中进行，减少受寒机会。

（4）早产儿生后无呕吐者，应尽早哺喂。无母乳喂养条件时，可选择质地柔软的小孔奶头喂养母乳化奶粉，3 小时喂一次。

（5）无吸吮能力或吸吮能力差者，可用滴管喂养或鼻饲，注意温度，奶量要准确，体重在 1500g 以下者每 2 小时喂奶一次，并详细记录出入量。

（6）加强皮肤护理，体重 1000 ~ 1500g 的患儿，每日擦油浴一次，体重 2000g 以上者可水浴。每日测量体重并记录。

（7）早产儿缺氧时，应及时给氧气吸入，氧浓度以 30% ~ 40% 为宜。如果喂奶时发绀，可于喂奶前后给予氧气吸入 15 分钟。

（8）保持呼吸道通畅，早产儿断脐带后，应保持安静 4 小时，头偏向一侧，及时清除口腔、呼吸道分泌物，每 2 ~ 3 小时更换体位一次，随时注意有无呕吐，以防止窒息。

（9）经常巡视，注意患儿面色、反应能力、体温、呼吸、心率、哭声、皮肤有无发绀、黄疸、出血等变化，及时报告医师。

（10）出院时向家属介绍喂养患儿方法及预防感染等知识。

第二节　新生儿窒息与复苏

一、概述

新生儿窒息是指婴儿由于产前、产时或产后的各种病因引起气体交换障碍，在生后 1 分钟内无自主呼吸或在数分钟后仍有呼吸抑制，未能建立规律呼吸，伴有低氧血症、高碳酸血症和酸中毒。新生儿窒息多为胎儿窒息（宫内窘迫）的延续。本病是围生期小儿死亡和导致伤残的重要原因之一。

二、临床表现

根据窒息的轻重，相对地分为轻度（青紫）窒息与重度（苍白）窒息两种。窒息的程度以出生后 1 分钟 Apgar 评分法为准。

（1）Apgar 评分 8 ~ 10 分为正常。

（2）4 ~ 7 分为轻度窒息，临床常见皮肤青紫、呼吸变浅或不规则、心率减慢等。

（3）0 ~ 3 分为重度窒息，临床可见皮肤苍白、四肢冷、呼吸微弱或无呼吸、心率减慢、肌张力松弛等。

Apgar 评分于出生后 1 分钟和 5 分钟各评定 1 次，1 分钟评分反映出生后即刻缺氧情况，用以指导复苏抢救；5 分钟评分则反映中枢抑制的程度，提供远期预后的情况。若出生后 1 分钟评分 8 ~ 10 分而数分钟后又降到 7 分以下者亦属于窒息。

三、辅助检查

（一）实验室检查

宫内缺氧胎儿，可通过羊膜腔镜或在胎头露出宫颈时取头皮血，或取脐动脉血进行血气分析，血 pH < 7.0。出生后动脉血气分析 pH 值降低、氧分压降低、二氧化碳分压增高，可有低血糖、电解质紊乱、血尿素氮和肌酐升高等生化指标异常。

（二）特殊检查

对出现呼吸困难者摄 X 线胸片，常见两肺纹理增粗紊乱，或见斑片状阴影。头颅 B 超、

CT、MRI 检查可发现并发新生儿缺氧缺血性脑病或颅内出血等征象。对心率减慢者查心电图、二维超声心动图、心肌酶谱，可有异常变化。

四、诊断

（一）诊断要点

（1）诊断依据：①出生后 1 分钟和（或）5 分钟 Apgar 评分 ≤ 7 分；②脐动脉血 pH < 7.0。

（2）分度诊断：①轻度窒息，出生后 1 分钟 Apgar 评分 4 ~ 7 分；②重度窒息，出生后 1 分钟 Apgar 评分 0 ~ 3 分。

（二）鉴别诊断

（1）颅内出血：患儿可有出生窒息史，也常有产伤史，或有维生素 K 缺乏等其他出血性疾病史，而且颅内出血神经系统症状进展快，其表现呈兴奋与抑制交替状态，并进行性加重，头颅 B 超或 CT 可见出血病灶。

（2）新生儿呼吸窘迫综合征：早产儿多见，出生后不久出现进行性呼吸困难、青紫、呼气性呻吟等特点。死亡率高，死亡多发生在出生后 48 小时内。胸部 X 线为毛玻璃样改变或支气管充气征伴"白肺"的特异性表现可确诊。

五、治疗

尽快完成对患儿及时有效的复苏抢救，尽可能缩短机体缺氧的时间，监测体温、呼吸、心率、尿量等多项指标，了解各脏器受损程度并及时处理。

（一）一般治疗

加强护理，复苏前后均须注意保暖，防止并发症的发生。轻度窒息患儿复苏后数小时可以试喂糖水，若无呕吐、腹泻，可喂奶。

（二）复苏治疗

遇存在窒息的患儿出生后应及时进行复苏，多采用国际公认的 ABCDE 复苏方案。A（Airway）：吸净黏液，畅通气道。B（Breathing）：建立呼吸，保证吸氧。C（Circula-Tion）：维持循环，保证心搏量。D（Drugs）：药物治疗，纠正酸中毒。E（Evaluation）：保暖、监护、评价。其中 A 为根本，B 为关键。对呼吸、心率和皮肤颜色进行评估应贯穿于整个复苏过程中，遵循：评估→决策→措施→再评估→再决策→再措施的循环往复原则。

在 ABCDE 复苏原则下，新生儿复苏可分为四个步骤：①快速评估、初步复苏及评估；②人工呼吸，包括面罩或气管插管正压人工呼吸；③胸外按压；④给予药物或扩容输液。

1. 初步复苏

以下操作要求动作迅速，应在胎儿出生后 15～20 秒内完成。在胎儿肩娩出前，助产者用手挤捏新生儿的面、须部排出（或用吸球吸出）新生儿口咽、鼻中的分泌物。胎儿娩出后，用吸球或吸管（8F 或 10F）先口咽、后鼻腔清理分泌物。应限制吸管的深度和吸引时间（＜10 秒），吸引器的负压不超过 100mmHg（13.3kPa）。过度用力吸引可能导致喉痉挛和迷走神经性的心动过缓，并可使自主呼吸出现延迟。

当羊水有胎粪污染时，无论胎粪是稠或稀，胎头一旦娩出，应先吸引口、咽和鼻部，可用大吸引管（12F 或 14F）或吸球吸出胎粪，接着对新生儿有无活力进行评估（有活力是指新生儿有规则呼吸或哭声响亮、肌张力好、心率＞100 次/min），如新生儿如有活力，初步复苏继续；如无活力，可采用胎粪吸引管进行气管内吸引。

新生儿出生后立即用温热干毛巾擦干全身的羊水和血迹，减少蒸发散热，预热的保暖衣被包裹其外。有条件者可用远红外辐射保暖装置代替，不得已时也可用白炽灯等临时保暖，但应防止烫伤。因会引发呼吸抑制，也要避免高温。

摆好体位，肩部用布卷垫高 2～3cm，置新生儿头轻度仰伸位（鼻吸气位）。

完成以上步骤的处理后若婴儿仍无呼吸，可采用手拍打或手指弹患儿足底或摩擦后背两次（触觉刺激）以诱发自主呼吸，如这些努力均无效，表明新生儿处于继发性呼吸暂停，须正压人工呼吸。

2. 建立呼吸，维持循环

初步复苏后立即对婴儿进行评估，对出现正常呼吸、心率＞100 次/min，且皮肤颜色逐渐红润或仅有手足青紫者，只须继续观察。

对呼吸暂停或抽泣样呼吸，或心率 60～100 次/min 及给予纯氧后仍存在中枢性青紫者，应立即应用加压吸氧面罩正压给氧，通气频率 40～60 次/min，吸呼比为 1：2，压力第一口呼吸时为 2.94～3.92kPa（30～40cmH$_2$O）以保证肺叶的扩张，之后减为1.96～2.94kPa（20～30cmH$_2$O）。可通过患儿胸廓起伏、呼吸音、心率及肤色来判断面罩加压给氧的效果。如达不到有效通气，须检查面罩和面部之间的密闭性，是否有气道阻塞（可调整头位，清除分泌物，使新生儿的口张开）或气囊是否漏气。面罩型号应正好封住口鼻，但不能盖住眼睛或超过下颌。

大多窒息患儿经此通气后可恢复自主呼吸，心率＞100 次/min，肤色转红，此时可停面罩正压吸氧，改常规吸氧或观察；如心率未到 100 次/min 时应继续面罩加压给氧；如心率始终不增快，并除用了药物抑制后，应立即行气管插管加压给氧，使心率迅速上升，若此后心率仍持续＜80 次/min，应同时加做胸外按压。

持续气囊面罩人工呼吸（＞2min），可致胃充盈。应常规插入8F胃管，用注射器抽气或敞开胃管端口来缓解。

对无规律性呼吸或心率＜60次/min者，应直接进行气管插管正压通气加胸外按压。气管内插管适应证有羊水胎粪黏液吸入、需吸净者；重度窒息需较长时间进行加压给氧人工呼吸者；应用面罩加压给氧人工呼吸无效，胸廓无扩张或仍发绀者；需气管内给药者；拟诊先天性膈疝或超低出生体重儿。气管插管的方法：左手持喉镜，使用带直镜片（早产儿用0号，足月儿用1号）的喉镜进行经口气管插管。将喉镜夹在拇指与前三个手指间，镜片朝前。小指靠在新生儿颈部提供稳定性。喉镜镜片应沿着舌面右边滑入，将舌头推至口腔左边，推进镜片直至其顶端达会厌软骨谷。暴露声门，采用一抬一压手法，轻轻抬起镜片，上抬时须将整个镜片平行朝镜柄方向移动使会厌软骨抬起即可暴露声门和声带。如未完全暴露，操作者用自己的小指或由助手的食指向下稍用力压环状软骨使气管下移有助于看到声门。在暴露声门时不可上撬镜片顶端来抬起镜片。插入有金属管芯的气管导管，将管端置于声门与气管隆凸之间，接近气管中点。通常不同型号气管导管插入后，2.5mm直径插管唇端距离（上唇至气管导管管端的距离）为6cm，3.0mm插管管唇端距离为7cm，3.5mm插管管唇端距离为8cm，4.0mm管唇端距离为9cm。整个操作要求在20秒内完成并常规做一次气管吸引。插入导管时，如声带关闭，可采用HemLish手法，助手用右手食、中指两指在胸外按压的部位向脊柱方向快速按压一次促使呼气产生，声门就会张开。

用胎粪吸引管吸引胎粪时，将胎粪吸引管直接连接气管导管，以清除气管内残留的胎粪。吸引时复苏者用右手食指将气管导管固定在新生儿的上腭，左手食指按压胎粪吸引管的手控口使其产生负压，边退气管导管边吸引，3～5秒将气管导管撤出。必要时可重复插管再吸引。

确定气管插管位置正确的方法：①胸廓起伏对称；②腋下听诊双侧呼吸音一致，且胃部无呼吸音；③无胃部扩张，呼气时导管内有雾气；④心率、肤色和新生儿反应好转。

心脏胸外按压时多采用双拇指手掌法或双指法，双拇指或中食指重叠或并排于患儿胸骨体中下1/3交接处，其他手指围绕胸廓托于背后，用拇指以100～120次/min的频率按压胸廓（每按压3次，间断正压通气1次，即90次/min的按压和30次/min呼吸，达到每分钟约120个动作），深度为胸廓前后径的1/3。

3. 药物治疗

在新生儿复苏时，很少需要用药。新生儿心动过缓通常是因为肺部充盈不充分或严重缺氧，而纠正心动过缓的最重要步骤是充分的正压人工呼吸。

在完成气管插管加压给氧，胸外按压等处理30秒后再次进行评估，对可能还会存在无反应的部分窒息患儿，应及时给予药物治疗。另外，对于临产前有胎心、出生后无心跳者，应在进行气管插管胸外按压的同时就给予药物。

1：10 000 肾上腺素对心搏停止或在 30 秒的正压人工呼吸和胸外按压后，心率持续低于 60 次 /min 者，应立即应用，剂量为 0.1 ~ 0.3mL/kg（0.01 ~ 0.03mg/kg），首选静脉注入，也可气管导管内注入，剂量同前，有条件的医院还可经脐静脉导管给药。必要时每 3 ~ 5 分钟可重复一次，当心率＞ 100 次 /min 时停用。药物浓度不宜过高，1：1000 肾上腺素会增加早产儿颅内出血出现的危险。

碳酸氢钠在一般心肺复苏（CPR）的过程中不鼓励使用，但在对其他治疗无反应或有严重代谢性酸中毒时可使用。剂量 2mmol/kg，常用 5% 碳酸氢钠溶液（相当于 0.6mmol/mL）3.3mL/kg，用等量 5% ~ 10% 葡萄糖溶液稀释后经脐静脉或外周静脉缓慢注射（＞ 5 分钟）。碳酸氢钠的高渗透性和产生 CO_2 的特性可对心肌和大脑功能造成损害，故应在建立充分人工呼吸和血液灌流后应用，如何再次使用碳酸氢钠治疗持续代谢性酸中毒或高钾血症，应根据动脉血气或血清电解质等结果而定。因该药有腐蚀性不能经气管导管给药。

对有低血容量的新生儿、已怀疑失血或有新生儿休克（苍白、低灌注、脉弱）且对其他复苏措施无反应者考虑给予扩容剂扩充血容量。一般可选择等渗晶体溶液，推荐生理盐水。大量失血时，则需要输入与患儿交叉配血阴性的同型血或 O 型血红细胞悬液，首次剂量为 10mL/kg，经外周静脉或脐静脉缓慢推入（＞ 10 分钟）。在进一步的临床评估和反应观察后可重复注入一次。给窒息新生儿，尤其是早产儿不恰当的扩容会导致血容量超负荷或发生并发症，如颅内出血等。

（三）复苏后治疗

窒息缺氧可能会给患儿带来不可逆的神经系统损害，为减少并发症的出现，复苏后的监护仍至关重要，应加强对患儿体温、呼吸、面色、心音、末梢循环、哭声、眼神、意识状态、吸吮力、肌张力、神经反射、颅内压及大小便等多项指标的监测。

（1）注意保暖，使患儿处于 36.5℃左右的中性温度，减少氧耗。

（2）遇患儿自主呼吸稳定，肤色持续红润半小时后可试停氧气。

（3）若患儿反复出现呼吸暂停，可用氨茶碱静脉滴注，首次负荷量 4 ~ 6mg/kg，静脉滴注，12 小时后给维持量 2mg/kg，每 8 ~ 12 小时给药一次。

（4）凡曾气管插管疑有感染可能者，或窒息患儿呼吸已近乎正常但 2 ~ 3 天后病情恶化，又再次出现呼吸困难考虑可能为继发肺炎前兆时，都应选用有效的抗生素治疗。

（5）颅压高、脑水肿明显者，给予 20% 甘露醇 0.25 ~ 0.5g/kg 静脉滴注，每 6 ~ 8 小时给药一次，之后逐渐减量。必要时给地塞米松，每次 0.5 ~ 1mg 静脉推注，病情好转后及时停药。

（6）重度窒息患儿，适当推迟开奶时间，以防止呕吐物误吸再次导致窒息；如无呕吐时，可抬高上半身，以利于胸廓的扩张，减少心脏负担；胃潴留严重，胃管喂养不能耐受者，可改为静脉补液 50 ~ 60mL/（kg·d），肾功能受损时适量减少液体入量。

六、护理

（一）主要护理问题

（1）气体交换受损：与缺氧、二氧化碳排出障碍有关。

（2）清理呼吸道无效：与气道血管缺血缺氧致组织液渗出、气道分泌物增多有关。

（3）潜在并发症：①惊厥，与缺氧引起中枢神经系统受损有关；②高胆红素血症，与胆红素和白蛋白的结合减少、肝内酶的活力降低有关。

（4）营养失调：低于机体需要量，与不能正常喂养、经口摄入减少有关。

（二）护理措施

（1）按新生儿一般护理常规。

（2）保暖：患儿置于开放暖箱，使皮肤温度保持在 36.5℃左右，室内不应有对流风。

（3）给予头罩温、湿化吸氧，给氧浓度根据血气调整，呼吸窘迫严重者，按医嘱持续正压给氧或呼吸机辅助呼吸。

（4）保持呼吸道通畅，及时清除口鼻分泌物。

（5）根据病情按医嘱行心电监护，连续监测心率、心电图及呼吸频率、节律，观察有无暂停等变化。

（6）重度窒息患儿禁食 3 天，严密观察腹胀、呕吐物、粪便性质等，警惕坏死性小肠炎。

（7）患儿复苏后即在会阴部粘好留尿小瓶，争取留第 1 次尿查潜血，并记录第 1 次排尿时间，以便及早了解窒息对肾脏的损害。

（8）密切观察患儿肌张力、反射、眼神、哭声、抖动等神经系统异常表现，有惊厥、颅压高情况及时报告医师进行治疗，并备好人工呼吸器。

（9）详细记录出入量，建立特护记录，按医嘱控制补液速度，有水肿、尿少等及时报告医师。

（10）健康指导：定期复查头颅 CT，加强早期教育，开发智力，按时接种各种疫苗。

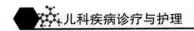

第三节　新生儿持续肺动脉高压

一、概述

新生儿持续肺动脉高压（PPHN），过去又称新生儿持续胎儿循环（PFC），发生率占活产婴儿的（1～2）/1200。PPHN 是由于出生后肺血管阻力的持续增加，阻止由胎儿循环过度至正常新生儿循环，当肺血管压力高至超过体循环压力时，大量血液经卵圆孔和（或）动脉导管水平右向左分流，临床表现为严重青紫、低氧血症及酸中毒，吸高浓度氧，青紫不能消失，病死率高。

二、临床表现

足月儿或过期产儿有围生期窒息，胎粪吸入史者若于出生后数小时内出现严重全身性发绀，呼吸加快时必须考虑持续肺高压。临床表现酷似青紫型先天性心脏病，部分病例在胸骨左或右下缘闻收缩期杂音，为二尖瓣或三尖瓣反流所致，有心功能不全时可闻奔马律、末梢灌流不良及血压下降现象。

三、诊断

生后不久出现严重发绀者在怀疑持续肺高压时必须排除青紫型先天性心脏病，并以系列无损伤性检查证实为卵圆孔和（或）动脉导管水平右向左分流。一般采取以下诊断步骤：

（一）针对低氧的诊断步骤

（1）高氧试验：吸纯氧 10 分钟后测动脉导管后的 PaO_2（取左桡或脐动脉血），如 $PaO_2 < 6.65kPa$（50mmHg）时示由右向左分流，但须进一步鉴别分流来源，即来自结构异常的先天性心脏病或是继发于肺动脉高压。

（2）动脉导管前、后 PaO_2 差异试验：当仅有卵圆孔水平分流时差异不明显。同时取导管前（颞动脉、右桡动脉）和导管后动脉血，若前、后 PaO_2 差异 $> 1.99kPa$（15mmHg），导管前高于导管后，说明存在导管水平右向左分流。

（3）高氧、高通气试验: 高氧、高通气试验可作为 PPHN 的诊断试验,在吸入 100% 氧时,用呼吸机或皮囊行手控通气，以 100～120 次/min 的呼吸频率、2.94kPa 的吸气峰压进行通气使 PaCO$_2$ 达到 3.32 ~ 4.0kPa（25 ~ 30mmHg），pH 值达到 7.45 ~ 7.55 时，如为 PPHN 则因肺血管扩张，阻力降低，右向左分流逆转，PaO$_2$ 即上升，但高通气因需要较高吸气峰压，有时会导致肺气压伤，故执行时应加以小心。

（二）排除先天性心脏病的诊断措施

（1）胸部 X 线片：能观察心脏外形、大小、肺血管影及肺实质性疾病，持续肺高压如无结构异常的先天性心脏病或肺实质性疾病时胸部 X 线片的变化不大，偶可显示肺血管影减少。

（2）心电图：可有助于提示结构异常的先天性心脏病，PPHN 的心电图常显示与年龄一致的右心室占优势征象，亦可有心肌缺血 ST-T 的改变。

（3）超声心动图检查：所有不能解释的发绀患者均应采用超声心动图检查以排除先天性心脏结构缺损，在二维超声心动图观察下用生理盐水（或 5% 葡萄糖液）做对比造影或以彩色多普勒（Doppler）检查可肯定心房水平右向左分流，测定右心室及左心室收缩时间间期，可评估心室功能及相对性肺、体循环的阻力。PPHN 在 M 超声心动图上可表现为左、右心室收缩时间间期延长，如右室射血前期与右室射血期比值＞0.5，左室射血前期与左室射血期比值＞0.38 可参考诊断本病。此外，如 Doppler 观察到肺动脉血流形态表现为加速时间缩短，波形陡直，减速时波形有顿挫现象时可认为存在 PPHN。近年来较多以脉冲 Doppler 法测定左肺或右肺动脉平均血流速度，当肺动脉压力增高时，平均血流速度下降。当超声心动图具有右心室增大、三尖瓣反流并直接观察到卵圆孔和（或）动脉导管水平右向左分流而无其他心脏畸形时，即可诊断为 PPHN。

（4）其他：疑 PPHN 时应同时做血糖、血钙、红细胞压积及血培养检查，以确定造成 PPHN 的可能病因。

四、鉴别诊断

（一）须与结构异常的先天性心脏病鉴别

此类患儿常有心脏扩大，脉搏细弱，上、下肢血压及脉搏有差异，心杂音较响，可有肺水肿表现，高氧或高氧高通气试验不能使 PaO$_2$ 升高，PaO$_2$ 持续低于 5.32kPa（40mmHg）。胸部 X 线片及超声心动图可助诊断。

（二）单纯肺部疾病所致的发绀

一般呼吸困难程度较明显，有辅助呼吸肌活动及肺部体征等，胸部 X 线片、高氧试验可鉴别。

五、治疗

PPHN 的治疗有 3 个原则：①纠正引起肺血管阻力增加的任何生理异常，使用镇静剂和（或）肌肉松弛剂，以利于机械通气时患儿的一般情况稳定；②使用高通气和（或）血管扩张剂，以降低肺动脉压；③使用扩容剂和（或）加强心肌收缩力药物，以维持体循环血压或纠正体循环低血压，逆转右向左血液分流。

（一）稳定患儿

患儿在机械通气时应给吗啡 $100\mu g/（kg\cdot h）$ 镇静，如果患儿自主呼吸频繁，或有对抗呼吸机时可给予神经肌肉松弛剂泮库溴铵（0.1mg/kg，每 3 ~ 4 小时给药一次）。同时纠正酸中毒、低体温、红细胞增多症、低血糖、低血钙和低血镁症。

（二）通气治疗

传统治疗方法：保持 pH 值偏碱状态，达到扩张肺动脉目的。近年来，主张用较保守的高通气法，使 PaO_2 维持在 10.6kPa（80mmHg），$PaCO_2$ 维持于 4.6 ~ 52kPa（35 ~ 40mmHg），使 pH 值保持在 7.45 ~ 7.5。如无肺实质性疾病时，可用低压、短吸气时间的通气方式，呼吸频率可置于 60 ~ 120 次 /min，吸气峰压（PIP）2 ~ 3kPa（20 ~ 25cmH_2O），呼气末正压（PEEP）0.2 ~ 0.4kPa（2 ~ 4cmH_2O），吸气时间 0.2 ~ 0.4 秒，气流量 20 ~ 30 L/min，有肺实质性疾病合并 PPHN 的机械通气，应根据肺部原发病做相应的调整，可用稍低频率及较长吸气时间通气。

撤机必须待氧合稳定 12 小时后才能缓慢逐渐降低呼吸机参数，每次降一项参数，须观察半小时，下降太快肺血管会再次痉挛，给撤机带来困难。用呼吸机时间一般为 4 ~ 5 天。

（三）血管扩张剂治疗

（1）碱化血液，扩张肺血管。近年来，主张静脉内用碳酸氢钠碱化血液，扩张肺动脉，避免因高通气所致的不良反应。

（2）药物扩张肺血管。所有扩张肺血管药物均可同时作用于体循环血管，可引起全身血压下降。妥拉苏林仅对部分患儿有效，约 50% 的 PPHN 用药后有全身性低血压、胃肠道出血及暂时性肾功能不良等，目前已较少应用。

（3）硫酸镁。镁为钙的拮抗剂，通过作用于前列腺素代谢，抑制儿茶酚胺的释放及减少平滑肌对血管收缩反应起作用。近年来有报告用于 RDS 所致的 PPHN，剂量为 200mg/kg，静脉 30 分钟输入，然后以 20 ~ 50mg/（kg\cdot h）静脉滴注。

（4）提高体循环血压，逆转右向左分流。措施包括：①保证血容量，有容量不足时应补以胶体液、5% 白蛋白、新鲜血浆或全血等，以增加心搏出量；②正性肌力药物，首选药物为米力农，先给负荷量 50mg/kg，20 分钟内静脉注入，然后给维持量，0.25 ～ 0.5μg/（kg·min）持续泵入，根据病情调节剂量，可加用多巴胺及多巴酚丁胺，用量为 3 ～ 5μg/（kg·min），以增加心脏搏出量及支持血压，剂量不宜太大，当超过 10μ/（kg·min）时，不利于降低肺动脉压力。

（四）新疗法

（1）体外膜肺（ECMO）：用于最大限度呼吸机支持加药物治疗无效者。用传统治疗方法预期存活率仅 20% 的 PPHN，用膜肺治疗后存活率可提高至 83%。进行膜肺治疗者体重须 > 2kg，机械通气时间为 7 ～ 10 天，肺部应为可逆性疾病，无颅内出血及出血性疾病。

膜肺治疗须具有复杂的设备条件及经过培训的专业人员方能进行，费用昂贵，接受治疗者有较多的潜在危险性并发症，如出血、局部或全身性感染及栓塞等。

（2）NO 吸入疗法：NO 即内皮细胞衍化舒张因子（EDRF），它是维持血管处于低阻力的重要因素。近年来，在 PPHN 治疗领域的一大进展为 NO 吸入治疗。研究证实，急性缺氧时内源性 NO 产生减少，肺血管松弛作用减弱，慢性缺氧时 NO 长期减少，使肺血管组织发生变化，内皮增厚，造成慢性肺动脉高压，吸入 NO 能选择性降低肺动脉压力，而对体循环压力无影响，缺氧引起的肺动脉高压吸入 NO 尤为有效。吸入 NO 的主要毒副作用有高铁血红蛋白血症及因 NO_2 形成而引发的肺及气道损伤，故 NO 吸入中应将其吸入浓度尽量控制在较低水平，并应监测吸入气的 NO 和 NO_2 浓度及血液中正铁血红蛋白水平。

（3）NO+ 高频震荡通气治疗（HFO）：NO 对 PPHN 的疗效取决于肺部原发病的性质。多中心随机研究得出，用常规呼吸机 +NO 或单用 HFO 通气失败者，联合 HFO 通气 +NO 吸入后疗效显著提高，尤其是对严重肺实质病所致的 PPHN，因经 HFO 通气后肺容量持续衡定，这样可加强肺严重病变区域 NO 的递送。

第四节　新生儿坏死性小肠结肠炎

一、概述

新生儿坏死性小肠结肠炎（NEC）是新生儿时期严重威胁生命的消化系统急症，早产儿、小于胎龄儿发病者较多。随着新生儿医学的发展、NICU 的建立及机械通气的应用，NEC 发病率近几十年有增加趋势，在 NICU 患儿中的发病率高达 10%，是早产儿死亡的重要原因。临床以腹胀、腹泻、黏液血便和胆汁样呕吐为主要表现，腹部 X 线平片以肠壁囊样积气为特征，肠道病变范围可局限或广泛，回肠累及最多，依次为升结肠、盲肠、横结肠、乙状结肠，黏膜呈凝固性坏死，黏膜下层弥漫性出血或坏死，亦可累及肌肉层，严重者肠壁全层坏死甚至穿孔。病死率为 10% ～ 50%。

二、诊断要点

多见于早产儿、低体重儿，围生期有缺氧窒息史或其他诱因，如面色改变、体温不稳、嗜睡、呼吸暂停、心动过缓等非特异性症状，应密切注意观察，典型的症状是腹胀，主张每天动态测腹围，轻度腹胀立即拍腹部 X 线平片并做大便潜血检查，有助于早期诊断，腹部 X 线平片一次未见异常者，应连续做腹部 X 平片的动态观察，往往在第一次、第二次腹部 X 线平片即可见 NEC 的 X 线表现。国外有研究发现，彩色多普勒对早期 NEC 诊断较腹部 X 线平片更敏感。根据 Bell 的分期标准，国际上将 NEC 分为三期。

Ⅰ 期：可疑病例，非特异性症状、体温不稳定、嗜睡、呼吸暂停、心动过缓等，胃肠道症状包括吃奶差、胃潴留、呕吐、轻微腹胀、小便潜血阳性，腹部 X 线平片可以正常或肠扩张，也可有轻度肠梗阻征象，无肠壁囊样积气。

Ⅱ 期：确诊 NEC，除 Ⅰ 期症状外还有持续大便潜血阳性或肉眼可见的胃肠道出血，明显腹胀，肠鸣音消失伴或不伴腹部压痛，部分患儿可见轻度代谢性中毒，轻度血小板减少。腹部 X 线表现为肠道扩张、腹壁水肿、肠袢不变化、肠壁积气或门静脉积气，病死率为 15%。

Ⅲ 期：重症病例，全身情况恶化，出现休克或严重败血症表现，呼吸衰竭，低血压，心动过缓，严重呼吸暂停，呼吸性和代谢性酸中毒，或有严重的胃肠道出血，DIC，血小板减少，并发腹膜炎或肠穿孔，腹部 X 线除上述改变外还有气腹，病死率达 60%。

三、治疗

治疗原则为绝对禁食、控制感染、维持代谢平衡，严密监护直到肠道恢复。

（一）禁食和胃肠减压

从怀疑本病时即开始禁食，确诊后继续禁食，鼻饲管抽空胃内容物，腹胀明显者同时行胃肠减压，禁食时间为 10 ～ 14 天。恢复喂养：临床一般情况好转，腹胀，呕吐消失，肠鸣音恢复，大便潜血阴性，有觅食反射。临床上除穿孔病例外，大部分 NEC 病例不须禁食 3 周，应根据临床胃肠功能恢复情况个体化地确定恢复胃肠道喂养的时间，可先喂开水一次，再试喂 5% 糖水两次，由稀释奶循序渐进，不可开奶过早或加奶过快，否则易复发，甚至病情恶化。

（二）抗生素

选择广谱覆盖需氧、厌氧菌的抗生素，静脉持续 10 ～ 14 天。推荐氨苄西林、第三代头孢菌素、去甲万古霉素等抗生素，可根据环境中流行病原菌选用敏感抗生素和培养药敏进行更换。多中心研究表明，早产儿预防性口服抗生素可显著降低 NEC 的发病率及病死率。

（三）补液和静脉营养

液量 120 ～ 150mL/（kg·d），能量 50kcal/（kg·d）渐增至 100 ～ 120kcal/（kg·d），纠正酸中毒，维持电解质正常。保持尿量 1 ～ 2mL/（kg·h），记录 24 小时出入量。可以用清蛋白或者其他适当的液体扩容，输血纠正贫血，病初 24 ～ 48 小时减少氨基酸入量，停止使用脂肪乳。

（四）加强护理

保温，保持口腔、皮肤清洁卫生，NEC 患儿可有疼痛和应激，可以用吗啡。

（五）外科治疗

腹膜腔穿刺引流，切除坏死或穿孔的肠管，清除粪便、脓液或坏死碎片。手术指征包括：①气腹，但个别少量气腹且病情好转者例外；②腹膜炎体征明显，腹壁明显红肿；③内科保守治疗后病情继续恶化，酸中毒不能纠正休克等。近来有报道对极低出生体重儿 NEC 合并穿孔、不能耐受手术者，可做腹腔引流。有学者主张 NEC 合并气腹应首先采用腹腔引流，需要剖腹手术的病例，应待生命体征稳定后进行。

四、护理

（一）主要护理问题

（1）营养失调：低于机体需要量，与肠黏膜局部坏死致吸收障碍有关。
（2）潜在并发症：窒息，与呕吐、胃食管反流致呼吸道误吸有关。
（3）皮肤完整性受损：与腹泻次数过多引起皮肤破损有关。
（4）肠穿孔：与肠黏膜凝固性坏死、继发整个肠壁全层坏死有关。

（二）护理措施

（1）按新生儿一般护理常规。
（2）根据病情遵医嘱将患儿置于辐射暖箱，行心电监护，建特护记录，患儿应取侧卧位，避免呕吐物吸入造成窒息。

（3）严格禁食，根据病情禁食 7 ~ 14 天。待病情好转，便潜血阴性，按医嘱开始喂养。先喂 5% 葡萄糖水 5mL，3 天后腹胀缓解遵医嘱喂奶，恢复饮食宜慎重，以免因饮食不当导致病情恶化。

（4）保证充足的热量和营养，按医嘱给予静脉高营养及输新鲜血、血浆，提高机体的抗病能力。

（5）密切观察病情，注意腹胀情况，观察记录呕吐物性质、量、次数，粪便性质及次数，有无血便、脱水、低钠、低钾及酸中毒症状，详细记录出入量。

（6）定时测量体温、脉搏、呼吸、血压，并观察神志改变，患儿出现精神萎靡、烦躁、嗜睡、面色发灰、血压下降等立即通知医师，备好抢救药物配合抢救。

（7）腹胀、呕吐严重者置胃管行胃肠减压，注意保持引流管通畅，观察记录引流物性质、颜色及量。

（8）定时翻身，避免皮肤压伤及肺部并发症。

（9）健康指导：合理喂养，注意保暖，防止感染，按时预防接种。

第五节 新生儿溶血病

一、概述

新生儿溶血病（HDN）是指母婴血型不合所引起的新生儿同族免疫反应性溶血病，包括 ABO 溶血病和 Rh 溶血病。本病只发生于胎儿期及新生儿早期，其中 ABO 系统血型不合约占 85%，主要发生在母亲 O 型，胎儿 A 型或 B 型时，Rh 血型不合约占 15%，仅指母亲红细胞缺乏 D 抗原（Rh 阴性），胎儿具有 D 抗原（Rh 阳性）时的溶血病。

ABO 溶血病不发生在母亲 AB 型或婴儿 O 型，主要发生在母亲 O 型而胎儿 A 型或 B 型；第一胎可发病，临床表现较轻。Rh 溶血病一般发生在第二胎，第一次怀孕前已致敏者其第一胎可发病，临床表现较重，严重者甚至死胎。

（1）黄疸：多数 ABO 溶血病的黄疸在出生后第 2 ~ 3 天出现，而 Rh 溶血病一般在24 小时内出现并迅速加重。血清胆红素以未结合型为主，如溶血严重可造成胆汁淤积，结合胆红素升高。

（2）贫血：程度不一。重症 Rh 溶血在出生后即可有严重贫血或伴心力衰竭。部分患儿因其抗体持续存在，贫血可持续至生后 3 ~ 6 周。

（3）肝脾大：Rh 溶血病患儿多有不同程度的肝脾大，ABO 溶血病很少发生。

二、诊断

（一）ABO 溶血病诊断依据

（1）出生后 2 ~ 3 天出现黄疸，血清胆红素以未结合胆红素为主。可有肝脾大或有胆红素脑病。

（2）毛细血管血红蛋白＜ 145g/L，静脉血血红蛋白＜ 130g/L，网织红细胞＞ 6%，有核红细胞＞ 10/100 个红细胞。

（3）母亲多为 O 型血，婴儿多为 B 型或 A 型血。

（4）改良直接 Coombs 试验阳性和抗体释放试验阳性可确诊。游离抗体试验阳性可评估溶血。

具有上述第（1）~（4）项可确诊为 ABO 溶血病。

（二）Rh 溶血病诊断依据

（1）胎儿水肿，全身水肿、苍白、皮肤瘀斑、胸腔积液、腹腔积液、肝脾大、心力衰竭、胎盘水肿。

（2）出生后 24 小时内出现黄疸，迅速加重，血清胆红素以未结合胆红素为主，符合病理性黄疸。可有肝脾大或有胆红素脑病。

（3）毛细血管血红蛋白＜ 145g/L，或脐血血红蛋白＜ 130g/L，或出生后 2 ~ 6 周血红蛋白＜ 80g/L。网织红细胞＞ 6%，有核红细胞＞ 10/100 个红细胞。

（4）母亲 Rh 血型阴性，婴儿 Rh 血型阳性。产前母亲血抗 Rh 抗体＞ 1 ： 32 或呈动态上升。

（5）直接 Coombs 试验阳性和抗体释放试验阳性可确诊。间接法 Coombs 试验阳性有参考价值。游离抗体试验阳性可评估溶血。

具有上述第（1）、（3）、（4）、（5）项或第（2）、（3）、（4）、（5）项可确诊为 Rh 溶血病。

（三）分型诊断

（1）轻型：多为 ABO 溶血病，血清胆红素在生理性黄疸范围，无明显贫血。

（2）中型：常在出生后 24 小时内出现黄疸，血清胆红素在病理性黄疸范围，上升快。有中至重度贫血，或出生后 2 ~ 6 周的晚期贫血。可有肝脾大、胆红素脑病。

（3）重型：又称胎儿水肿型，多为 Rh 溶血病。全身水肿、苍白、皮肤瘀斑、胸腔积液、腹腔积液、肝脾大、心力衰竭、呼吸窘迫。常于出生后不久死亡。

（四）鉴别诊断

（1）先天性肾病：有全身水肿和低蛋白血症，无严重黄疸和肝脾大。临床表现及实验室检查可确诊。

（2）葡萄 –6– 磷酸脱氢酶（G–6–PD）缺乏症：此病在我国南方地区高发，可在新生儿出生后 2 周内发病，男性多见。以贫血、黄疸为主要表现，Coombs 试验阴性。确诊依赖于 G–6–PD 的活性测定。

（3）新生儿贫血：双胎的胎—胎输血、胎—母输血可引起新生儿贫血，但无黄疸加重，无溶血实验室依据。

（4）生理性黄疸：必须注意生理性黄疸与病理性黄疸的鉴别。一般认为，临床出现下列情况时应考虑为病理性黄疸：①黄疸出现过早，于出生后 24 小时内出现；②黄疸进展快，血清胆红素浓度每日上升超过 85μmol/L；③黄疸程度重，足月儿血清总胆红素浓度超过 221μmol/L，早产儿超过 257μmol/L；直接胆红素浓度超过 26 ～ 34μmol/L；④黄疸持续时间长，足月儿在第 2 周或早产儿在第 3 ～ 4 周末仍有黄疸或黄疸退而复现者。血型不合及溶血三项试验可资区别。

三、治疗

采取综合措施，对高度怀疑可能发生溶血病的母亲应进行产前随访和干预，出生后积极退黄，阻断溶血的继续发生，防治并发症，防止胆红素脑病发生。

（一）一般治疗

防止低血糖、低体温；保持呼吸道通畅，纠正缺氧；维护心功能，防止心力衰竭；降低血清胆红素，防止胆红素脑病的发生；及时纠正贫血，必要时输血。

（二）白蛋白治疗

静脉滴注白蛋白，每次 0.5 ～ 1g/kg，连用 3 天，可减少游离的未结合胆红素，以免游离未结合胆红素对脑细胞的损害，可预防核黄疸的发生。

（三）抑制溶血

缓慢静脉滴注丙种球蛋白 0.5 ～ 1g/kg（＞4 小时）。因 IgG 可阻断 H 受体，抑制溶血过程，从而使胆红素产生减少。

（四）纠正贫血及控制心力衰竭

对于出生后及 12 小时内有水肿、腹腔积液、严重贫血者，应立即给予有效通气、供氧、利尿、洋地黄等措施防止心力衰竭，用浓缩红细胞做交换输血。

（五）其他治疗

（1）光疗：及早应用光疗促进胆红素通过胆汁及尿液排出，总胆红素血清水平为脐血 > 51.3μmol/L（3mg/dL），24 小时内 > 102.6μmol/L，48 小时内 > 153.9μmol/L，48 小时 > 205.2μmol/L 即应开始。

（2）换血：去除抗体和致敏红细胞，减少溶血，可置换出大量胆红素，预防核黄疸，并可纠正贫血。符合下列条件之一者即应进行：①产前已明确诊断，出生时血红蛋白低于 120g/L，伴水肿、肝脾大及心力衰竭者；②出生后 12 小时内胆红素上升，每小时 > 12mmol/L（0.7mg/dL），或已达到 342mmol/L（20mg/dL）者；③早产儿或上一胎溶血严重者，适应证应放宽。

Rh 不合溶血病，采用 Rh 系统与母亲相同、ABO 系统与新生儿相同的血液；ABO 不合溶血病，用 AB 型血浆和 O 型红细胞混合血。所用血液应与母亲血清无凝集反应。

四、护理

（一）主要护理诊断

（1）营养失调：低于机体需要量，与肠黏膜局部坏死致吸收障碍有关。

（2）潜在并发症：窒息，与呕吐、胃食管反流致呼吸道误吸有关。

（3）皮肤完整性受损：与腹泻次数过多引起皮肤破损有关。

（4）肠穿孔：与肠黏膜凝固性坏死、继发整个肠壁全层坏死有关。

（二）护理措施

（1）按新生儿一般护理常规护理。

（2）根据病情遵医嘱将患儿置辐射暖箱，行心电监护，建特护记录，患儿应取侧卧位，避免呕吐物吸入造成窒息。

（3）严格禁食，根据病情禁食 7 ~ 14 天。待病情好转，便潜血阴性，按医嘱开始喂养。先喂 5% 葡萄糖水 5mL，3 天后腹胀缓解遵医嘱喂奶，恢复饮食宜慎重，以免因饮食不当导致病情恶化。

（4）保证充足的热量和营养，按医嘱给予静脉高营养及输新鲜血、血浆，提高机体的抗病能力。

（5）密切观察病情，注意腹胀情况，观察记录呕吐物性质、量、次数，粪便性质及次数，有无血便、脱水、低钠、低钾及酸中毒症状，详细记录出入量。

（6）定时测量体温、脉搏、呼吸、血压，并观察神志改变，患儿出现精神萎靡、烦躁、嗜睡、面色发灰、血压下降等立即通知医师，备好抢救药物配合抢救。

（7）腹胀、呕吐严重者置胃管行胃肠减压，注意保持引流管通畅，观察记录引流物性质、颜色及量。

（8）定时翻身，避免皮肤压伤及肺部并发症。

（9）健康指导：合理喂养，注意保暖，防止感染，按时预防接种。

第六节　新生儿糖代谢紊乱

一、新生儿低血糖症

新生儿全血血糖低于 2.2mmol/L（40mg/dL），称为低血糖症。

（一）临床表现

症状多发生于出生后数小时至 1 周内，表现为嗜睡、拒乳、震颤、呼吸暂停、阵发性青紫、昏迷、眼球异常转动、多汗、抽搐、苍白、心动过速、体温不升等。也有表现激惹、兴奋和惊厥，以微小型和局限型惊厥发作为多见。另有一大部分为无症状性低血糖，尤其多见于早产儿。

（二）辅助检查

（1）空腹血糖：可空腹 4~6 小时。纸片法快速方便，可用作筛查。血标本应即时送检，放置过久因红细胞糖酵解及非特异性非糖类还原物质增加影响结果。

（2）血常规、尿常规、血钙、血镁测定：必要时做血、尿渗透压测定。

（3）持续和反复发作：低血糖应做血胰岛素、胰高糖素、T_4、TSH、生长激素、皮质醇测定，必要时做血、尿氨基酸及有机酸测定。

（三）治疗

（1）补充葡萄糖：对低血糖患儿，立即用 25% 葡萄糖 2 ~ 4mL/kg，小早产儿用 10% 葡萄糖 2mL/kg，按 1mL/min 的速度静脉滴注，随即继续滴入 10% 葡萄糖 3 ~ 5mL/（kg·h），要求葡萄糖滴入速度为 5 ~ 8mg/（kg·h）。如不能维持正常血糖水平则改为 15% 葡萄糖静滴，速度同前。如果血糖 > 2.2mmol/L（40mg/dL）且持续 1 ~ 3 天，则改为 5% 葡萄糖静滴，以后逐渐停止。在血糖值稳定以前，每日至少测血糖一次。

（2）激素治疗：如上述方法补充葡萄糖仍不能维持正常血糖水平，可给泼尼松 1mg/（kg·d），或氢化可的松 5mg/（kg·d），至症状消失 24 小时后停止。常规用数日至 1 周。

（3）高血糖素治疗：高血糖素 0.02 ~ 0.1mg/kg 肌注，必要时 6 小时后重复使用。

（4）肾上腺素、二氮嗪和生长素治疗：肾上腺素、二氮嗪和生长素对难以处理的慢性低血糖病例适用。

（5）饮食治疗对出生后有发生低血糖可能者，即使第一次化验血糖不低，也应口服或鼻饲 10% ~ 20% 葡萄糖，出生后 2 ~ 3 小时内喂奶，如追踪化验血糖降低时，则改为静滴 10% 葡萄糖。半乳糖血症患儿完全停止乳类食品，代以不含乳糖食品。亮氨酸过敏儿应限制蛋白类摄入。糖原累积症应昼夜喂奶。先天性果糖不耐受小儿，应限制蔗糖及水果汁。

二、新生儿高血糖症

新生儿血糖高于 7.0mmol/L（125mg/dL），称为高血糖症。

（一）临床表现

（1）高血糖不重者无临床症状。
（2）血糖增高显著者或持续时间长者可发生高渗血症，出现脱水、烦渴、多尿。
（3）严重高渗血症时，颅内血管扩张甚至颅内出血。

（二）辅助检查

（1）血糖增高，常出现糖尿。尿糖可为暂时性或持续数周至数月。
（2）尿酮体常为阳性或弱阳性。

（三）治疗

（1）医源性高血糖视病情暂时停用或减少葡萄糖入量，严格控制输液速度。

（2）重症高血糖伴有明显脱水表现，应及时补充液体及电解质，以降低血糖浓度及减少尿糖。

（3）空腹血糖浓度＞14mmol/L（250mg/dL），尿糖阳性或高血糖持续不见好转者，可试用胰岛素1～3U/（kg·d），并密切监测血糖，以防止低血糖症的发生。

（4）积极治疗原发病，祛除病因，控制感染，抗休克，做血气监测，及时纠正酮症酸中毒。

（四）预防控制葡萄糖输入的速度

注意以下几点：

（1）母亲分娩前及新生儿在产房复苏时用过葡萄糖者，入病房后先查血糖，然后决定输液速度。

（2）窒息、低体温等应激状态下，血糖往往不低，且易有高血糖，稀释药物用5%葡萄糖为宜。

（3）对早产儿、小于胎龄儿，尤其是中枢神经受损者，输糖速度宜＜5mg/（kg·min），并及时监测血糖、尿糖。

（4）全静脉营养的新生儿，补充热量不能单靠高浓度糖，应加用复合氨基酸和脂肪乳。

三、护理措施

糖尿病是终身性疾病，患儿必须学会将饮食控制、胰岛素治疗及运动疗法融入自己的生活；护士应帮助患儿及其家长熟悉各项治疗及护理措施，并提供有效的心理支持。

（一）饮食控制

食物的能量要适合患儿的年龄、生长发育和日常活动的需要，每日所需能量（卡）=1000+年龄×（80～100），对年幼儿宜稍偏高。饮食成分的分配为：碳水化合物50%、蛋白质20%、脂肪30%。全日热量分三餐，早、午、晚分别占1/5、2/5、2/5，每餐留少量食物作为餐间点心。当患儿游戏增多时可给少量加餐或适当减少胰岛素的用量。食物应富含蛋白质和纤维素，限制纯糖及饱和脂肪酸。每日进食应定时、定量，勿吃额外食品。饮食控制以能保持正常体重，减少血糖波动，维持血脂正常为原则。

（二）指导胰岛素的使用

（1）胰岛素的注射：每次注射时尽量用同一型号的1mL注射器以保证剂量的绝对准确。注射部位可选用股前部、腹壁、上臂外侧、臀部，每次注射须更换部位，一个月内不要在同一部位注射两次，以免局部皮下脂肪萎缩硬化。

（2）监测：根据血糖、尿糖监测结果，每2～3天调整胰岛素剂量一次，直至尿糖不超过"++"。鼓励和指导患儿及家长独立进行血糖和尿糖的监测，教会其用纸片法检测末梢血糖值。

（3）注意事项

防止胰岛素过量或不足：胰岛素过量会发生 Somogyi 现象，即在午夜至凌晨时发生低血糖，随即反调节激素分泌增加，使血糖陡升，以致清晨血糖、尿糖异常增高，只须减少胰岛素用量即可消除。当胰岛素用量不足时可发生清晨现象，患儿不发生低血糖，却在清晨5—9时呈现血糖和尿糖增高，这是因为晚间胰岛素用量不足，可加大晚间胰岛素注射剂量或将注射时间稍往后移即可。

根据病情发展调整胰岛素剂量：儿童糖尿病有特殊的临床过程，应在不同病期调整胰岛素用量。①急性代谢紊乱期：自症状初现到临床确诊约数日至数周，一般不超过1个月，除血糖增高、糖尿病和酮尿症外，部分患儿表现为酮症酸中毒，须积极治疗。②暂时缓解期：多数患儿经确诊和适当治疗后，临床症状消失、血糖下降、尿糖减少或转阴时，即出现暂时缓解期，此时胰岛细胞恢复分泌少量胰岛素，患儿对外源性胰岛素的需要量减少，这种暂时缓解一般持续数周，最长可达半年以上。③强化期：经过缓解期后，患儿出现血糖增高、尿糖不易控制现象，必须注意随时调整胰岛素用量，直至青春期结束为止。④永久糖尿病期：青春发育期后，病情渐趋稳定，胰岛素用量亦较固定。

（三）运动锻炼

糖尿病患儿应每天做适当运动，但注意运动时间以进餐1小时后、2～3小时以内为宜，不在空腹时运动，运动后有低血糖症状时可加餐。

（四）防治糖尿病酮症酸中毒

（1）密切观察病情变化，监测血气、电解质及血和尿液中糖和酮体的变化。

（2）纠正水、电解质、酸碱平衡的紊乱，保证出入量的平衡。

（3）协助胰岛素治疗，严密监测血糖波动。

（五）预防感染

保持良好的卫生习惯，避免皮肤的破损，坚持定期进行身体检查，特别是口腔、牙齿的检查，维持良好的血糖控制。

（六）预防合并症

按时做血糖、尿糖测定，根据测定结果调整胰岛素的注射剂量、饮食量及运动量，定期进行全面身体检查。

(七) 心理支持

针对患儿不同年龄发展阶段的特征，提供长期的心理支持，帮助患儿保持良好的营养状态、适度的运动，并建立良好的人际关系以减轻心理压力。指导家长避免过于溺爱或干涉患儿的行为，应帮助患儿逐渐学会自我护理，以增强其战胜疾病的自信心。

第七节　新生儿硬肿症

一、病因

新生儿体表面积相对较大，皮肤薄嫩，血管丰富，容易散热。棕色脂肪是新生儿体内特有的组织，它的代谢是新生儿在寒冷环境中亟须产热时的主要能量来源，而饥饿时的能量来源是白色脂肪。如小儿周围环境温度过低，散热过多，棕色脂肪容易耗尽，体温即会下降。新生儿严重感染时体温也会不升。这些情况下皮下脂肪都容易凝固而变硬，同时低温时周围毛细血管扩张，渗透性增加，易发生水肿，结果产生硬肿。

低体温对人体影响的研究还在不断深入，低体温时周围循环阻力下降，血液淤滞，组织缺氧。中心血循环量则减少，心率减慢，尿量减少。在复温过程中血循环量增加，如尿量不随之增加，可能引起心力衰竭，甚至发生肺水肿和肺出血。低体温时呼吸减慢，有时呼吸暂停，易发生呼吸性酸中毒，又由于营养进入量不足，造成代谢性酸中毒，因此重型硬肿症酸中毒也较重。低体温时糖代谢不完善，病初起可能出现高血糖，但由于糖消耗增高，继而发生低血糖。低体温时红细胞压积和血液黏稠度增高，血小板减少，肝素样物质也减少。种种原因都可引起凝血障碍，诱发弥漫性血管内凝血（DIC）。严重感染时由于休克更易发生 DIC。

二、临床表现

本症多发生在出生后 7～10 天内，体温不升，在 35℃以下，重症低于 30℃，体核温度（肛温）可能低于体表温度（腋温），皮肤和皮下组织出现硬肿，皮肤呈浅红色或暗红色，严重循环不良者可呈苍灰色或青紫色。硬肿发生顺序：小腿—大腿外侧—下肢—臀部—面颊—上肢—全身。有时只硬不肿，则皮肤颜色苍白，犹如橡皮，范围较局限，只影响大腿和臀部，这种情况常发生在感染性疾病引起的硬肿症。重型硬肿症可发生休克、肺出血和 DIC。

三、体征

本病常发生在寒冷季节，以出生后不久或1周内的婴儿多见，多有环境温度偏低，保暖不够的病史，由于早产、感染等因素引起者也见于夏季。患儿体温降至31～35℃，甚至26℃左右，可用我国自制的低体温计（30～40℃）检测。哭声低弱或不哭，不能吸吮，肢体自发动作少，皮肤先为深红色，后转为暗红色，严重者呈苍白或青紫。四肢和躯干冰冷，脉微弱不易扣及。皮肤和皮下组织先有水肿，以后变硬，严重者似硬橡皮样。硬肿先发生在小腿、面颊和肩部，以后大腿外侧、臀部、上肢也受累，甚至累及全身。因胸腹硬肿而发生呼吸困难，因面颊硬肿而不能张嘴。患儿心音低钝、心率减慢、反应低下、尿少甚至无尿，以后口鼻流出血性液体，发生肺出血而死亡。

四、辅助检查

（1）血常规：末梢血白细胞总数无明显变化，合并感染时白细胞总数及中性粒细胞可有不同程度的增高或降低。若中性粒细胞明显增高或减少者，提示预后不良。

（2）DIC筛选试验：对危重硬肿症拟诊DIC者应做以下6项检查：①血小板计数常呈进行性下降，约2/3的患儿血小板计数 $< 100 \times 10^9$/L（100 000/mm^3）；②凝血酶原时间：重症者凝血酶原时间延长，出生后日龄在4天内者大于或等于20秒，日龄在第5天以上者大于或等于15秒；③白陶土部分凝血活酶时间＞45秒；④血浆凝血酶时间：新生儿正常值19～44秒（年长儿16.3秒），比同日龄对照组大于3秒有诊断意义；⑤纤维蛋白原＜1.17g/L（117mg/dL），＜1.16g/L（160mg/dL）有参考价值；⑥3P试验（血浆鱼精蛋白副凝试验），出生后1天正常新生儿的65%纤溶活力增强，可有纤维蛋白降解产物（FDP），故3P试验可以阳性，24小时后仍阳性则不正常，但DIC晚期3P试验可转为阴性。

（3）血气分析：由于缺氧和酸中毒，血pH值下降，PaO$_2$降低，PaCO$_2$增高。

（4）血糖常降低，可有肌酐、非蛋白氮增高。

（5）超微量红细胞电泳时间测定：由于血液黏稠度增加，红细胞电泳时间延长。

（6）心电图改变：部分病例可有心电图改变，表现为Q-T延长、低血压、T波低平或S-T段下降。

五、其他检查

（一）硬肿症病情诊断分度

目前尚无统一意见。也有根据硬肿范围、一般状况、体温及有无休克、肺出血而分为轻、中、重度者。

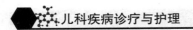

（二）皮肤硬肿范围诊断

按照皮肤硬肿范围大小分为轻、中、重三度。轻度：硬肿范围小于 30%；中度：硬肿范围在 30% ~ 50%；重度：硬肿范围大于 50%。

（三）硬肿症皮下脂肪韧度诊断分度

Ⅰ度，皮下脂肪稍硬，肤色轻度发红；Ⅱ度，水肿较明显，皮下脂肪弹性基本消失，肤色稍暗红；Ⅲ度，水肿明显，皮下脂肪弹性消失，似橡皮样坚硬，肤色暗红。

六、并发症

硬肿面积大，伴有多脏器功能衰竭，如循环衰竭、急性肾衰竭、肺出血、DIC 等，也可致高胆红素血症并促成胆红素脑病；代谢紊乱如低血糖、低血钙及代谢性酸中毒等。

七、治疗

（一）复温

复温是治疗的首要措施。①轻症患儿在温水浴后用预暖的棉被包裹，置于 24 ~ 26℃ 的暖室中，外加热水袋，水温从 40℃ 渐增至 60℃，体温可较快上升至正常。②中度和重度患儿可先安放在远红外线开放型保暖床上，将温度调节到高于小儿体温 1.5 ~ 2℃ 处，约每 30 分钟能使体温升高 1℃，随患儿体温的上升继续提高保暖床的温度，当体温达 34℃ 时可移至封闭式保暖箱中，保持箱温在 35℃ 左右。为减少辐射失热，在稍离小儿身体的周围罩一透明塑料布。将头面部露出塑料布外，头上戴一小帽保暖。③除上述方法外还可采用温水浴、温盐水灌肠各种方法。④如正在用静脉补充液体或高营养液时可在瓶的周围用热毛巾包裹，使进入体内的液体有一定的温度。⑤供给的氧也要预热。

（二）营养和液体

要保证供应足够的热卡和液体，开始时热卡至少应达到基础代谢的需要，以后渐加至正常需要量。液体量一般控制在 60 ~ 80mL/（kg·d），缓慢滴入，速度约 4mL/（kg·h），因低温时心肾功能降低，输液量不宜过多。对低血糖小儿适当提高葡萄糖进入量。

（三）药物治疗

（1）对心肾功能较差者可给多巴胺和多巴酚胺等心血管活性药物，多巴胺宜用小剂量 2 ~ 5μg/（kg·min）静脉滴入，因小剂量有扩张肾、脑血管的作用，可以增加尿量。

多巴酚胺有增加心肌收缩的作用，但不加快心率，剂量 2.5 ~ 5μg（kg·min）静脉滴入，可与多巴胺合用。也可用其他药物如山莨菪碱，静注每次 0.1 ~ 0.2mg/kg，15 分钟 1 次，3 ~ 4 次。若面色、心率好转即可以 1 ~ 2mg/d 静滴维持，继续治疗 1 周。

（2）抗生素的应用：对感染性疾病引起的硬肿症尤为重要，对肾脏毒性较大的药物尽可能少用。寒冷损伤综合征虽可能发生呼吸道感染，但不宜用广谱抗生素预防。

（3）肝素治疗：第一次剂量 1.5mg/kg 静注，以后每 6 小时静滴 0.5 ~ 1.0mg/kg，至凝血酶原时间和凝血时间正常后渐减少给药次数，7 天为一疗程。

（4）中药：以温阳祛寒、活血化瘀为主，可静滴丹参、红花、附子注射液，或用川芎、红花注射液，或复方桃红注射液，缓慢静滴，每日 2 次。

（5）基因检测：基因来自父母，几乎一生不变，但由于基因的缺陷，对一些人来说天生就容易患上某些疾病，也就是说人体内一些基因型的存在会增加患某种疾病的风险，这种基因就叫疾病易感基因。

基因检测是用专用采样棒从被测者的口腔黏膜上刮取脱落细胞，通过先进的仪器设备，科研人员就可以从这些脱落细胞中得到被测者的 DNA 样本，对这些样本进行 DNA 测序和 SNP 单核苷酸多态性检测，就会清楚地知道被测者的基因排序和其他人有哪些不同，经过与已经发现的诸多种类疾病的基因样本进行比对，就可以找到被测者的 DNA 中存在哪些疾病的易感基因。通过基因检测，可向人们提供个性化健康指导服务、个性化用药指导服务和个性化体检指导服务，就可以在疾病发生之前的几年甚至几十年进行准确的预防，而不是盲目地保健。人们可以通过调整膳食营养、改变生活方式、增加体检频度、接受早期诊治等多种方法，有效地规避疾病发生的环境因素。

基因检测不仅能提前告诉我们有多高的患病风险，而且还可能明确地指导我们正确地用药，避免药物的伤害，将会改变传统被动医疗中的乱用药、无效用药和有害用药及盲目保健的局面。

八、预防措施

预防重于治疗，做好围生期保健工作，加强产前检查，减少早产儿的发生。寒冷季节和地区应为产房装配保暖设备。新生儿一旦娩出即用预暖的毛巾包裹，移至保暖床上处理。对高危儿做好体温监护。积极早期治疗新生儿感染性疾病，以免发生硬肿症。

九、预后

个别地区硬肿症仍为新生儿死亡的重要原因之一。凡体温低于 30℃，硬肿面积在 50% 以上，早产儿和严重感染引起本症时病死率高。肺出血常是致死的原因。

十、护理措施

按高危新生儿一般护理常规护理。

根据患儿胎龄、日龄、体重、分娩史等情况，制订合理的复温计划。根据患儿的体温、脉搏、呼吸、硬肿的部位、面积和程度、哭声、肌张力、尿量及四肢末梢循环的情况进行护理。

复温方法。

（1）轻、中度硬肿：将肛温在 30 ~ 34℃的患儿置于 30℃的暖箱内，通过暖箱的自控调温装置或人工调节暖箱 30 ~ 34℃。调节时应每小时提高箱温 1℃，使患儿在 6 ~ 12 小时内恢复正常体温。基层医疗单位可用热水袋、热炕、电热毯等保暖。

（2）重度硬肿：肛温＜ 30℃者，先将患儿置于比体温高 1 ~ 2℃的暖箱中开始复温，每小时监测肛温 1 次，并提高暖箱温度 1℃，使患儿体温于 12 ~ 24 小时恢复正常。根据患儿胎龄及体温恢复情况，将箱温调至适中温度。如无条件者可采用母体怀抱复温或热水袋保暖。

（3）重度硬肿症患儿亦可采用远红外线辐射床（开放式暖箱）快速复温。床面温度从 30℃开始，每 15 ~ 30 min 升高体温 1℃。随体温升高逐渐调高远红外线辐射台的温度（最高 33℃）。恢复正常体温后将患儿置于已预热至适中温度的暖箱中。远红外线抢救台床温易受对流影响，应以塑料薄膜覆盖患儿上方。

合理喂养，保证热量供给。能吸吮者可经口喂养，吸吮无力者可用滴管、鼻饲或静脉营养。

严格控制输液速度，应用微量输液泵控制滴速，以防止输液速度过快引起心力衰竭和肺出血。认真记录输入量，包括每分钟滴数。

预防感染，加强消毒隔离，定时进行空气、暖箱消毒。医护人员严格遵守操作规范，保持患儿皮肤完整，不受损伤。

认真观察病情，详细记录特护记录单，注意皮肤硬肿范围、体温、哭声、心率、呼吸等，有异常情况立即报告医生，备好必要的抢救药物和设备（如多巴胺、肝素、止血敏、速尿等药物及氧气、吸引器、复苏气囊、呼吸机等），一旦病情发生突变，应分秒必争组织有效的抢救。

做好卫生宣教工作，介绍有关保暖、喂养、预防感染、预防接种等育儿知识。介绍有关硬肿症的疾病知识，嘱母亲坚持排乳，保持母乳喂养及排乳通畅。

第十章　儿童营养支持

第一节　儿童营养基础

一、营养素与膳食营养素参考摄入量

营养是指人体获得和利用食物维持生命活动的整个过程。食物中经过消化、吸收和代谢能够维持生命活动的物质称为营养素。膳食营养素参考摄入量（DRIs）包括4项内容：平均需要量（EAR）是某一特定性别、年龄及生理状况群体中对某营养素需要量的平均值，摄入量达到EAR水平时可以满足群体中50%个体对该营养素的需要，而不能满足另外50%个体的需要；推荐摄入量（RNI）可以满足某一特定性别、年龄及生理状况群体中绝大多数（97%~98%）个体的需要；适宜摄入量（AI）是通过观察或实验获得的健康人群某种营养素的摄入量，可能高于RNI，不如RNI精确；可耐受最高摄入量（UL）是平均每日可以摄入该营养素的最高量。当摄入量超过UL时，发生不良反应的危险性增加。

营养素分为能量、宏量营养素（蛋白质、脂类、糖类或称碳水化合物）、微量营养素（矿物质，包括常量元素和微量元素、维生素）、其他膳食成分（膳食纤维、水）。

儿童由于生长发育快，对营养需求高，而自身消化吸收功能尚不完善，正确的膳食行为有待建立，处理好这些矛盾对儿童健康成长十分重要。

（一）儿童能量代谢

人体能量代谢的最佳状态是达到能量消耗与能量摄入的平衡，能量缺乏和过剩都对身体健康不利。儿童总能量消耗量包括基础代谢率、食物的热力作用、生长、活动和排泄5个方面。能量单位是千卡（kcal），或以千焦（kJ）为单位，1kcal=4.184kJ，或1kJ=0.239kcal。

1. 基础代谢率（BMR）

儿童基础代谢的能量需要量较成人高，随年龄增长逐渐减少。大脑能量需求在全身器官中处于优先地位。婴儿的基础代谢率约为55kcal/(kg·d)，12岁时每日约需30kcal/(kg·d)，成人时为25~30kcal（kg·d）。

2. 食物热力作用（TEF）

指由于进餐后几小时内发生的超过 BMR 的能量消耗，主要用于体内营养素的代谢。与食物成分有关，糖类食物的食物热力作用为本身产生能量的 6%，脂肪为 4%，蛋白质为 30%。婴儿食物含蛋白质多，食物热力作用占总能量的 7% ~ 8%，年长儿的膳食为混合食物，其食物热力作用为 5%。

3. 活动消耗

儿童活动所需能量与身体大小、活动强度、活动持续时间、活动类型有关。故活动所需能量个体波动较大，并随年龄增加而增加。当能量摄入不足时，儿童首先表现为活动减少。

4. 排泄消耗

正常情况下未经消化吸收的食物的损失约占总能量的 10%，腹泻时增加。

5. 生长所需

组织生长合成消耗能量为儿童特有，生长所需能量与儿童生长的速度成正比，即随年龄增长逐渐减少。

一般认为基础代谢占能量的 50%，排泄消耗占能量的 10%，生长和运动所需能量占 32%，食物的 TEF 占 7% ~ 8%。婴儿能量 RNI 为 95 kcal（397.48 kJ）/（kg·d），1 岁后以每岁计算。

（二）宏量营养素

1. 糖类

糖类为供能的主要来源。常用可提供能量的百分比来表示糖类的适宜摄入量。2 岁以上儿童膳食中，糖类所产的能量应占总能量的 55% ~ 65%。保证充分糖类摄入，提供合适比例的能量来源是重要的，如糖类产能 ≥ 80% 或 < 40% 都不利于健康。糖类主要来源于粮谷类和薯类食物。

2. 脂类

脂类为脂肪（甘油三酯）和类脂，是机体的第二供能营养素。人体不能合成，必须由食物供给的脂肪酸称为必需脂肪酸，如亚油酸、亚麻酸。亚油酸在体内可转变成亚麻酸和花生四烯酸，故亚油酸是最重要的必需脂肪酸。α - 亚麻酸可衍生多种不饱和脂肪酸，包括二十碳五烯酸（EPA）和二十二碳六烯酸（DHA）。这些必需脂肪酸对细胞膜功能、基因表达、防治心脑血管疾病和生长发育都有重要作用。不饱和脂肪酸对脑、视网膜、皮肤和肾功能的健全十分重要。必需脂肪酸主要来源于植物，亚油酸主要存在于植物油、坚果类（核桃、花生），亚麻酸主要存在于绿叶蔬菜、鱼类脂肪及坚果类。母乳含有丰富的必需脂肪酸。脂肪供能占总能量的百分比（AI）：6 个月以下占婴儿总能量的 45% ~ 50%，

6 个月 ~ 2 岁为 35% ~ 40%，2 ~ 7 岁为 30% ~ 35%，7 岁以上为 25% ~ 30%。

3. 蛋白质

除需要有与成人相同的 8 种必需氨基酸外，组氨酸是婴儿的必需氨基酸，胱氨酸、酪氨酸、精氨酸、牛磺酸对早产儿可能也必不可少。蛋白质氨基酸的模式与人体蛋白质氨基酸模式接近的食物，生物利用率就高，称为优质蛋白质。优质蛋白质主要来源于动物和大豆蛋白质。蛋白质主要功能是构成机体组织和器官的重要成分，次要功能是供能，占总能量的 8% ~ 15%。1 岁内婴儿蛋白质的 RNI 为 1.5 ~ 3g/（kg·d）。婴幼儿生长旺盛，保证优质蛋白质供给非常重要，优质蛋白质应占 50% 以上。为满足儿童生长发育的需要，应首先保证能量供给，其次是蛋白质。宏量营养素应供给平衡，比例适当，否则易发生代谢紊乱。如儿童能量摄入不足，机体会动用自身的能量储备甚至消耗组织以满足生命活动能量的需要。相反，如能量摄入过剩，则能量在体内的储备增加，造成异常的脂肪堆积，与成年期慢性疾病和代谢综合征有关，是当前要特别重视的问题。

（三）微量营养素

1. 矿物质

（1）常量元素：在矿物质中，人体含量大于体重的 0.01% 的各种元素称为常量元素，如钙、钠、磷、钾等。其中钙的含量最多，婴儿期钙的沉积高于生命的任何时期，2 岁以下每日钙在骨骼增加约 200mg，非常重要。乳类是钙的最好来源，大豆是钙的较好来源。

（2）微量元素：在体内含量很低，含量绝大多数小于人体重的 0.01%，须通过食物摄入，具有十分重要的生理功能，如碘、锌、硒、铜、钼、铬、钴、铁、镁等，其中铁、碘、锌缺乏症是全球最主要的微量营养素缺乏病。必需微量元素是酶、维生素必需的活性因子，构成或参与激素的作用，参与核酸代谢。

2. 维生素

维生素是维持人体正常生理功能所必需的一类有机物质，在体内含量极微，但在机体的代谢、生长发育等过程中起重要作用。一般不能在体内合成，维生素 D、部分 B 族维生素及维生素 K 例外，或合成量太少，必须由食物供给。分为脂溶性和水溶性两大类。对儿童来说，维生素 A、维生素 D、维生素 C、维生素 B 是容易缺乏的维生素。

（四）其他膳食成分

1. 膳食纤维

膳食纤维主要来自植物的细胞壁，是不被小肠酶消化的非淀粉多糖。功能：吸收大肠水分，软化粪便，增加粪便体积，促进肠蠕动等。膳食纤维在大肠被细菌分解，产生短链脂肪酸，降解胆固醇，改善肝代谢，防止肠萎缩。婴幼儿可从谷类、新鲜蔬菜、水果中获得一定量的膳食纤维。

2. 水

儿童对水的需要量与能量摄入、食物种类、肾功能成熟度、年龄等因素有关。婴儿新陈代谢旺盛，水的需要量相对较多，为150mL/（kg·d），以后每3岁减少约25mL（kg·d）。

二、小儿消化系统功能发育与营养关系

儿科医生掌握与了解小儿消化系统解剖发育知识非常重要，如吸吮、吞咽的机制，食管运动，肠道运动发育，消化酶的发育水平等，可正确指导家长喂养婴儿，包括喂养的方法、食物的量以及比例等。

（一）消化酶的成熟与宏量营养素的消化、吸收

1. 蛋白质

出生时新生儿消化蛋白质能力较好。胃蛋白酶可凝结乳类，出生时活性低，3个月后活性增加，18个月时达成人水平。生后1周胰蛋白酶活性增加，1个月时已达成人水平。生后几个月小肠上皮细胞渗透性强，有利于母乳中免疫球蛋白的吸收，但也会增加异体蛋白、毒素、微生物以及未完全分解的代谢产物吸收机会，产生过敏或肠道感染。因此，对婴儿，特别是新生儿，食物的蛋白质摄入量应有一定的限制。

2. 脂肪

新生儿胃脂肪酶发育较好，而胰脂肪酶几乎无法测定，2～3岁后达成人水平。母乳的脂肪酶可补偿胰脂肪酶的不足，故婴儿吸收脂肪的能力随年龄增加而提高。

3. 糖类

0～6个月婴儿食物中的糖类主要是乳糖，其次为蔗糖和少量淀粉。肠双糖酶发育好，消化乳糖好。胰淀粉酶发育较差，3个月后活性逐渐增高，2岁达成人水平，故婴儿生后几个月消化淀粉能力较差，不宜过早添加淀粉类食物。

（二）与进食技能有关的消化道发育

1. 食物接受的模式发展

婴儿除受先天的甜、酸、苦等基本味觉反射约束外，通过后天学习形成味觉感知。婴儿对能量密度较高的食物和感官好的食物易接受，一旦对能量味觉的指示被开启后再调节摄入是很困难的，这可能是肥胖发生的原因之一。儿童对食物接受的模式源于对多种食物

刺激的经验和后天食物经历对基础味觉反应的修饰，这说明学习和经历对儿童饮食行为建立具有重要意义。

2. 挤压反射

新生儿至 3 ~ 4 个月婴儿对固体食物出现舌体抬高、舌向前吐出的挤压反射。婴儿最初的这种对固体食物的抵抗可被认为是一种保护性反射，其生理意义是防止吞入固体食物到气管发生窒息，在转乳期用勺添加新的泥状食物时注意尝试 8 ~ 10 次才能成功。

3. 咀嚼

咀嚼和吞咽是先天性的生理功能，咀嚼功能发育需要适时的生理刺激，加上后天学习训练。转乳期及时添加泥状食物是促进咀嚼功能发育的适宜刺激，咀嚼发育完善对语言的发育也有直接影响。后天咀嚼行为的学习敏感期在 4 ~ 6 个月。有意训练 7 个月左右婴儿咬嚼指状食物、从杯中喂水，9 个月始学用勺自喂，1 岁学用杯喝奶，均有利于儿童口腔发育成熟。

第二节　肠内营养支持

一、适应证

第一，饮食摄取量不足。先天性胃肠道畸形、吸吮和吞咽功能障碍、头部创伤和大面积面部烧伤、肿瘤、厌食及抑郁症。

第二，消化道疾病。急慢性胰腺炎、慢性腹泻病、肝胆疾病、炎性肠病（IBD）、严重的胃食管反流病、短肠综合征（SBS）、自身免疫性肠病、消化道动力障碍、消化道病变导致营养摄入不足或营养吸收不良。

第三，危重病或手术后营养不良。

第四，慢性病导致生长发育迟缓或高代谢状态。心肺疾病、肾衰竭、肿瘤、烧伤、代谢性疾病及神经系统疾病。

第五，需营养支持治疗的其他疾病。

二、禁忌证

（一）绝对禁忌证

麻痹性或机械性肠梗阻，小肠梗阻、穿孔，以及坏死性小肠结肠炎（NEC）。

（二）相对禁忌证

中毒性巨结肠、肠道动力功能障碍、腹膜炎、消化道出血、高输出的肠瘘、严重呕吐及顽固性腹泻。因胃肠道内少量的营养物质（营养喂养）仍可促进肠道灌注、释放肠道激素并改善肠道屏障功能。在这些疾病状况下，可提供少量肠内营养，最大限度地提高患儿对肠内营养的耐受性，并给予肠外营养以纠正营养缺失。

三、营养途径

选择肠内营养时，根据患儿的年龄、消化道解剖及功能，预计肠内营养时间和发生误吸的风险进行综合评估，选择经口、鼻胃管、鼻十二指肠管、鼻空肠管、胃造瘘管或胃空肠造瘘管喂养。

（一）经口营养

评估患儿经口喂养途径安全可靠时，给予高热能的营养配方喂养。

（二）鼻胃管

不能通过安全可靠的经口喂养途径获得充足的营养，评估肠内营养时间＜ 12 周，无误吸风险的患儿。

1. 置管方法

尽可能选择最小直径的导管，将导管固定到脸颊而不是鼻，测量鼻—耳—剑突下—脐的距离。导管的直径越小，越有可能需要导丝引导。

2. 导管位置确认

抽吸胃内容物，检测回抽液 pH 值，于鼻孔处检查导管的刻度，听诊器听诊。

3. 营养策略

使用高能量密度配方（0.8kcal/mL），可先用奶瓶喂养，如有剩余的配方则经导管喂养，能顺利从持续输注过渡至间断喂养。

（三）鼻十二指肠管或鼻空肠管

评估患儿肠内营养时间＜ 12 周，有误吸风险、严重胃食管反流、胃排空延迟的患儿。

1. 置管方法

（1）盲法置管：插入的导管长度为鼻—耳—剑突下—脐的距离加 5 ~ 10cm，鼓励患儿饮水或用注射器缓慢注水，用水辅助导管漂浮，利于导管通过幽门进入小肠。

（2）Cortrak 装置下置管：无须测量导管长度，可根据屏幕图像调整导管到目的位置。如患儿呕吐，可插入探针，重新定位。

2. 导管位置确认

盲法置管后 4～6 小时腹部 X 线检查确定导管位置，Cortrak 装置屏幕图像可定位。

（四）胃造瘘管

当预计患儿需要较长时间（＞12 周）的肠内营养而无吸入风险时，选择胃造瘘术。胃造瘘的最佳时机应不少于 4～6 周或更长时间。一些成人研究比较了鼻胃管和胃造瘘管喂养的临床效果发现，鼻胃管喂养不适及并发症（刺激、溃烂、出血、移位及堵塞）的发生率比胃造瘘管的高，胃造瘘管喂养可提高营养功效，易于接受，降低胃食道反流和吸入发生率，从而提高生活质量。目前，经皮内镜下胃造瘘术（PEG）在很大程度上取代了手术胃造瘘。

1. PEG 的置管方法

术前禁食（固体食物 6 小时、母乳 4 小时、水 2 小时），在全身麻醉下进行，术前给予单剂量静脉广谱抗生素。胃镜进入胃后，温和地吹入空气，在前腹壁上标记透光点。消毒前腹壁皮肤，于前腹壁透光标记点做一个约 0.5cm 的皮肤切口。内镜直视下，套管针经皮肤切口穿刺进入胃内，拔出针芯，置入导丝。内镜下钳取导丝，退出口腔外。选择适当类型和大小的 PEG 导管与导丝连接，从前腹部处牵拉导丝，导管通过患儿的口—咽—食管到达胃内。调节导管松紧度，固定于前腹部皮肤，胃镜检查确认导管位置。术后给予 2 个剂量静脉抗生素。

2. PEC 的护理

术中和术后 6 小时应用静脉抗生素。术后禁食 6～24 小时，随后导管内一次性用 60 mL 生理盐水或口服电解质溶液（ORS）。每次喂养后用 15 mL 水冲洗，如管道堵塞可试用苏打水。清洁和旋转导管 180° 1～2 次 / 天。如出现肉芽组织，局部用硝酸银烧灼。术后 7 天可盆浴，2 周后可游泳。可俯卧（如局部有刺激表现，可在导管周围放置泡沫垫）。PEG 术后＜6 周，如导管意外脱出，须借助 X 线检查判断导管位置。PEG 后 8～12 周可置换成纽扣导管。

（五）空肠造瘘管

评估肠内营养时间＞12 周，有误吸风险，须直接小肠喂养，反复鼻空肠置管失败不能耐受手术或既往多次胃肠手术的患儿。

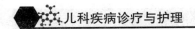

1. 置管方法

外科手术置管或经皮内镜下空肠造瘘术（PEJ），操作技术与 PEG 相似，但解剖学不确定，也可与外科医生合作，在腹腔镜辅助下完成。

2. 导管位置确认

手术中或胃镜下确认。

四、配方的组分

推荐饮食摄入量（RDAs）可作为指南指导宏观和微观肠内营养的需要量。新的指南或 DRIs 包含钙、磷、维生素 D、镁、氟化物、维生素 B_1、维生素 B_2、烟酸、维生素 B_6、维生素 B_{12}、叶酸、泛酸、生物素和复合维生素 B。RDAs 针对健康人群的指南应用于患有急性或慢性疾病的患儿，可能要做适当的调整。决定肠内营养的总液体量是非常重要的，特别是那些需要高热卡和高蛋白配方的患儿，以及那些损失量增多，但因神经损伤不会自己说口渴的患儿。如果一个患儿同时接受肠外营养和肠内营养，在需要补充某些特殊的营养素时，通过肠外营养加入比肠内营养更好。

（一）肠内营养配方

肠内营养配方是为了满足特定人群的需要而设计的方案，这时所提供的液体能够满足机体的液体需要。那些有液体或能量限制的患儿不能接受足够的维生素、电解质和矿物质，这时只能给患儿少量体积的营养配方。总之，原始的配方所包含的内容物是不改变的，它适合绝大多数病情稳定的患儿；而半要素或要素配方则适合有特别临床需要的患儿，如吸收障碍、病情严重或其他胃肠道损伤。特定年龄的配方主要是给早产儿、足月儿、婴幼儿和 < 10 岁的患儿。> 10 岁的儿童和青少年常用成年人的配方。若将成人配方应用于儿童，则需要仔细分析以保证患儿饮食平衡，能够满足所有微量元素的需要，不会提供过多的电解质或蛋白质。在某些病例中，添加某些营养素是有必要的，因为它们能够对患者的渗透压和耐受性产生影响。尽可能采用标准配方，因为标准配方中各种营养素的确切成分是已知的，且出错的概率非常低。密闭的肠内喂养系统，细菌感染的概率非常低。

（二）脂肪

配方中的脂肪由长链甘油三酯（LCT）和中链甘油三酯（MCT）组成。它的热卡接近于 9kcal/g。当需要给患者高热卡饮食时，脂肪是提高热卡最简单的方式并能改善口感，对渗透压没有明显的影响。另外，必需脂肪酸应占总热卡的 3% ~ 4% 以防止必需脂肪酸缺乏。膳食中的脂肪主要是 LCT，有脂肪吸收障碍的患儿，应确定导致患者脂肪吸收障碍的原因，这样才能够配置适合患儿的脂肪液。当胰腺、胆或肠道病变损害了 LCT 的消化吸收时，可选用 MCT，它的热卡是 8.3 kcal/g，且不需要胰腺脂肪酶和胆盐的存在。所以，对于那些难以消化和吸收 LCT 的患儿，MCT 是重要的热卡来源。它们在小肠胰脂肪酶的存在下能够快速水解，吸收后直接到循环系统。MCT 的有效吸收率是 LCT 的 4 倍。当 MCT 和 LCT 同时存在于膳食中时，LCT 的吸收会有所下降，但是所吸收的总脂肪量比膳食中只有两者中任何一种的吸收量大。如果给具有正常消化功能的患者应用 MCT，MCT 脂解作用释放出来的甘油和游离脂肪酸会导致渗透性腹泻。当 LCT 和 MCT 同时被用来提高热卡，前者的口感比后者更容易为患者接受。MCT 液容易黏附在胶袋上，如果管理不正确，就会浪费很多营养物质。

鱼油包含二十碳五烯酸（EPA）和二十二碳六烯酸（DHA），这是 n-3 脂肪酸较好的来源。EPA 是前列腺素、白细胞三烯和血栓素的前体。蔬菜油则是 n-6 脂肪酸的重要来源，n-6 脂肪酸是花生四烯酸（AA）和类花生酸类物质的前体，AA 则是重要的炎症介质，所以 n-6 脂肪酸是促进炎症反应的脂肪酸。饮食中富含 n-3 脂肪酸能够降低细胞因子的产生，更有利于治疗患有风湿性关节炎和克罗恩病的患儿。在患有癌症和病情较重的患者身上，可观察到患者的感染减少，而且感染持续的时间缩短。

长链多不饱和脂肪酸（LCPUFA）特别是 AA 和 DHA 能够快速地渗透入胎儿的视网膜和大脑的结构性脂肪。早产儿和足月儿母乳中的 AA 和 DHA 的含量没有差别，而且在泌乳的第 1 个月，母乳中 LCPUFA 的含量并不会下降。所以早产儿对 LCPUFA 有比较高的需求量，所有补充了 LCPUFA 的婴儿，视觉和认知功能都有所改善。按照推荐的要求给患者采用 LCPUFA 治疗之前，我们还需要更详细的资料。脂肪吸收系数随年龄变化而变化：早产儿是 67%，婴儿是 83%，幼儿到成人是 93%。为防止必需脂肪酸（EFA）的缺乏，配方中应添加亚麻酸和蔬菜油。

（三）碳水化合物

碳水化合物能够提供能量，从而提高氮的利用。在绝大多数营养配方中，碳水化合物包括水解玉米淀粉（多聚葡萄糖）、麦芽糖糊精、玉米糖浆（CSS）和蔗糖。水解玉米淀粉与玉米淀粉的区别在于水解的程度不同。葡萄糖可显著提高营养配方的渗透压，多聚葡萄糖只相当于葡萄糖渗透压的 1/5。膳食纤维（大豆、阿拉伯胶、瓜尔胶、胶质等）也能够加入配方中，有利于大便的排出，可降低血清中胆固醇，预防肥胖，降低发生冠心病和糖尿病的风险等。左旋低聚糖是可以消化的碳水化合物，广泛存在于食物中（香蕉、西红柿、小麦等），在小肠中不能被消化，而在结肠中发酵产生短链脂肪酸（SCFA），SCFA 能够被吸收，是结肠的主要能源物质，能够促进钠和水的吸收。碳水化合物吸收不良会导致渗透性腹泻。大便实质减少且 pH 值下降，可诊断机体对碳水化合物不耐受。吸收不良的病例中，大便 pH 值偏酸，大便实质减少 25% ~ 50%。

(四) 蛋白质

蛋白质在肠腔内消化成多肽，多肽被小肠上皮细胞的刷状缘和胞质内水解酶水解成自由氨基酸。1/4 的蛋白质以多肽形式摄入。氨基酸和多肽的摄入不存在竞争，黏膜损伤的患者，氨基酸和多肽的联合应用是有利的。蛋白质包括氨基酸、蛋白水解物、多肽和完整蛋白质（大豆、牛奶）。蛋白质应该可以应用于所有的患者，除非他们患有特别的蛋白质过敏或吸收不良。蛋白质的口感较好而且价格低廉，且不增加渗透压；蛋白质的水解明显影响了口感，而且自由氨基酸能够增加配方的渗透压。多肽与自由氨基酸的混合液更容易吸收且为机体所耐受。有文章报道，在膳食中加入多肽，肠道黏膜的损伤减少，而且黏膜的功能和结构升高。绝大多数配方的组分来自牛奶蛋白质，蛋白质水解产物配方则可应用于对牛奶蛋白质过敏的患儿。患严重食物过敏且不能耐受上面配方的患儿可选用以氨基酸为基础的配方治疗。给有吸收障碍的患儿采用含有多肽的配方治疗，可以取得较好的效果。

将一定数量的氨基酸按理论上合适的比例加入营养配方中。谷氨酰胺是自然形成的氨基酸，对病情危重的患者，在一定的条件下是必需氨基酸，它是细胞（如肠上皮细胞和淋巴细胞）分裂时的主要能量来源。在应激条件下，谷氨酰胺的血清水平和骨骼肌中的储存量下降。所有牛奶和大豆蛋白质配方中都含有谷氨酰胺。在对低出生体重（LBW）早产儿的研究中发现，给 LBW 早产儿应用补充了谷氨酰胺的配方，这些早产儿对它的耐受性较好。但是，在给癌症患者补充谷氨酰胺后，却发现相矛盾的结果，患者口腔黏膜病变的发生率和黏膜炎的严重性较没有补充谷氨酰胺的患者严重。

当患者处在受伤、应激和快速生长的状态时，精氨酸是另外一种条件性必需氨基酸，它有助于伤口的愈合和免疫功能的恢复。牛磺酸也是一种条件性必需氨基酸，它参与了免疫功能、胆汁酸和中枢神经系统的代谢过程，所有的早产儿和婴儿的营养配方中都含有牛磺酸，但是添加了牛磺酸的配方对生长却没有有效作用。

在每一个活细胞里都可以找到核苷酸，母乳中含有核苷酸。核苷酸具有激素调节因子和辅酶的作用。正常生理状态下核苷酸由肝脏合成。在应激状态下，大量的核苷酸并不是由机体合成，而是需要外源性补充的。核苷酸能够增强对疫苗的反应，提高机体的抗体水平。因此，自 1983 年起，在婴儿的配方中添加了核苷酸。

为了提高蛋白质的有效利用率，蛋白质不作为能量来源，氮与热卡的比例是 1g 氮：150 ~ 200kcal 非蛋白热量（蛋白质：非蛋白热量 =1 g：24 ~ 32kcal）。

(五) 维生素、矿物质和微量元素

RDAs 推荐的维生素、矿物质和微量元素的需要量贯穿于整个生命过程。新生儿中维生素和矿物质的需要量因妊娠期的长短和出生体重的不同而不同，且婴儿需要量以健康母乳喂养的婴儿的摄入量为基础。如果足月婴儿用商业配方喂养，那么他不需要额外补充维

生素，但是母乳喂养的婴儿则须补充维生素 D 和铁剂。素食妇女所生婴儿，需要补充多种维生素，特别是维生素 D 和维生素 B。体重＜2000g 的婴儿应补充维生素 E 25～50IU/d。补充维生素 A 的作用（3 次 / 周，每次 5000 IU，治疗 4 周）已经在超低出生体重（ELBW）婴儿中得到证明，这些婴儿患慢性肺部疾病的发病率轻微下降，维生素 A 缺乏减少。

铁的补充应该从出生后第 2 周就开始。需要大量输血的婴儿应该推迟 2 个月补充铁。所有出生体重介于 1500～2500g 的婴儿应该给予 2～3mg/（kg·d）的铁以满足铁的需求。出生体重低于 1500g 的早产儿应该给 4mg/（kg·d）的铁剂，接受（促）红细胞生成素的患儿应该给予 6mg/（kg·d）的铁剂。SAG 患儿出生时铁的储备是下降的，这使得他们易发生铁缺乏。AAP 强烈推荐在婴儿的营养配方中加入铁增强剂以减少缺铁性贫血的发生。该协会推荐应该给所有的婴儿营养配方添加铁剂，浓度高达 12mg/L，且应给 4～6 个月大的孩子添加谷类饮食。与足月儿相比，钙和磷的需求在早产儿是比较高的。

RDAs 也同样应用于决定 1 岁或稍年长的儿童和青少年的维生素和矿物质的需求。需求量由营养缺乏的临床和生化指数及肠道的吸收状况来决定。绝大多数大于 1 岁的儿童不需要每天补充多种维生素，除非他们的饮食是不完善的。众所周知，通常儿童的钙和锌的摄入量比 RDAs 推荐的要低。患有某些特殊疾病的患者，可能对维生素和矿物质的需求大于 RDAs。

五、配方选择

不同年龄和不同疾病需要不同的营养配方。过去的 10 年，儿童营养配方得到了发展。早产儿因特殊的营养需求，配方总热卡为 80kcal/100mL，这能使其生长达到宫内的生长速度，并促进神经系统的发育；另一个不同是乳糖仅占总碳水化合物的 40%～50%，这是因为早产儿肠道乳糖酶的活性较低，余下的碳水化合物为葡萄糖多聚体，多聚体容易被消化和吸收；早产儿配方中蛋白质比成人配方高 50%，乳清、酪蛋白的比例是 6∶4，氨基酸含量接近母乳；配方中 LCT、MCT 各占 50%，早产儿胆酸浓度和胰脂肪酶活性均较低，MCT 更易吸收；钙和磷的浓度较高，用以支持骨的钙化；维生素 A、维生素 E、维生素 D 及电解质的浓度较高，这是因为患儿对这些营养素的需要量大而体内的储存量少；配方中还加强铁剂的补充。根据出生体重和摄入量的多少，须补充多种维生素。早产儿使用早产儿配方直到体重达 2～3kg 或满 36 周龄。

早产母乳比足月母乳中含更多的蛋白质、钠、镁、铁，但营养仍不全面。应该联合早产儿配方，保证早产儿获得足够的营养。

母乳对足月儿来说是最好的营养来源。标准的婴儿配方以无限接近母乳的营养成分为目标，在第一年能够替代或补充母乳，它以牛奶为基础，乳清和酪蛋白的比例为 6∶4。某些婴儿配方中添加了核苷酸；婴儿配方中含 100% 的乳糖，乳糖能促进钙的吸收；按一定比例混合多不饱和 / 饱和脂肪酸、必需脂肪酸和单不饱和脂肪酸（MUFA），使之接近母乳的比例；添加了铁剂的配方获得 2mgl（kg·d）的铁。标准的配方是为满足 6 个月以内的健康婴儿的需要而专门设计，热卡为 66kcal/100 mL，但可通过浓缩或添加剂使热卡提高至 80kcal/100mL、90kcal/100 mL、100kcal/100mL，浓缩配方渗透压升高，会降低耐受性。

绝大多数婴儿配方的渗透压保持在 300mOsm/L，要素配方要比原始配方的渗透压高，因为葡萄糖和氨基酸能够明显提高渗透压。一般来说，渗透压水平达到 400mOsm/L 时，机体还能较好地耐受。使用渗透压 > 560mOsm/L 的配方会导致胃排空延迟。当采用高渗配方通过空肠喂养时，应注意小心护理。

蛋白质水解产物的配方适合于对牛奶和大豆蛋白、半乳糖血症、蔗糖酶缺乏、乳糖不耐受的患儿。乳清水解配方含有少量的多肽和氨基酸、乳糖、麦芽糖糊精，适用于有遗传性过敏症、家族过敏史和从低变应原配方逐渐过渡到比较正常饮食的患儿。酪蛋白水解配方适用于易过敏和肠道损伤的患儿。这些半要素配方适用于吸收不良、SBS、慢性腹泻、脂肪吸收障碍、胆道闭锁和食物过敏的患儿。

要素配方适合于蛋白质、碳水化合物、脂肪吸收障碍的患儿，也适合 SBS、不耐受标准配方和半要素配方的患儿。要素配方具有较高的渗透压和高热卡（100kcal/100mL），蛋白质以氨基酸的形式为主，脂肪由 LCT、MCT 混合而成，以 MCT 为主。当长时间以这种营养配方作为唯一的营养来源时，需要给患儿补充维生素、磷和必需脂肪酸。

提高免疫功能的配方已用于临床，这种配方的营养素对免疫系统有利。应激配方中已经添加了某些营养素，有利于病情危重和应激状态时的代谢平衡，配方中提高了支链氨基酸（BCAA）的含量，并加入谷氨酰胺、n-3 脂肪酸、精氨酸和核苷酸，所有的这些物质都有增强免疫功能的作用，但这样的配方非常昂贵，对急性应激和危重病患儿有效，但在儿童中长期应用的效果尚无定论。

病情稳定患儿能够耐受多种食物搅拌后的配方，包括谷类、水果、蔬菜、植物油、牛奶、蛋和肉。如果不能获得这种配方，可以在营养学家的指导下在家里进行类似的喂养计划，但必须保证营养素和液体量能满足患儿的要求。

第三节　肠外营养支持

一、静脉营养制剂组成的选择及其临床应用

（一）能量

处于各生长期阶段的小儿，只有当提供代谢的能量摄入超过能量消耗，达到能量正平

衡时，躯体才有可能得到生长，甚至还有可能伴随多余的能量储存。当外源性可代谢的能量摄入少于能量消耗时，机体处于能量负平衡，此时身体必须动员储存的能量以满足正在进行的能耗所需。如果能量供给不足，将影响小儿的正常生长发育，在新生儿甚至会影响大脑的发育。但如果能量摄入过量，临床上称之为过度喂养，不仅使肝、肾、心、肺等功能负担加重，更易导致今后的肥胖，甚至引起远期机体代谢方面的异常，如心血管疾病、糖尿病等。

（二）氨基酸

小儿对于氨基酸的代谢特点有别于成人，除了维持体内蛋白质代谢平衡外，还须满足生长和器官发育需要。小婴儿尤其是早产儿肝脏酶系发育未成熟，某些非必需氨基酸不能从必需氨基酸转变，如胱氨酸从蛋氨酸转变、酪氨酸从苯丙氨酸转变等，故需要更多的氨基酸品种（BCAA）以减轻对未成熟肝脏的负担；精氨酸，有利于生长发育，防止高氨血症和提高免疫力；牛磺酸，不仅与小儿神经系统和视网膜发育成熟关系密切，还参与胆汁酸代谢，对防治静脉营养相关的胆汁淤积有帮助。鉴于以上代谢特点，对于3岁以下的小儿和危重患儿，建议选择小儿专用氨基酸溶液。国内外小儿氨基酸配方的设计大多以母乳为模式，根据正常新生儿血液中氨基酸作为效果指标而设计，临床验证应用于各年龄组的小儿即使在较低热能肠外营养的情况下，小儿仍可获得良好生长发育、氮平衡和较理想的血液氨基酸谱。

近年来，国内外较多报道了谷氨酰胺在肠外营养中的重要作用，它是人体内含量最多的非必需氨基酸，为体内合成嘌呤、嘧啶及核苷酸提供氮的前体，它也是一种高效能量物质。通过研究还发现它是许多重要代谢反应中的底物和调节物质，是肠道黏膜细胞及各种快速生长细胞（如淋巴细胞、成纤维细胞、巨噬细胞）的必需物质，有人称之为组织特需营养物。在饥饿、创伤、感染、手术等分解代谢过程中均伴有血和细胞内谷氨酰胺水平的下降，且需要经较长时间方恢复正常，其降低程度与应激程度相一致。研究表明，肠外营养液中加入谷氨酰胺可以改善氮平衡、促进肠道黏膜及腺体的生长，对防止肠黏膜萎缩、维持肠黏膜的完整性、防止肠道细菌移位、防止肝脏脂肪变化、增加骨骼肌蛋白合成均起重要作用。现在认为谷氨酰胺是机体应激期的条件必需营养素。但在儿科没有更多的资料证实其临床效果，仅有几项荟萃分析（Meta分析）显示，胃肠外营养液中加入谷氨酰胺未能降低早产儿和严重胃肠疾病患儿的感染率和病死率，也不能降低手术后患儿的感染率。因此，目前不推荐小儿肠外营养时常规加入谷氨酰胺，而在长期肠外营养时和SBS小儿中可根据需要考虑添加谷氨酰胺来维护肠屏障功能和促进肠黏膜的代偿。

（三）脂肪乳剂

对于儿科患者而言，无论是全肠外营养还是肠外肠内营养联合应用，静脉脂肪乳剂是肠外营养不可缺少的组成部分。脂肪乳剂中原油的来源有大豆油、红花油、橄榄油、椰子油及鱼油。用各种不同油的来源或比例制成了以下几种目前市场上供应的脂肪乳剂：长链脂肪乳（100% 大豆油或豆油红花油混合），中长链脂肪乳（50% 大豆油，50% 椰子油），橄榄油脂肪乳 [长链脂肪乳注射液（克林诺）：20% 大豆油，80% 橄榄油]，全混合脂肪乳 [多种油结构脂肪乳剂（SMOF）：30% 大豆油，30%MCT，25% 橄榄油，15% 鱼油]，纯鱼油 [n-3 鱼油脂肪乳注射液（尤文）：100% 鱼油]。

由于早产儿、危重儿及肝功能异常患儿相对缺乏肉毒碱，因此更适宜选择含 MCT 的脂肪乳剂。MCT 的代谢无需肉毒碱转运而直接通过线粒体膜进行 β–氧化，氧化迅速，碳链不延长，其血中清除率更快，不在肝脏与脂肪组织蓄积。

橄榄油富含 n-9 MUFA 和 α–维生素 E，同时也含足够的 n-6 必需脂肪酸，该类脂肪乳既能减轻以纯大豆油为原料的脂肪乳剂对机体产生的免疫抑制作用，又能对危重患儿的脂质过氧化和氧化应激的损伤起到保护作用。目前，有比较橄榄油脂肪乳剂与传统豆油脂肪乳剂短期用于新生儿的相关研究，未发现有不良反应，但没有长期应用的研究数据，还有待于进一步更深入的研究。

鱼油中含有大量 n-3 多不饱和脂肪酸（PUFA），是一种对机体代谢及免疫具有调节作用的物质，对重症感染和慢性炎症等一些炎症介质持续释放的疾病是有效的免疫调理营养素。但在儿科还未见具有循证的有关鱼油的临床应用报道，故不推荐将鱼油作为唯一脂肪乳来源提供肠外营养支持。

而在儿科 SBS 的临床应用研究中发现，短期内将鱼油作为单一脂肪来源治疗肠外营养相关肝脏疾病（PNALD）是有效的，同时还发现鱼油脂肪乳剂不仅改善 PNALD 胆汁淤积，也可改善脂肪酸谱，如血浆 n-3 脂肪酸增加，n-6 脂肪酸、甘油三酯和极低密度脂蛋白下降。所以，目前认为鱼油是预防和治疗 PNALD 的新策略。但更多的问题，如长期使用的安全性、不良反应及最佳剂量等方面须进一步展开深入的研究。

（四）碳水化合物

碳水化合物是能量供给的主要来源，葡萄糖通常是肠外营养中非蛋白能量底物的重要组成，也是构成溶液渗透压的主要物质。葡萄糖耐受量可能会受年龄、肠外营养输注周期、代谢和疾病应激状态的影响，临床在输注过程中须仔细监测。危重患儿应用静脉营养液时，更要关注其对葡萄糖输注速度的耐受情况。儿科肠外营养的碳水化合物应用推荐意见归纳如下：

肠外营养中葡萄糖供给量应在满足能量需求与过度喂养、葡萄糖超载风险、疾病不同进展阶段（急性期、稳定期、恢复期）、肠内和肠外营养中宏量营养素的量以及非营养途径给予的葡萄糖剂量（如药物治疗）之间达到平衡。

应避免摄入过量的葡萄糖，防止发生高血糖，引起脂肪合成和脂肪组织沉积增加以及相关的肝脏脂肪变性和肝脏极低密度脂蛋白生成、甘油三酯水平增加，或可能导致 CO 产量和每分钟通气量增加。

摄入葡萄糖不会降低危重症患儿急性期的蛋白质分解代谢。

小于 28 天的新生儿，如有感染或败血症等急性疾病时，应根据血糖水平暂时按照生后第 1 天的碳水化合物量供给。

血糖的监测优先选用经过验证的仪器进行测量，如血气分析仪。

高血糖与发病率和病死率增加有关，NICU 和 PICU 患儿应避免血糖＞ 8mmol/L（145 mg/dL）。

当 NICU 和 PICU 患儿血糖反复＞ 10mmol/L（180mg/dL），调整葡萄糖输注速度无效时，应给予连续胰岛素输注。

所有 ICU 患儿应避免反复和（或）持续血糖＜ 2.5mmoL/L（45mg/dL）。

（五）液体与电解质

足月新生儿的体重下降一般发生于生后 2 ～ 5 天，通常不应超过出生体重的 10%。

ELBW 和 VLBW 儿，考虑到他们的身体含水量较高及液体超负荷相关并发症，7% ～ 10% 的体重丢失在可接受的范围内。

推荐逐渐增加早产儿和足月新生儿出生后液体摄入量。

电解质（钠、钾、氯）在细胞外液减少、体重开始降低时便开始补充。氯摄入量应略低于钠和钾摄入量的总和，以避免氯摄入过量和医源性代谢性酸中毒的风险。

ELBW 和 VLBW 儿在给予高推荐量的氨基酸和能量时，建议生后第 1 天即开始补充钠和钾，同时监测尿量，关注非少尿性高钾血症的发生风险。

患儿的个体化需要量可能因临床状况而与常规推荐摄入量范围有明显偏差，如液体潴留、脱水或水分过度流失等。

（六）铁与微量矿物质

1. 关于铁元素的补充

如可耐受，应优先通过肠内而不是肠外途径补充铁。短期肠外营养（＜ 3 周）不宜持续补铁；长期肠外营养患儿，如果经肠内补充铁剂无法维持正常铁状态，应当通过肠外途径补铁。肠内无法摄入铁剂时，应肠外补铁。常规剂量为：早产儿 200 ～ 250μm/（kg·d）、婴儿和儿童 50 ～ 100μm/（kg·d）（最大剂量 5mg/d）。静脉铁制剂可通过添加至肠外营养溶液每日输注，也可间歇性单独输注。尽管目前欧洲并没有批准用于儿科的静脉铁制剂，但蔗糖铁是在儿童中研究最多的，几乎无严重不良反应，美国已批准用于 2 岁以上儿童。长期肠外营养患者应常规检测铁状态（至少是铁蛋白和血红蛋白），以预防铁缺乏和铁超负荷。

2. 其他微量元素

（1）肠外营养中锌的供给量应为：早产儿 400 ～ 500μm/（kg·d）、0 ～ 3 个月的足月婴儿 250μm/（kg·d）、> 3 ～ 12 个月的婴儿 100μm/（kg·d）、> 12 个月的儿童 50μm/（kg·d），常规补充最大 5mg/d。长期肠外营养患儿应定期检测锌状态（血清锌、碱性磷酸酶）；尤其是那些胃肠液排出量较高（通常为回肠造口丢失）的患儿，其锌需求量可能显著增高。

（2）肠外营养中铜供给量推荐：早产儿 40μm/（kg·d）、足月婴儿和儿童 20μm/（kg·d），常规补充最大 0.5mg/d。长期肠外营养患儿应监测血浆铜和血浆铜蓝蛋白，尤其是伴有肠外营养相关肝损伤或者胃肠液大量丢失者。

（3）肠外营养中碘的推荐剂量：早产儿 1 ～ 10μm/（kg·d）、婴儿和儿童最少 1μm/（kg·d）。长期肠外营养患儿应至少通过甲状腺激素水平来定期检测碘状态。

（4）肠外营养中硒的供给量：早产儿 7μm/（kg·d）、婴儿和儿童 2 ～ 3μm/（kgd），常规补充最大 100μm/d。长期肠外营养患儿和肾衰患儿应定期监测硒状态（血浆硒）。

（5）长期肠外营养应添加锰，剂量不超过 1μm/（kg·d），常规供给最大 50μm/d。长期肠外营养患儿应定期检测血锰浓度。如果患儿出现胆汁淤积，应检测血锰浓度，并停止使用肠外营养中的锰。

（6）长期肠外营养应补充钼：低出生体重儿 1μm/（kg·d），婴儿和儿童 0.25μm/（kg·d），最大剂量 5μm/d。

（7）肠外营养中的铬一般都可满足需求，无需额外补充；肠外营养中的铬摄入应不超过 5μm/d。

（七）钙、磷和镁

肠外营养时适当补充钙、磷和镁，可确保患儿最佳生长和骨矿化，矿物质沉积可为钙、磷和镁的供给量提供参考。合理的肠外营养应同时提供稍高剂量的钙、磷和镁，以确保理想的组织生长和骨骼的矿物质沉积。

钙剂常用于预防和治疗早期新生儿低钙血症，通常与显著的临床表现无关。母亲孕期曾接受镁治疗的早产儿，肠外营养中镁供给量需要根据出生后的血液浓度调整。含有铝盖的玻璃瓶包装的酸性溶液，如葡萄糖酸钙，由于铝污染问题，不可用于肠外营养。推荐采用有机形式的钙和磷盐配制肠外营养溶液，以防止沉淀。

早产儿应摄入充足的钙和磷，当两者开始同时从尿中排泄，且尿浓度（> 1mmol/L）时，表明钙、磷已略为过剩，据此可调整摄入剂量。宫内生长受限的早产儿，出生早期肠外营养期间需要仔细监测血浆磷浓度，防止严重的低磷血症。低磷可能会导致肌肉无力、呼吸衰竭、心功能障碍和死亡。

出生早期的早产儿肠外营养初期钙、磷、镁推荐摄入量低于稳定生长中的早产儿；肠外营养初期时，钙、磷摄入量低，而蛋白质和能量供给合适，建议钙：磷摩尔比低于 1 ：（0.8 ~ 1.0），以降低出生后早期高钙血症和低磷血症的发生率。

婴儿和儿童肠外营养时，应定期监测血清碱性磷酸酶、钙、磷、镁和（或）尿液钙、磷、镁浓度。长期肠外营养的婴儿和儿童，有发生代谢性骨病的风险，所以需要定期监测钙、磷、维生素 D 和骨矿化状况。

（八）维生素

婴幼儿在使用肠外营养时应添加维生素。应尽可能将水溶性、脂溶性维生素添加至脂肪乳剂或含有脂肪乳剂的混合液中以增加维生素的稳定性，脂溶性维生素应尽可能与脂肪乳剂一起配制使用，因水溶液会造成维生素 A 的大量丢失。婴幼儿补充维生素的最佳剂量和输注条件尚未确定。目前，临床上一般应用维生素混合制剂，还须参照药品说明书配制。

尚无证据证明维生素浓度监测具有临床意义，所以不推荐常规监测维生素浓度，但维生素 D 除外。对于长期肠外营养（数周）的患儿，可能需要根据临床症状进行监测。接受长期肠外营养的患儿应定期检测维生素 D 水平，防止发生维生素 D 缺乏症。对于 25-OH 维生素 D 血清浓度＜ 50nmol/L 的患儿，应额外补充维生素 D。部分肠外营养以及在逐渐脱离肠外营养期间的患儿应考虑口服补充维生素 D。

应采用血清维生素 E 与总血脂的比值来正确评估维生素 E 状况。可采用凝血功能间接评估低风险婴儿的维生素 K 状况，但对维生素 K 缺乏症的诊断特异性较低。对于有风险的患儿，有条件的医院应当检测异常凝血酶原（PIVKA-Ⅱ），可作为亚临床维生素 K 缺乏的生物标志物。对于无法口服维生素 K 或母亲服用维生素 K 代谢干扰药物的新生儿，应根据当地规范使用特定的补充方案。

二、全营养混合液的配制和质控要求

传统的静脉营养输液以多个玻璃瓶为容器，经一条或数条输液管同时或相继输入。为简化静脉营养的实施，20 世纪 70 年代，法国 Solassal 等的研究将脂肪乳剂、氨基酸、葡萄糖的混合液用于肠外营养，定名为"三合一"营养液，以后又将电解质、维生素、微量元素等混合于营养液中，称为"全合一"营养液。至 20 世纪 80 年代中后期，美国食品药品管理局（FDA）批准脂肪乳剂可与葡萄糖、氨基酸溶液配伍。1988 年，ASPEN 称之为全营养混合液（TNA）。

维持 TNA 的稳定性是此技术的关键，主要是脂肪乳剂的稳定（包括抽水不分层、脂肪颗粒完整等），而影响乳剂稳定性的因素有营养液的 pH 值、温度、渗透压、电解质浓度及放置时间等。

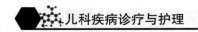

（一）临床应用注意点

国内外在 TNA 的稳定性方面也有不少研究。根据临床应用经验及国内外文献报道，认为临床使用应注意：

室温下全营养混合液 24 小时内脂肪颗粒不破坏，如配制后暂不使用，可置于 4℃冰箱内保存，但也不要超过 72 小时，主张现用现配。

高渗液体可破坏脂肪乳剂的完整性，平时所用的电解质和微量元素等均为高渗液体，不能直接加入脂肪乳剂中。应先将它们与葡萄糖或氨基酸溶液混合稀释后，最后加入脂肪乳剂。

氨基酸溶液对脂肪乳剂的稳定性有保护作用，当氨基酸容量不足时，可引起脂肪颗粒裂解，配 TNA 液不可没有氨基酸。

电解质浓度应有限制，因脂肪颗粒表面带负电荷，阳离子浓度过大可引起脂肪颗粒破坏。一般控制一价阳离子总浓度小于 150mmol/L，二价阳离子总浓度小于 5mmol/L。配好的营养液总渗透压与 13% 葡萄糖溶液的渗透压相似，因此可直接从周围静脉输入。

（二）其他相关推荐意见归纳

尽可能使用有许可证的制造商或有资格的机构验证的肠外营养配方。应当从供应商处寻求一个矩阵表，可以详细了解是否能够额外添加电解质和其他添加剂。如果没有专家建议或者重复验证，不能随意添加成分。

磷酸盐应以有机结合形式加入，以防止磷酸钙沉淀的风险。如果使用了无机磷酸盐，必须严格遵守溶液稳定性和各组分配置时的顺序。

当使用 Y 形输液接管混合串输时，脂类的添加应用由制造商或充分认证的实验室予以明确，或通过另一条通路输注。除非经制造商或者认可的实验室确认，一般避免在输注肠外营养液时添加其他药物。

建议使用不透氧的多层袋来容纳营养液。肠外营养袋和装置尽量采用避光保护。提供给患者肠外营养时，制备肠外营养尽可能使用最低剂量铝的佐料。

推荐肠外营养时通过中心静脉或者 PICC 输注，但如果短时间使用，可经外周静脉输注（其渗透压应低于 900mOsm/L）。

第四节　新生儿营养支持

一、新生儿肠内营养支持

（一）新生儿营养素推荐摄入量

1. 能量

经肠道喂养达到 105 ~ 130kcal/（kg·d），大部分新生儿体重增长良好。早产儿稳定生长期，为了使极低出生体重儿瘦体重接近宫内增长，应提供 90 ~ 120kcal/（kg·d），才能达到理想体重增长速度。

2. 蛋白质

稳定生长期，早产儿需要 3.5 ~ 4.5g/（kg·d）[＜1kg需 4.0 ~ 4.5g/（kg·d）；1 ~ 1.8kg 需 3.5 ~ 4.0g/kg·d）]。足月儿蛋白质：热卡 =1.8 ~ 2.7g；100kcal；早产儿蛋白质：热卡 =3.2 ~ 4.1g：100kcal。

3. 脂肪

5 ~ 7g/（kg·d），占总能量的 40% ~ 50%。

4. 碳水化合物

10 ~ 14g/（kg·d），占总能量的 40% ~ 50%。

5. 维生素

维生素 E：肠外营养 2.8 ~ 3.5IU/（kg·d），肠内营养 6 ~ 12IU/（kg·d）。维生素 D：800 ~ 1000IU/d，3 个月后改为 400IU/d，为每日总摄入量。

（二）建立肠内营养

NICU 危重新生儿在呼吸循环功能能稳定后，营养支持成为最重要的挑战之一。出生时生命体征稳定的早产儿应尽早建立肠内营养并最终过渡到全肠道营养。

1. 开始肠内营养指征及肠道喂养禁忌证

（1）开始肠内营养指征：无先天性消化道畸形及严重疾患、血流动力学相对稳定者尽早开奶；出生体重＞1000g者可于出生后 12 小时内开始喂养；有严重围生期窒息（Apgar

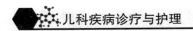

评分 5min < 4 分）、脐动脉插管或出生体重 < 1000g 可适当延迟至 24 ~ 48 小时开奶。

（2）肠道喂养禁忌证：先天性消化道畸形等原因所致消化道梗阻，怀疑或诊断 NEC，血流动力学不稳定［（如需要液体复苏或血管活性药多巴胺 > 5μm/（kg·min）、各种原因所致多器官功能障碍等情况下暂缓喂养）］。

2. 肠内营养的方法

（1）喂养途径：NICU 危重患儿使用胃管管饲或奶瓶喂养。早产儿通常在矫正胎龄 32 ~ 34 周开始具有协调的吸吮能力（吸引、吞咽和呼吸协调），因此 NICU 大多数早产儿需要一定时间的管饲喂养。孕周越小或疾病程度越重的早产儿则需要更长的时间获得这种能力，因此在选择喂养方式时首先要考虑患儿成熟程度，其次需要考虑患儿的呼吸系统功能。下列情况选择管饲喂养：胎龄 < 32 周，吸吮和吞咽功能不全，不能经奶瓶喂养，已建立奶瓶喂养但不能完成喂养量。胎龄 32 ~ 34 周之间的早产儿，根据患儿情况，可选择管饲、奶瓶喂养或两者结合。NICU 管饲大多数使用胃管管饲，较少使用经鼻空肠管喂养（如严重胃食管反流）、经空肠造口（如某些先天性消化道畸形手术后）喂养、胃造瘘（如严重脑损伤）喂养。

（2）管饲方式。

①推注法：将单次奶量置于注射器内，在 10 ~ 20 分钟内依靠重力作用经胃管输入，适合于较成熟、胃肠道耐受性较好的新生儿，但不宜用于严重胃食管反流和明显胃排空延迟者，NICU 大多数患儿可使用。

②间歇输注法：每次输注时间应持续 30 分钟 ~ 2 小时（建议应用输液泵），根据患儿肠道耐受情况间隔 1 ~ 4 小时输注。适用于胃食管反流、胃排空延迟和有肺吸入高危因素的患儿。

③持续输注法：连续 20 ~ 24 小时用输液泵输注喂养，输液泵中的配方奶应每 3 小时内进行更换。此方法仅建议用于上述两种管饲方法不能耐受的新生儿。

（3）肠内营养制剂。

①母乳：首选亲母母乳喂养，其次为捐赠母乳。母乳中营养素不能满足早产儿生长发育对营养的需求，尤其是能量、蛋白质、钠、钙、磷和某些维生素。对孕周 < 32 周或出生体重 < 1500g 的早产儿，使用母乳强化剂对母乳进行营养强化可减少早产儿营养素缺乏的发生。以下情况考虑使用母乳强化剂：A. 出生体重（BW）< 2000g；B.BW ≥ 2000g，但出生后患严重疾病；C. 出生 14 天后进入稳定生长期时，体重增长 < 15g/（kg·d）且体重小于相同胎龄体重第 50 百分位（Ps）；D. 出生 2 周后持续出现血清尿素 < 2mmol/L。使用方法如下：首先确定患儿无母乳喂养禁忌证，使用母乳喂养达到 50 ~ 100mL/（kg·d）开始添加；开始使用半量强化，待 2 ~ 3 天患儿能耐受后，逐渐增加到全量强化；尽可能使用新鲜泵出的母乳进行强化，喂养前临时按一次喂养量配制。不要配制过多的母乳进行存储，因添加强化剂后可降低母乳抗菌活性成分，增加渗透压。

注意：添加强化剂后摇匀 30 ~ 60 秒以保证充分强化，理想情况下应在 10 分钟内完成喂养，打开包装后未使用完的强化剂应丢弃。

监测指标：使用母乳强化剂的早产儿可因钠摄入不足及经尿液排出增加引起低钠血症，使用 90 ~ 100kcal/100mL 进行特殊强化的早产儿可因矿物质摄入增加引起高钙血症和高磷血症。此外，常规生化检查，每周检测血清钠、钙、磷和 AKP。由于生后数周母乳中蛋白质水平较高，故生后第 1 个月使用母乳强化剂时要注意是否存在蛋白质过剩，可进行血清尿素检查。标准强化（80kcal/100mL）时每周查电解质，直到稳定（电解质在正常范围）并停止静脉液体，不需要经肠道补充电解质。每 2 周进行血清钙、磷、AKP、尿素、铜、锌检查，稳定后可每月检查。特殊强化（90kcal/100mL、100kcal/100mL）时，每周查电解质，直到稳定（电解质在正常范围）并停止静脉液体，不需要经肠道补充电解质；每周进行血清钙、磷、AKP、尿素、铜、锌检查，如离子钙 > 6.5mg/dL 且血磷 > 7.5mg/dL 应进行强化调整，稳定后可每 2 周检查。下列情况可停止强化：A. 生长速度满意，母乳摄入量足够，生化指标正常；B. 患儿使用早产儿配方与母乳混合喂养，但摄入母乳量小于每日总量的 50%；C. 在矫正胎龄 40 周无宫外生长受限（EUGR）。

目前，国内新生儿病房（尤其是 NIW）尚不能提供母亲陪护的条件，临床上对于住院早产儿使用母乳喂养须给予特殊的考虑。应注意以下问题：首先，应对医护人员进行教育培训，充分认识母乳及母乳喂养对早产儿的重要性，改变传统观念，为母乳喂养提供支持；其次，应对家长进行宣教，为母亲提供母乳喂养的相关知识，以帮助母亲获得充足的母乳。此外，应对家长进行母乳收集、储存及运送等的宣讲培训；需要注意在新生儿病房对使用母乳进行管理及质控。

②早产儿配方：在不能获得母乳的情况下，选择早产儿配方，适用于胎龄 < 34 周或体重 < 2kg 的早产儿。其营养成分密度较高，与足月儿配方比较，所含常量营养素符合早产儿需要量，以乳清蛋白为主，中链脂肪酸较高，碳水化合物来源包括乳糖和葡萄糖聚合物。早产儿配方奶能使早产儿生长和骨矿化接近宫内生长速度。标准早产儿配方的能量密度为 80kcal/100mL，含铁剂。

③早产儿出院后配方：适用于早产儿出院后持续喂养。出院时仍有生长迟缓的早产儿，建议定期监测生长指标以指导个体化喂养方案选择，生长指标达到生长曲线图的 25 ~ 50 百分位（用矫正胎龄），可以逐渐转换成普通配方。

④标准婴儿配方：适用于胃肠道功能发育正常的足月新生儿或胎龄 ≥ 34 周且体重 ≥ 2kg 的早产儿。

⑤水解蛋白配方和游离氨基酸配方：如果不能进行母乳喂养，出生时有过敏高风险的新生儿首选适度水解蛋白配方；出生后已经发生牛奶蛋白过敏的新生儿，推荐使用深度水解蛋白配方或游离氨基酸配方。游离氨基酸配方由于其渗透压高，不适用于早产儿。不耐受整蛋白配方乳喂养的肠道功能障碍（如 SBS、小肠造瘘术后等）者，可选择不同蛋白水解程度的配方。虽然水解蛋白配方的营养成分不适合早产儿喂养，但当发生喂养不耐受或

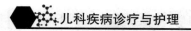
内外科并发症时可以考虑短期应用。

（4）微量喂养：危重新生儿开始可给予微量喂养（MEN）以促进肠道动力、刺激胃肠激素分泌，从而提高喂养耐受性、促进建立肠内营养、缩短达全肠道营养的时间，并降低肠外营养并发症。生后尽早开始，并持续 3 ~ 5 天，喂养量为 10 ~ 20mL/（kg·d）。出生体重＜ 750g 的早产儿因胃肠道动力差，使用 MEN 可能需要至少 1 周。

（5）加奶速度：根据患儿出生体重和疾病严重程度而定，一般 20 ~ 30mL（kg·d）。有发生 NEC 风险的早产儿［如宫内生长受限（FGR）、血流动力学异常的动脉导管未闭（PDA）或其他心脏疾病等］需要进行个体化评估以指导喂养。

（6）维生素和微量元素补充。

早产儿在下列情况下需要补充维生素或微量元素：①使用非强化的母乳或非早产儿配方；②使用铁强化配方或强化母乳喂养，铁需要量 2mg/（kg·d）。VLBW 早产儿或使用促红细胞生成素（EPO）治疗的早产儿需要提供较高的铁［4 ~ 6mg/（kg·d）］；代谢性骨病早产儿需要补充钙、磷；手术后外科造瘘口可丢失较多钠、锌，需要注意补充。

3. 喂养耐受性评估

早产儿常发生喂养不耐受，临床表现为喂养前胃潴留 2 ~ 3mL 或间隙喂养下胃潴留量超过前次奶量的 20% ~ 40%、24 小时腹围增大＞ 2cm、血便和 / 或＞临床情况不稳定。此时应对患儿进行全面体格检查。如体格检查正常，可根据临床情况决定重新开始喂养、减量 20% 或延迟喂养间隔时间（如 Q6 ~ 8h）。可刺激排便促进胃肠动力，如刺激肛门或腹部按摩。如发生血便，但患儿临床表现稳定，可考虑使用不含牛乳整蛋白的配方（如深度水解配方或氨基酸配方）。如体格检查异常，可进行腹部 X 线检查。如 X 线检查正常，12 ~ 24 小时后可重新开始喂养，从半量开始；如 X 线检查异常，应禁食并进行有关感染和 NEC 的检查。虽然有研究显示红霉素在早产儿喂养不耐受中的作用，但尚无足够的循证证据支持其临床常规使用。

4. 肠内营养的监测

注意在 FGR 早产儿，发生 NEC 的风险增加，且进行常规营养支持策略不能获得理想生长模式，需要进行个体化评估及营养支持。

二、新生儿肠外营养支持

（一）肠外营养支持的适应证和禁忌证

1. 适应证

当新生儿无法经肠道摄取营养或营养摄入不足时，应考虑给予完全或部分肠外营养支持。如早产儿、先天性消化道畸形（食道闭锁、肠闭锁等）、获得性消化道疾病（NEC、严重腹泻等）。

2. 禁忌证

休克，严重水电解质紊乱、酸碱平衡失调，在未纠治时，禁用以营养支持为目的的补液。

（二）肠外营养配方中的成分及需要量

1. 液体量

因个体而异，须根据不同出生胎龄、出生体重、日龄及临床条件（光疗、暖箱、呼吸机、心肺功能、各项监测结果等）调整。总液体在20～24小时内均匀输入，使用输液泵进行输注。

在 ELBW 和 VLBW 早产儿，出生后早期液体管理尤其重要，出生后早期液体量过多与 PDA 的发生、肺部疾病加重、后期 BPD 发生有关。对于 ELBW 和 VLBW 早产儿，考虑到他们的身体含水量较高及液体超负荷等相关并发症，出生后早期可接受的体重下降范围在 7%～10%。

2. 能量

能量供给旨在补充患儿营养需求（基础代谢、活动、生长发育）和维持合成代谢。过多能量摄入可能引起高血糖症、脂肪储积、脂肪肝以及其他并发症。能量摄入不足则可能导致营养不良、免疫低下及生长受限。由于个体差异，传统的能量估算公式可能会低估或高估实际能量需求，如有条件可进行个体化 REE 测量，用以估算能量需要量。国外推荐在早产儿稳定生长期肠外营养支持时能量需求为 90～105kcal/（kg·d），此为促进瘦体重增长的最低能量需求，过多的能量可能转变为脂肪。国内蔡威教授课题组采用间接能量测定仪测定正常新生儿的 REE，共 180 例（出生体重 ≥ 2500g），REE 值为（48.3±6.1）kcal/（kg·d）。实测 REE 早产儿为（44.5±5.9）kcal/（kg·d），因此，推荐足月儿肠外营养热卡摄入量为 70～90kcal/（kg·d），早产儿为 80～100kcal/（kg·d）。各种营养物质提供能量比例占比为：碳水化合物 40%～50%，脂肪 35%～45%，蛋白质 15%。

早产儿出生第 1 天，应提供至少 45～55kcal/kg 以满足最低能量需求。VLBW 早产儿生理性体重减轻至最低点后，建议每天增重 17～20g/（kg·d），以防止生长落后。

3. 氨基酸

早产儿生后 2 天起，肠外营养中氨基酸供给量应达到 2.5～3.5g/（kg·d），不应高于 3.5g/（kg·d），并保证非蛋白能量摄入 > 65kcal/（kg·d）和充足的微量营养素。病情稳定的足月儿，氨基酸供给量不低于 1.5g/（kg·d），以避免出现负氮平衡，而氨基酸最大供给量不应超过 3g/（kg·d）。

由于肝脏功能未成熟、代谢途径尚未完全建立，一些成人期的非必需氨基酸对新生儿来说则属必需，包括组氨酸、牛磺酸、胱氨酸/半胱氨酸、酪氨酸、脯氨酸和甘氨酸。因此，新生儿推荐选用小儿专用氨基酸注射液。其配方组成特点是氨基酸种类多，含有19种氨基酸；必需氨基酸含量高（占60%）；BCAA含量丰富（占30%），含一定量的精氨酸，并提供一定量的酪氨酸前体（N-乙酰酪氨酸），尤其是含有对小儿生长发育关系密切的牛磺酸。蛋白质提供热卡3.4 kcal/g，生后24小时内即可使用，从1.5～2.0 g/（kg·d）开始，ELBW和VLBW早产儿可从2.0～3.0 g/（kg·d）开始，逐渐增加剂量，足月儿可增加到3.0 g/（kg·d），早产儿可增加至3.5 g/（kg·d）。此外，早产儿需要注意蛋白质/能量比（PER），蛋白质摄入和PER是去脂体重（LBM）增长的决定因素，蛋白质摄入低导致组织蛋白质分解，产生负氮平衡；PER过低则引起脂肪堆积，而非LBM增长。氨基酸与糖代谢有关，适当补充氨基酸可刺激胰岛素分泌、增加葡萄糖利用，从而减少高血糖发生。

4. 脂肪

脂肪乳剂可在早产儿出生后立即使用，不应晚于生后2天。对于无法实施肠内营养支持的患儿，在肠外营养支持开始时即可使用脂肪乳剂。早产儿和足月儿的肠外脂肪乳剂摄入量不应超过4g/（kg·d）。为预防早产儿必需脂肪酸缺乏，可给予最低含0.25g/（kg·d）亚油酸的脂肪乳剂，足月儿可给予最低含0.1g/（kg·d）亚油酸的脂肪乳剂。

脂肪是重要的能量来源，提供热卡9kcal/g，占非蛋白热卡的25%～40%。出生后早期给予脂肪乳剂还可避免必需脂肪酸缺乏。脂肪乳剂对静脉无刺激，能量密度高，可以增加机体的能量摄入，提高氮储存，而且可提供必需脂肪酸。在以碳水化合物为主的溶液中加入脂肪，可以改善氮平衡，并减少CO_2生成。新生儿建议使用含中长链脂肪酸的脂肪乳剂，其对脂肪代谢可能更为有利，也可减轻肝脏负担。从理论上来说，脂肪乳剂代谢生成的游离脂肪酸，可与胆红素竞争白蛋白的结合位点，从而加重新生儿黄疸程度及延缓黄疸的消退。尽管引起核黄疸的风险非常小，但临床上当间接胆红素＞170μmol/L时，仍建议限制脂肪用量。鱼油脂肪乳剂含有n-3脂肪酸、DHA和EPA，能够促进神经系统发育、调节免疫和凝血功能。另外还有含橄榄油的脂肪乳剂，由纯化的橄榄油和大豆油混合而成，它具有较低的（20%）PUFA和较高的（60%）MUFA，降低了PUFA的含量，减少了免疫抑制和脂质过氧化风险。由于橄榄油脂肪乳剂中PUFA含量比大豆油脂肪乳剂低，并且橄榄油中维生素E水平较高，可降低早产儿脂质过氧化的风险。

生后24小时内即可应用脂肪乳剂，一般推荐剂量从1.0g/（kg·d）开始，按0.5～1.0g/（kg·d）的速度逐渐增加，总量不超过3.0g/（kg·d）。应用时应注意：

（1）总液体在20～24小时内均匀输入，最好采用全营养混合液，应用输液泵进行输注。

（2）定期检测血脂，避免高脂血症的发生。

（3）有高胆红素血症、出血倾向或凝血功能障碍、严重感染等情况时，脂肪乳剂应减量使用或停用。血浆甘油三酯＞2.26mmol/L时脂肪乳剂减量，但是需要提供至少1.5g/（kg·d）以满足必需脂肪酸需求；如甘油三酯＞3.4mmol/L则暂停使用脂肪乳剂，直至廓清。脓毒血症患儿须密切监测血浆甘油三酯浓度，发生高脂血症时应调整脂肪乳剂剂量。

脂肪乳剂减量时应保证患儿对必需脂肪酸的最低需要量。

首选 20% 浓度的静脉脂肪乳剂。新生儿（包括早产儿）应用脂肪乳剂应连续输注 24 小时，早产儿应采取有效的避光措施。在需要接受较长时间肠外营养的患儿，不应使用纯大豆油配方，应首选含或不含鱼油的混合静脉脂肪乳剂。

5. 碳水化合物

碳水化合物能量的主要来源。葡萄糖通常是构成肠外营养溶液渗透压的主要物质，它可以被任何一种细胞代谢，也是中枢神经组织、红细胞和肾皮质的必需营养素。过高的输注速度可导致高血糖、尿糖和渗透性利尿。

新生儿发生感染或败血症等急性疾病时，应根据血糖水平暂时按照第 1 天的碳水化合物量供给。高血糖症（> 10mmol/L）常见于早产儿，尤其是在 ELBW 早产儿出生后前几天，可能与儿茶酚胺升高、胰岛素生成减少以及胰岛素抵抗相关，如发生高血糖，葡萄糖输注速度按照 1 ~ 2mg/（kg·min）逐渐递减，如葡萄糖输注速度（GIR）< 4mg/（kg·min）[VLBW 早产儿必要时可降低 GIR 到 3mg/（kg·min），但需要密切监测脑功能]仍不能控制高血糖，可用胰岛素 0.01 ~ 0.1IU/（kg·h），需要每 30 ~ 60 分钟密切监测血糖进行调整，直到稳定。此外，可适当增加氨基酸量，降低脂肪量，尽可能减少儿茶酚胺及氢化可的松应用。

6. 钙、磷

孕期胎儿体内钙、磷累积 80% 发生于妊娠后期，早产儿保留钙、磷的能力较宫内低 30% ~ 40%。某些临床常用药物可增加尿中排泄（如利尿剂），因此，早产儿出生后易出现钙、磷缺乏，引起早产儿代谢性骨病甚至骨折。早产儿肠外营养时钙磷推荐量为：钙 40 ~ 120mg/（kg·d），磷 31 ~ 71mg/（kg·d），理想的钙磷比例（质量比）为 1.3 ~ 1.7 : 1；推荐经中心静脉补钙。此外，需要注意，早产儿出生后早期肠外营养使用高剂量氨基酸对钙、磷稳态的影响。早期使用高氨基酸可引起高钙、低磷，需要注意监测。

7. 维生素和微量元素

肠外营养时须补充 13 种维生素，包括 4 种脂溶性维生素和 9 种水溶性维生素。水溶性及脂溶性维生素应加入脂肪乳剂或含有脂肪的肠外营养混合剂中，且注意避光，这样可增加维生素的稳定性。出生体重小于 1500g 的早产儿推荐（肠外及肠内营养总剂量）：维生素 A1300 ~ 3330IU/（kg·d），维生素 D800 ~ 1000IU/d。因考虑到经肠外营养补充铁引起的氧化应激对早产儿的不利影响，VLBW 和 ELBW 早产儿出生后不一定需要早期补充铁，可在建立全肠道营养后开始经肠内补充。

肠外营养中锌的供给量应为：早产儿 400 ~ 500μm/（kg·d），0 ~ 3 月龄的足月婴儿 250μm/（kg·d）。肠外营养中铜的供给量推荐：早产儿 40μm/（kg·d），足月儿 20g/（kg·d）。早产儿肠外营养中碘的推荐剂量为 1 ~ 10μm/（kg·d）。长期肠外喂养时，应监测血浆维生素和微量元素水平。

8. 肉碱

早产儿或肠外营养使用时间超过4周的患儿，可以根据病情考虑是否使用肉碱补充剂。

（三）肠外营养支持途径

1. 周围静脉

由四肢或头皮等浅表静脉输入的方法，适合短期（＜2周）应用。其优点是操作简单，并发症少而轻；缺点是使用外周静脉时，葡萄糖浓度＜12.5%，氨基酸浓度＜3.5%，并且液体渗透压＜800mOsm/L。不推荐经外周静脉输注钙剂，因高渗液或钙外渗可导致皮肤坏死和瘢痕形成。

2. 中心静脉

新生儿主要使用脐静脉和PICC置管。液体渗透压＜2000mOsm/L，葡萄糖浓度＜25%。

参考文献

[1] 王燕.临床用药与儿科疾病诊疗 [M].长春：吉林科学技术出版社，2020.

[2] 李斌.儿科疾病临床诊疗实践 [M].开封：河南大学出版社，2020.

[3] 郭文香，陈源.儿科急危重症诊疗手册 [M].北京：中国医药科学技术出版社，2020.

[4] 刘庆华.现代儿科常见病临床诊疗 [M].汕头：汕头大学出版社，2020.

[5] 于吉聪.临床儿科诊疗进展 [M].哈尔滨：黑龙江科学技术出版社，2020.

[6] 王健.新编临床儿科诊疗精粹 [M].上海：上海交通大学出版社，2020.

[7] 杜爱华.儿科诊疗技术与临床实践 [M].北京：科学技术文献出版社，2020.

[8] 郭燕.临床儿科诊疗思维与实践 [M].长春：吉林科学技术出版社，2020.

[9] 刘丽.儿科诊疗技术与临床应用 [M].北京：科学技术文献出版社，2020.

[10] 王大伟.妇产科及儿科诊疗与护理实践 [M].北京：科学技术文献出版社，2020.

[11] 马丽.新编临床妇产与儿科诊疗实践 [M].北京：中国纺织出版社，2020.

[12] 郝菊美.现代儿科疾病诊疗 [M].沈阳：沈阳出版社，2020.

[13] 王翠霞.儿科常见病诊疗常规 [M].天津：天津科学技术出版社，2020.

[14] 张成红.实用临床儿科疾病诊疗常规 [M].哈尔滨：黑龙江科学技术出版社，2020.

[15] 李倩.临床儿科常见病诊疗精要 [M].北京：中国纺织出版社，2020.

[16] 王广军，肖芳.实用儿科诊疗护理 [M].青岛：中国海洋大学出版社，2019.

[17] 宫化芬.现代儿科诊疗实践 [M].长春：吉林科学技术出版社，2019.

[18] 孙荣荣.临床儿科诊疗进展 [M].青岛：中国海洋大学出版社，2019.

[19] 王英.临床儿科诊疗与康复 [M].天津：天津科学技术出版社，2019.

[20] 徐桂芳，李凤峰.实用儿科诊疗方案（上）[M].长春：吉林科学技术出版社，2019.

[21] 郑强.实用临床儿科诊疗实践 [M].长春：吉林科学技术出版社，2019.

[22] 郝德华.儿科常见病诊疗 [M].长春：吉林科学技术出版社，2019.

[23] 王苗.儿科疾病临床诊疗 [M].长春：吉林科学技术出版社，2019.

[24] 刘峰.现代儿科疾病诊疗学 [M].长春：吉林科学技术出版社，2019.

[25] 李霞.实用儿科疾病诊疗学 [M].长春：吉林科学技术出版社，2019.

[26] 万忆春.实用儿科疾病诊疗精要 [M].长春：吉林科学技术出版社，2019.

[27] 任为.临床儿科诊疗与儿童保健 [M].上海：上海交通大学出版社，2018.

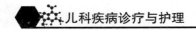

[28] 马琴琴.实用儿科诊疗技术与临床实践 [M].北京：科学技术文献出版社，2018.

[29] 王爱华.儿科临床诊疗及对策 [M].北京：科学技术文献出版社，2018.

[30] 梁霞，邢娜.儿科疾病诊疗与临床实践 [M].哈尔滨：黑龙江科学技术出版社，2018.

[31] 王禹.现代儿科疾病诊疗与临床实践 [M].北京：科学技术文献出版社，2018.

[32] 郑钦亮.儿科常见病诊疗与康复（下）[M].长春：吉林科学技术出版社，2018.

[33] 索有梅.儿科疾病诊断治疗与新生儿诊疗应用 [M].武汉：湖北科学技术出版社，2018.